国家卫生健康委员会"十四五"规划教材

全国高等职业教育专科教材

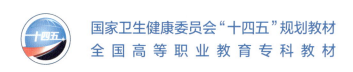

供临床医学专业用

基本公共卫生服务实务

主　编　时玉昌　洪　阳

副主编　胡仕坤　张　瑜

编　者（以姓氏笔画为序）

丁　一（苏州卫生职业技术学院）

王楠楠（锡林郭勒职业学院）

刘春燕（黑龙江护理高等专科学校）

刘庭明（安康职业技术学院）

时玉昌（苏州卫生职业技术学院）

张　瑜（甘肃卫生职业学院）

陈德春（南京市雨花台区铁心桥社区卫生服务中心）

胡仕坤（河南护理职业学院）

胡晓江（江苏卫生健康职业学院）

侯　婧（廊坊卫生职业学院）

洪　阳（贵州护理职业技术学院）

新形态教材

人民卫生出版社
·北　京·

图书在版编目（CIP）数据

基本公共卫生服务实务 / 时玉昌，洪阳主编.
北京 ：人民卫生出版社，2024. 9（2025. 5重印）.--（高等职业教育专科临床医学专业教材）.-- ISBN 978-7-117-36865-0

Ⅰ. R199.2
中国国家版本馆 CIP 数据核字第 2024Z3Q784 号

人卫智网	www.ipmph.com	医学教育、学术、考试、健康，购书智慧智能综合服务平台
人卫官网	www.pmph.com	人卫官方资讯发布平台

基本公共卫生服务实务
Jiben Gonggong Weisheng Fuwu Shiwu

主　　编：时玉昌　洪　阳
出版发行：人民卫生出版社（中继线 010-59780011）
地　　址：北京市朝阳区潘家园南里 19 号
邮　　编：100021
E - mail：pmph @ pmph.com
购书热线：010-59787592　010-59787584　010-65264830
印　　刷：中煤（北京）印务有限公司
经　　销：新华书店
开　　本：850×1168　1/16　　印张：12.5
字　　数：353 千字
版　　次：2024 年 9 月第 1 版
印　　次：2025 年 5 月第 2 次印刷
标准书号：ISBN 978-7-117-36865-0
定　　价：49.00 元
打击盗版举报电话：010-59787491　E-mail: WQ @ pmph.com
质量问题联系电话：010-59787234　E-mail: zhiliang @ pmph.com
数字融合服务电话：4001118166　E-mail: zengzhi @ pmph.com

以习近平新时代中国特色社会主义思想为指导,全面贯彻党的二十大精神,落实《国务院办公厅关于加快医学教育创新发展的指导意见》等文件要求,更好地发挥教材对临床医学专业高素质实用型专门人才培养的支撑作用,进一步提升助理全科医师的培养水平,人民卫生出版社在教育部、国家卫生健康委员会领导和支持下,由全国卫生健康职业教育教学指导委员会指导,依据最新版《高等职业学校临床医学专业教学标准》,经过充分的调研论证,启动了全国高等职业教育专科临床医学专业第九轮规划教材修订工作。经第七届全国高等职业教育专科临床医学专业规划教材建设评审委员会深入论证,确定了教材修订的整体规划,明确了修订基本原则:

1. 落实立德树人根本任务 坚持将马克思主义立场、观点、方法贯穿教材编写始终。坚持"为党育人、为国育才",全面落实立德树人根本任务,深入挖掘课程教学内容中的思想政治教育元素,加工凝练后有机融入教材编写,发挥教材"培根铸魂、启智增慧"作用,培养具有"敬佑生命、救死扶伤、甘于奉献、大爱无疆"医学职业精神的时代新人。

2. 对接岗位工作需要、符合专业教学标准 教材建设突出职教类型特点,紧紧围绕"三教"改革,以专业教学标准为依据,以助理全科医师岗位胜任力培养为主线,体现临床新技术、新工艺、新规范、新标准,反映卫生健康人才培养模式改革方向,将知识、能力、素质培养有机结合。适应教学模式改革与教学方法创新需要,满足项目、案例、模块化教学等不同学习方式要求,在教材的内容、形式、媒介等多方面创新改进,有效激发学生学习兴趣和创造潜能。按照教学标准,将《中医学》改名为《中医学基础与适宜技术》,新增《基本公共卫生服务实务》。

3. 全面强化质量管理 履行"尺寸教材、国之大者"职责,成立第七届全国高等职业教育专科临床医学专业规划教材建设评审委员会,严格编委选用审核把关,主编人会、编写会、定稿会强化编委培训、突出责任,全流程落实"凡编必审"要求,打造精品教材。

4. 推动新形态教材建设 突出精品意识,聚焦形态创新,进一步切实提升教材适用性,打造兼具经典性、立体化、数字化、融合化的新形态教材。根据课程特点和专业技能教学需要,《临床医学实践技能》本轮采用活页式教材出版。

第九轮教材共 29 种,均为国家卫生健康委员会"十四五"规划教材。

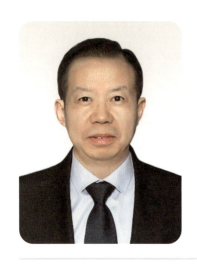

时玉昌

博士、研究员

苏州卫生职业技术学院党委书记,兼任全国卫生健康职业教育教学指导委员会公共卫生与卫生管理类专业委员会主任委员,江苏省卫生监督协会会长,江苏省卫生标准化技术委员会卫生健康教育专业委员会主任委员,《医药高职教育与现代护理》杂志主编。从事公共卫生及医疗卫生管理、教学及科研工作30余年,主持国务院行政执法制度卫生行政执法全过程记录制度试点工作,主持高等职业教育"健康大数据管理与服务专业"等教学标准制定,制定江苏省公共卫生类地方标准7项;主持江苏省发展和改革委员会慢性病防控关键技术开发与转化工程研究中心项目并完成多个省级科研课题,主编《中医护理》等规划教材,发表专业、管理类论文20余篇;被评选为2017年度全国卫生计生系统先进工作者。

同学们要坚守信念、恪尽职守,以实际行动践行"敬佑生命,救死扶伤,甘于奉献,大爱无疆"的新时代医疗卫生职业精神,弘扬医德,钻研医术,为社会、为群众、为基层提供更高水平基本公共卫生服务,为健康中国作贡献!

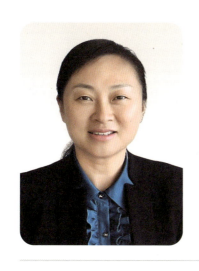

洪 阳

博士、主任医师

　　贵州护理职业技术学院副院长，贵州医科大学和贵州中医药大学硕士研究生导师，兼任贵州省医学会第十届常务理事、健康贵州行动推进委员会妇幼健康促进行动工作组副组长、健康贵州行动第二届专家咨询委员会老年健康促进行动组组长。从事临床医学、公共卫生和医疗卫生事业管理、教学及科研工作30余年，主编国家规划教材《婴幼儿卫生与保健》，主持完成多项科研课题，发表学术论文50余篇。主持的"贵州省脆弱人群的健康管理"课题荣获2022年贵州医学科学奖，主持的"贵州省婴幼儿照护服务的现状调查研究"入选《贵州社会发展报告（2023）》。

　　同学们要勤学善思、举一反三，既要将教材知识学会、学透，还要好好地思考，好好地实践，在卫生健康工作岗位上发挥个人才干，砥砺前行，续写卫生健康事业新篇章！

前　言

国家医药卫生体制改革和健康中国建设的不断深化，为国家基本公共卫生服务项目的启动实施并扎实推进提供了宝贵的机遇。第九轮全国高等职业教育专科临床医学专业规划教材的修订工作启动了《基本公共卫生服务实务》的编写，从而贯彻落实新形势下高等卫生职业教育的任务和要求。

本教材深入贯彻落实党的二十大精神，紧紧围绕立德树人的根本任务，注重激发学生热爱医学、热爱基层、做好服务于广大群众的基本公共卫生需求的热情，激励学生崇尚科学、敬佑生命，启迪学生爱岗敬业、团结协作。

本教材编写始终坚持以学生能够掌握基本理论、基本知识、基本技能为落脚点，注重理论联系实际，侧重于培养学生的实践操作和解决问题的能力，使学生尽快适应基层医疗卫生服务行业发展的新模式，实现从学生向全科医师、乡村医生等社会角色的转变，成为人民群众身心健康的守门人、健康促进的指导者、健康理念的传播者、预防保健的实施者、生活方式转变的引领者奠定坚实的知识基础。

本教材立足新发展阶段卫生健康职业教育高质量发展和推进健康中国建设对临床医学专业技术技能人才培养的需求，以工作岗位典型工作任务为依据编写。教材主要内容以学生能开展基本公共卫生服务所必需的知识与技能为学习目标，以国家颁布的基本公共卫生服务项目为基础。

本教材为新形态教材，体现职业教育类型特征，正文设置情境导入与工作任务、知识链接，各章配有教学课件、思维导图、练习题，力争成为引领和服务现代卫生健康职业教育的新型融合教材。

本教材建议开设54学时，主要适用于高职专科临床医学专业，也可作为预防医学、护理学、中医学、康复医学等专业教材及基层医疗卫生机构相关人员开展基本业务培训的参考用书。

本教材在编写过程中，得到了中国疾病预防控制中心免疫规划中心、甘肃省卫生健康委员会老龄健康处、江苏省苏州市卫生健康委员会基层卫生与老龄健康处、贵州省疾病预防控制中心、内蒙古锡林浩特市疾病预防控制中心、河南省安阳市中医院、陕西省安康市人民医院、贵州省贵阳市第一人民医院、黑龙江省哈尔滨市道外区疾病预防控制中心、内蒙古锡林浩特市希日塔拉社区卫生服务中心、河南省安阳市曙光路社区卫生服务中心、陕西省安康市汉滨区江北社区卫生服务中心、贵州省贵阳市观山湖区世纪城社区卫生服务中心、江苏省南京市雨花台区铁心桥社区卫生服务中心等单位的支持。各位编者严谨求实，对教材进行了反复讨论和修改，谨此一并深表感谢。

本教材由于编写时间有限，难免存在欠缺之处，望业界同仁和广大读者批评指正。

时玉昌　洪　阳

2024年9月

第一章 | 绪 论

ER 1-1

教学课件

ER 1-2

思维导图

学习目标

1.掌握基本公共卫生服务的概念;基本公共卫生服务项目内容。

2.熟悉公共卫生的概念;初级卫生保健的概念;社区卫生服务的概念。

3.了解重大公共卫生服务项目内容。

4.能叙述面向所有人群、面向患者和面向特殊人群的基本公共卫生服务项目。

5.具有服务社区居民的使命感和服务意识,以及将"以健康为中心"的服务理念应用于基本公共卫生服务实践的能力。

健康是促进人的全面发展的必然要求,是经济社会发展的基础条件。实现国民健康长寿,是国家富强、民族振兴的重要标志,也是全国各族人民的共同愿望。中华人民共和国成立以来,特别是改革开放以来,我国健康领域改革发展取得显著成就,城乡环境面貌明显改善,全民健身运动蓬勃发展,医疗卫生服务体系日益健全,人民健康水平和身体素质持续提高。

同时,工业化、城镇化、人口老龄化、疾病谱变化、生态环境及生活方式变化等,也给维护和促进健康带来一系列新的挑战,健康服务供给总体不足与需求不断增长之间的矛盾依然突出,健康领域发展与经济社会发展的协调性有待增强,需要从国家战略层面统筹解决关系健康的重大和长远问题。

学生在学习本章课程时,应该深刻理解我国基本公共卫生服务制度产生的背景和意义,在工作中应尽心竭力、全心全意,深入群众、深入基层,深刻理解体会党的二十大报告所提出的"增进民生福祉,提高人民生活品质"。

情境导入

患者,男,70 岁,脑梗死后遗症,长期卧床,同时患有前列腺增生、前列腺肥大、尿潴留等病症,排尿困难,需要长期留置导尿。为解决他到医院导尿路程远、行动不便的问题,镇卫生院的医生主动到他家为他进行留置导尿、更换尿管,从未间断过。

工作任务:

1.请思考如果没有医生的上门服务,患者家庭可能面临的问题与解决措施。

2.请思考镇卫生院的医生到患者家里上门提供的医疗服务与门诊诊疗服务性质是否相同及原因。

第一节 公共卫生

2009 年 3 月《中共中央 国务院关于深化医药卫生体制改革的意见》指出的着力抓好五项重点改革之一是促进基本公共卫生服务逐步均等化。国家制定基本公共卫生服务项目,从 2009 年起,逐步向城乡居民统一提供疾病预防控制、妇幼保健、健康教育等基本公共卫生服务。实施国家重大公共卫生服务项目,有效预防控制重大疾病及其危险因素,进一步提高突发重大公共卫生事件处置能力。健全城乡公共卫生服务体系,完善公共卫生服务经费保障机制等。这些对提高居民的健康水平具有重要的现实意义。

一、公共卫生的概念与内涵

公共卫生又称公共健康或者公众健康。公共卫生的内涵和外延随着时代变迁,随着社会政治、经济发展、科技水平和健康理念的改变而处于动态发展变化中。

1920年,美国耶鲁大学公共卫生学院的温斯洛教授认为公共卫生(public health)是通过有组织的社区努力来预防疾病,延长寿命,促进健康和工作效益的科学和艺术。这个概念于1952年被世界卫生组织(WHO)所采纳。

2009年,中华预防医学会首届全国公共卫生学术会议在北京召开。会议认为,公共卫生是以保障和促进公众健康为宗旨的公共事业,通过国家与社会共同努力,防控疾病与伤残,改善与健康相关的自然和社会环境,提供基本医疗卫生服务,培养公众健康素养,实现全社会的健康促进,创建人人享有健康的社会。

《中华人民共和国基本医疗卫生与健康促进法》规定:基本医疗卫生服务包括基本公共卫生服务和基本医疗服务。基本公共卫生服务由国家免费提供。

因此,公共卫生应当是由政府主导,以保障公众健康为基本职能的公共事业。

二、初级卫生保健的概念与内容

(一)初级卫生保健的概念

"人人享有卫生保健"是全球性的卫生战略。为实现这一目标,1978年,WHO在国际初级卫生保健会议上发表了《阿拉木图宣言》,指出"初级卫生保健(primary health care)是一种基本的卫生保健,依靠切实可行、学术可靠又受社会欢迎的方法和技术,是社区的家庭积极参与普遍能够享受的,费用也是社区或国家依靠自力更生精神能够负担的。它是国家卫生系统和社会经济发展的组成部分,是国家卫生系统的中心职能和主要环节。它是个人、家庭和社区同国家卫生系统保持接触,使卫生保健深入人民生产和生活的第一步,也是整个卫生保健工作的第一要素"。

初级卫生保健是最基本的,人人都能得到的,体现社会平等权利的,人民群众和政府能负担得起的卫生保健服务。

（二）初级卫生保健的内容

1. 健康教育和健康促进 通过健康教育和各种环境支持,促使人们自觉改变不良的行为生活方式,控制、减轻和消除危害健康的因素,提高健康水平。

2. 预防保健 采取积极有效的措施,预防各种疾病的发生、发展和流行;对重点特殊人群开展有针对性的保健服务。

3. 合理治疗 以基层医疗卫生机构,即乡(镇)卫生院、村卫生室、社区卫生服务中心(站)为核心,为社区居民提供及时有效的基本治疗服务,防止疾病恶化,争取早日痊愈。

4. 社区康复 对已经确诊的患者,要积极采取措施防止并发症和致残。对丧失了正常功能或功能上有缺陷的残疾者,通过医学的、教育的、职业的和社会的综合措施,尽量恢复其功能,使他们重新获得生活、学习和参加社会活动的能力。

三、社区卫生服务的概念与内涵

（一）社区卫生服务的概念

社区卫生服务(community health service)是社区建设的重要组成部分,是在政府领导、社区参与、上级卫生机构指导下,以基层医疗卫生机构为主体、全科医师为骨干,合理使用社区资源和适宜技术,以人的健康为中心、家庭为单位、社区为范围、需求为导向,以妇女、儿童、老年人、慢性病患者、残疾人等为重点,以解决社区主要卫生问题、满足基本卫生服务需求为目的,融预防、保健、康复、健康教育、计划生育技术服务和一般常见病、多发病的诊疗服务等为一体的,有效、经济、方便、综合、连续的基层服务。

（二）社区卫生服务的对象

社区卫生服务的对象为社区、社区居民及其家庭,包括辖区内的常住居民、暂住居民及其他有关人员。从人群角度来说,社区卫生服务的对象包括健康人群、高危人群、重点保健人群和患者。

（三）社区卫生服务的内容

社区卫生服务的内容可具体分为基本公共卫生服务和基本医疗服务两个部分。

（四）社区卫生服务的意义

社区卫生服务是解决疾病和死亡谱变化带来的问题,积极应对人口老龄化挑战的重要途径;是深化城市医疗卫生体制改革,建立新型城市卫生服务体系的重要基础;是实现人人享有初级卫生保健目标的基础环节;是提高卫生服务水平,维护社会稳定的重要途径。

知识链接

全科医疗服务、社区卫生服务、全科医学与家庭医生签约服务

全科医疗服务是社区卫生服务的主要医疗形式,提供面向个体的医疗服务。

社区卫生服务的内容较全科医疗服务要宽泛,除了基本医疗服务外,更强调面向群体的公共卫生服务。

全科医学又称家庭医学,是建立于20世纪60年代的一门新型的临床二级学科,于20世纪80年代后期引入我国。

家庭医生签约服务是新形势下保障和维护群众健康的重要途径。家庭医生原则上是全科医生,包括各级医疗机构的全科医生,以及二级及以下医疗机构经全科转岗培训合格的中医、儿科、内科、妇科等专科医生。家庭医生以人为中心,面向家庭和社区,以维护和促进整体健康为方向,为群众提供长期签约式服务,有利于转变医疗卫生服务模式,推动医疗卫生工作重心下移、资源下沉,让群众拥有健康守门人,为实现基层首诊、分级诊疗奠定基础。

第二节　公共卫生服务

一、基本公共卫生服务

（一）基本公共卫生服务的概念

基本公共卫生服务（basic public health service）指由疾病预防控制机构、社区卫生服务中心、乡（镇）卫生院等城乡基层医疗卫生机构向全体居民提供的、公益性的公共卫生干预措施，主要目的是预防、控制疾病，特征是服务免费，费用由政府承担，直接面向群众。

（二）基本公共卫生服务项目的实施单位

基本公共卫生服务主要由乡（镇）卫生院、村卫生室、社区卫生服务中心（站）负责具体实施。村卫生室、社区卫生服务站分别接受乡（镇）卫生院和社区卫生服务中心的业务管理，合理承担基本公共卫生服务任务。

（三）基本公共卫生服务项目的内容

国家基本公共卫生服务项目是根据经济社会发展状况、主要公共卫生问题和干预措施效果确定的，随着经济社会发展、公共卫生服务需要和财政承受能力等因素作适时调整。地方政府也可根据当地公共卫生问题、经济发展水平和财政承受能力等因素在国家基本公共卫生服务项目基础上增加服务内容。

凡是中华人民共和国的公民，无论是城市或农村、户籍或非户籍的常住人口，都能享受国家基本公共卫生服务。根据不同项目的服务对象，国家基本公共卫生服务项目可分为：

1. 面向所有人群的服务项目　居民健康档案管理服务、健康教育服务、传染病及突发公共卫生事件报告和处理服务、卫生监督协管服务。

2. 面向特殊人群的服务项目　0~6 岁儿童健康管理服务、孕产妇健康管理服务、老年人健康管理服务、预防接种服务。

3. 面向患病人群的服务项目　慢性病患者（包括高血压患者和 2 型糖尿病患者）健康管理服务、严重精神障碍患者管理、肺结核患者健康管理服务、中医药健康管理。

我国基本公共卫生服务项目自 2009 年启动以来，分别在 2011 年、2017 年、2018 年、2019 年、2020 年及 2023 年进行过多次调整。2023 年人均基本公共卫生服务经费补助标准已达 89 元，其中又新增 5 元经费全部落实到乡村和城市社区，统筹用于社区卫生服务中心（站）、乡（镇）卫生院和村卫生室等基层医疗卫生机构，强化基层卫生防疫。到 2024 年，我国人均基本公共卫生服务经费补助标准已提高至 94 元。近年来，新增的经费重点向基层倾斜，用于老年人、儿童的基本公共卫生服务。

2011 年人均基本公共卫生服务经费标准由 15 元提高至 25 元，新增经费主要用于扩大服务人群，增加服务项目，提高服务质量。一是将儿童保健管理人群从 0~3 岁扩大到 0~6 岁，并增加儿童口腔保健等服务内容；二是增加孕产妇、65 岁及以上老年人等重点人群检查项目，增加健康教育服务内容，提高服务频次；三是增加高血压、糖尿病、重性精神疾病患者管理人数；四是增加基层医疗卫生机构能够承担的公共卫生事件报告和处理及食品安全信息报告、职业卫生咨询指导等服务项目。

2017 年 2 月国家卫生与计划生育委员会印发《国家基本公共卫生服务规范（第三版）》，包括 13 项内容，即居民健康档案管理、健康教育、预防接种、0~6 岁儿童健康管理、孕产妇健康管理、老年人健康管理、高血压患者健康管理、2 型糖尿病患者健康管理、严重精神障碍患者管理、肺结核患者健康管理、中医药健康管理、传染病及突发公共卫生事件报告和处理、卫生计生监督协管服务规范。在各服务规范中，分别对国家基本公共卫生服务项目的服务对象、内容、流程、要求、工作指标及服务记录表等做了规定。

2019年9月国家卫生健康委员会印发《关于做好2019年基本公共卫生服务项目工作的通知》，明确在继续实施《国家基本公共卫生服务规范(第三版)》基础上，在开展儿童健康管理过程中，落实国家卫生健康委员会办公厅关于《做好0~6岁儿童眼保健和视力检查有关工作的通知》，规范开展0~6岁儿童眼保健和视力检查有关工作；加强儿童肥胖筛查和健康指导，积极开展儿童肥胖防控；面向贫困人口做好基本公共卫生服务项目，促进基本公共卫生服务均等化；除此之外，将原重大公共卫生服务和计划生育项目中的妇幼卫生、老年健康服务、医养结合、卫生应急、孕前检查等内容纳入基本公共卫生服务；在新划入基本公共卫生服务的内容中，地方病防治、职业病防治、重大疾病及危害因素监测等重点工作按项目单列，明确资金和任务；其他疾病预防控制、妇幼健康服务、老年健康与医养结合服务、食品安全保障、卫生监督协管、卫生应急队伍建设、人口监测与计划生育服务、健康素养促进等工作，由国家卫生健康委员会提供工作规范和绩效评价指标，由各省结合本地实际实施，在实施中要做好项目衔接，确保相关工作的连续性。

知识链接

疾病的三级预防

一级预防又称病因预防，指采取健康促进及特殊的保护措施，以减少和控制疾病的发生。如卫生立法，健康教育，改变不良行为方式和生活习惯，创造良好的劳动和生活居住环境；控制健康危险因素，可包括改善环境卫生、保护环境、清洁饮水、污染物无害化处理、控制人口过度增长等。

二级预防又称临床前期预防，主要是通过病例发现、年度体检或周期性健康检查、社区筛检达到早期发现、早期诊断和早期治疗疾病的目的。如定期作胸部影像检查以早期发现肺癌、肺结核患者，妇女定期体检以早期发现乳腺癌或宫颈癌，在肝癌高发区做甲胎蛋白测定以早期发现肝癌，医院内严格洗手、消毒预防医源性疾病等。

三级预防是临床预防，通过采取积极、有效的措施，防止疾病进一步恶化或发生严重的并发症或后遗症，尽可能地保护和恢复机体的功能。做好三级预防，开展康复医学服务、充分发挥社区康复保健功能，可以减轻临床治疗压力，促进患者恢复，提高生命质量。

二、重大公共卫生服务

(一)重大公共卫生服务的概念

重大公共卫生服务也是促进基本公共卫生服务逐步均等化的重要内容，是国家针对主要传染病、慢性病、地方病、职业病等重大疾病和严重威胁妇女、儿童等重点人群的健康问题以及突发公共卫生事件预防和处置需要，制定和实施的公共卫生服务。

(二)重大公共卫生服务的项目内容

2009年我国先期启动了6项重大公共卫生服务项目。重大公共卫生服务项目随着重大疾病流行、人群健康问题等方面的需要不断调整。

1. 15岁以下人群补种乙肝疫苗项目。

2. 农村妇女乳腺癌、宫颈癌检查项目。

3. 增补叶酸预防神经管缺陷项目。

4. 实施"百万贫困白内障患者复明工程"。

5. 在河南、湖北、湖南、四川、贵州、云南6省实施消除燃煤型氟中毒危害项目，扩大地方性氟中毒病区的改炉改灶覆盖范围。

6.实施农村改水改厕项目。

三、基本公共卫生服务项目绩效评价

(一)项目目标

项目目标为规范项目资金使用和管理,提高项目服务质量,对卫生健康项目在事前、事中、事后等方面开展全过程的资金监督管理活动,提高项目资金使用效益,促进项目任务落实,确保群众受益。

(二)绩效评价的对象和范围

项目覆盖31个省、自治区、直辖市,由省级卫生健康委员会组织实施。

(三)绩效评价的内容

内容包括通过省级卫生健康委员会组织开展转移支付项目运行监控、绩效考核、效果评价等工作,推动各地进一步完善项目各项管理制度,加强项目组织管理,规范资金管理和使用,加快项目执行进度,促进项目任务落实。

(四)绩效评价的组织实施

各级卫生健康行政部门负责项目的规划、指导、实施与督导。国家卫生健康委员会负责卫生健康项目绩效评价的总体部署、协调、监督等,指导省级卫生健康委员会开展绩效评价工作。省(自治区、直辖市)、市、县(区)级卫生健康行政部门负责制订辖区内工作方案,开展项目监督管理工作。项目实施单位根据有关工作要求,建立健全项目监督管理制度,强化资金使用管理,可通过购买服务或委托第三方的形式开展有关卫生健康项目监督管理工作。

(五)项目考核指标

主要项目考核指标见表1-1。

表1-1 项目考核指标一览表

序号	指标名称	指标定义	计算公式
1	卫生健康项目绩效目标分解比例/%	将绩效目标细化分解并下达的卫生健康项目占应细化分解绩效目标的卫生健康项目的比例	项目绩效目标进行细化分解的卫生健康项目数/预算年度内卫生健康项目总数×100%
2	监督评价完成率/%	完成各类卫生健康项目监督评价的数量占卫生健康项目类别总数的比例	完整、规范地完成绩效评价工作的项目类别数/卫生健康项目类别总数×100%
3	绩效评价覆盖率/%	绩效评价覆盖的项目地区(市或县)占该项目覆盖行政地区的比例	绩效评价工作覆盖的项目地区(市或县)数/该项目实施应覆盖的市或县总数×100%

(时玉昌　丁一)

思考题

1.在实施基本公共卫生服务不同项目时,应如何融入疾病的三级预防策略?

2.国家基本公共卫生服务项目的实施单位是否包括民营的社区卫生服务中心?

3.如何将"以健康为中心"的服务理念应用于基本公共卫生服务实践?

ER 1-3

练习题

第二章 ｜ 居民健康档案管理服务

教学课件

思维导图

学习目标

1. 掌握居民健康档案的概念和内容；居民健康档案的建立流程。
2. 熟悉居民健康档案的应用和维护；接诊记录的书写格式。
3. 了解建立居民健康档案的意义。
4. 牢固树立"共建共享"和"全民健康"的观点，能自觉地将居民健康档案管理服务运用到基本公共卫生服务中，适应社区卫生服务的需要。

2009 年国家启动了基本公共卫生服务项目，逐步在全国统一建立居民健康档案，并实施规范管理。居民健康档案指辖区内常住居民到医疗卫生机构接受服务时，医务人员根据其主要健康问题和服务提供情况为其建立并填写的相应记录。医疗卫生机构以健康档案为载体，能更好地为社区居民提供连续、综合、适宜、经济的公共卫生服务和基本医疗服务。居民健康档案是居民享有均等化公共卫生服务的重要体现。加强居民健康档案管理意义重大。

情境导入

患者，男，67 岁，患有高血压和糖尿病，近期从 A 区搬到 B 区与儿子一家同住，首次来到 B 区社区卫生服务中心要求开具抗高血压药和降血糖药。患者在诊室内测血压为 155/100mmHg，自己对以前检查和治疗的情况不能详细表述。

工作任务：

1. 请思考如果你是该社区卫生服务中心的全科医生，接诊到该患者后，有什么途径可以获取他原来的诊疗情况和具体病情。
2. 请思考除了疾病的诊疗你还应为该患者做哪些服务。

第一节　居民健康档案基本知识

一、概念、内容和形式

（一）概念

居民健康档案是医疗卫生机构为城乡居民提供医疗卫生服务过程中的规范记录，是以居民个人健康为核心、贯穿整个生命过程、涵盖各种健康相关因素，是实现多渠道信息动态收集，满足居民自我保健和健康管理与健康决策需要的信息资源。居民健康档案是将居民一生中在疾病防治、健康保护、健康促进等方面的记录有机关联起来的系统化信息资源。

（二）内容

居民健康档案主要包括个人基本信息、健康体检记录、重点人群健康管理记录,以及居民在各级医疗机构的卫生服务记录与相关健康签约信息等;有的还包含根据居民健康需要开展的一些随诊跟踪观察和治疗效果、建议等健康信息数据。

（三）形式

居民健康档案有纸质健康档案及电子健康档案两种主要形式。随着医疗卫生事业的改革和医疗卫生信息基础设施建设的快速发展,电子健康档案已经逐渐取代纸质健康档案,成为居民健康档案的主要载体。

电子健康档案具有操作快捷,节约存储空间,实现资源共享,资料存取查阅方便,便于进行数据统计分析,开展远程会诊与干预,追踪提示与疾病管理等优点。电子健康档案完善并可向个人开放的地区,由卫生健康行政部门评估后,基层医疗机构不再需要重复填写纸质健康档案。

二、建立居民健康档案的意义

（一）提高个人健康管理水平

建立居民健康档案是增进居民自我健康管理能力的有效途径。居民通过查阅自己的健康档案,了解自身健康动态变化及疾病发展趋向,增强自我预防保健意识、掌握识别健康危险因素的能力,个人健康管理水平最终获得提高。

（二）助力医疗卫生事业发展

1. 健康档案改良了医患之间的信息不对称。居民因病就医时,接诊医生通过调阅健康档案,可以快速了解患者的健康问题、病史及相关的危险因素,对患者的健康状况做全面的综合性评估,有助于恰当地诊断疾病,开展个体化治疗。

2. 通过对居民健康档案中相关信息的定期汇总分析,可以动态监测社区居民健康状况、挖掘影响社区居民健康的危险因素,及时提供预防、医疗、康复、健康教育等综合性、连续性、协调性卫生保健服务,达到预防为主和健康促进的目的。

3. 真实、规范、完整、连续的居民健康档案是医学教育和科研课题重要的资料来源。

4. 居民健康档案及时有效地整合了基于个案的各类卫生统计信息,是国家医疗卫生服务体制改革的重要参考凭证。

（三）完善基本民生服务

居民健康档案管理作为基本公共卫生服务项目的重要组成部分,是居民健康管理的重要依据,是实现区域内公共卫生服务、诊疗信息互联互通的关键载体。从居民切身利益、医疗卫生服务、国家政策等各个层面上看,居民健康档案秉承"共建共享""全民健康"的理念,是加强民生的重要举措。

第二节　居民健康档案管理基本技术

一、建立居民健康档案

（一）建档原则

建立健康档案时须遵循政策引导、居民自愿的原则。确定建档对象后,医务人员要主动宣传、耐心讲解健康档案的用途和意义,督促和帮助其及时建立健康档案。

（二）建档方式

建立居民健康档案工作是县(市、区)卫生健康行政部门的统一领导下,由乡(镇)卫生院、村卫生室、社区卫生服务中心(站)等城乡基层医疗卫生机构具体负责的。居民电子健康档案建档人员应该是经过医学、公共卫生学培训的医疗卫生相关专业人员,接受所辖基层医疗卫生机构管理。

基层医疗卫生机构可通过但不限于以下方式:①在居民接受常规诊疗服务时,由基层医疗卫生机构专人为其建立健康档案。②在基层医疗卫生机构开展上门服务(调查)、疾病筛查、健康体检等服务时,收集居民相关健康信息,由专人为其建立健康档案。③在居民签约家庭医生时,由基层医疗卫生机构家庭医生团队对尚未建档的居民建立健康档案。④基层医疗卫生机构利用依据国家相关建档要求规范运行的信息化载体,引导居民实名认证后自助建档,由专人对接居民并完善健康档案信息。⑤基层医疗卫生机构可通过与公安、人口等信息系统对接,作为建档时居民个人基本信息的渠道来源。

0~6岁儿童、孕产妇、老年人、慢性病患者、严重精神障碍患者和肺结核患者是基层医疗卫生机构重点管理人群。按照国家公共卫生服务政策要求,须优先为这类重点人群建立居民健康档案。

基层医疗卫生机构在建档时须做到居民身份证件等核心数据完整、准确,居民健康档案在市、区两级平台应做到唯一、可溯,形成以居民个人健康信息为核心的电子数据集合。

(三) 档案填写

居民健康档案建立过程包括填写个人基本信息表、健康体检表、重点人群健康管理记录表、各相关服务记录表等。健康档案信息应当齐全完整、真实准确,各表单填写严格按照《国家基本公共卫生服务规范(第三版)》中相关规定和填表说明进行填写。各类重点人群健康管理记录参见各专项服务规范相关表单填写要求进行填写。

二、应用居民健康档案

基层医疗卫生机构提供医疗卫生服务时,应当调取并查阅居民健康档案,及时记录、补充和完善健康档案。要做好健康档案的数据和相关资料的汇总、整理和分析等信息统计工作,了解和掌握辖区内居民的健康动态变化情况,并采取相应的适宜技术和措施,对发现的卫生问题有针对性地开展健康教育、预防、保健、医疗和康复等服务。依托区域卫生信息平台,可实现居民电子健康档案等信息在医疗机构间的交换和共享,促进业务协同,方便居民获得高效、便捷的医疗卫生服务。

学校、企事业单位、养老机构等单位可通过与基层医疗卫生机构建立对接机制,利用居民健康档案,开展针对学生、员工、住养老年人的健康促进。

居民健康档案信息逐渐向个人开放,居民可以通过特定应用(APP)、网站、微信公众号等多种渠道,登录健康账号,查询到自己健康档案中的个人基本信息、健康体检信息、重点人群健康管理记录和其他医疗卫生服务记录信息。不断动态更新的居民电子健康档案,可促进居民积极参与个人健康管理。

居民健康档案价值的实现在于健康档案的使用。健康档案实现信息化管理后,医务人员可及时查阅、记录和完善居民健康档案,很大程度上提高了居民健康档案的利用率。

> **知识链接**
>
> ### 居民健康档案开放便民应用的发展方向
>
> 居民健康档案汇聚了居民个人在所有医疗卫生机构的医疗健康信息,具有全面、权威、可靠以及可嵌入基本公共卫生和家庭医生签约服务等优势,是有效解决居民健康信息碎片化的途径之一。

居民健康档案作为一个以居民个人为中心的安全存储和授权使用的服务端点，不仅可以对居民在医疗卫生机构以外产生的健康相关数据如健康体检、基因测序、物联网、智能设备等信息进行统一管理，还可以有机整合和利用健康保险、医养结合、体育健身等个人健康数据，还可以基于居民个人健康信息构造健康画像并通过健康画像与各类健康服务提供方进行智能匹配和跟踪评价，实现个性化、精准化的健康服务。

三、维护居民健康档案

（一）居民健康档案的保存

居民健康档案一经建立，要为居民终身保存。要遵守档案安全制度，不得造成健康档案的损毁、丢失，不得擅自泄露健康档案中的居民个人信息以及涉及居民健康的隐私信息。除法律规定必须出示或出于保护居民健康目的，居民健康档案不得转让、出卖给其他人员或机构，更不能用于商业目的。居民健康档案应保存在医疗卫生机构或卫生行政部门指定的专用计算机存储系统内，实行权限管理和备份制度，并注意保护信息系统的数据安全。

（二）居民健康档案的更新

居民健康档案管理是一项需要不断补充、更新和完善的长期工作。居民健康档案的维护须围绕各项表格开展，有的表格是基本档案，有的表格是动态档案。接诊医生在每次诊疗过程中都应该根据服务内容填写接诊记录或相应表格，如发现新的健康问题需要及时补充或更新。有条件的地区或单位可通过信息化方式与医疗、公共卫生服务记录联动，及时导入或录入电子健康档案。

（三）居民健康档案的迁移

居民健康档案管理要适应居民常住地改变及户籍迁入迁出的实际情况，建立"档随人走"的动态迁移管理机制，确保每位常住居民在其所在辖区基层医疗卫生机构有且仅有一份规范建立和动态管理的居民健康档案。

（四）居民健康档案的终止

当居民死亡后，需登记死亡信息，注销个人健康档案。注销后该健康档案的内容将被打上标注，系统的检索对该份档案不再生效，同时该份档案纳入系统的死亡统计。

四、填写接诊记录

（一）SOAP 的概念

接诊记录即每次患者就诊内容的详细资料记录，常采用 SOAP 形式对健康问题逐一进行描述。

S（subjective data）指就诊者的主观资料，O（objective data）指就诊者的客观资料，A（assessment）指评估（对健康问题的评估），P（plan）指处置计划（对健康问题的处置计划）。

S 是就诊者或其就医时的陪伴者提供的就诊者的主诉、症状、主观感觉、病史、家族史和社会生活史等。记录时应尽可能按就诊者或陪伴者的原意描述。

O 是医务人员在诊疗过程中观察或收集到的就诊者的资料，包括体格检查结果、实验室检查结果、心理行为测量结果，以及就诊者的态度、行为等。

A 是 SOAP 中最关键也是最困难的部分。一份完整的评估应包括诊断、鉴别诊断、与其他健康问题的关系、轻重程度及预后等。

P 是针对问题而提出的诊断、治疗、健康指导、心理和行为干预等计划，能体现出以人为中心的生物-心理-社会医学模式。

（二）SOAP 接诊记录

SOAP 接诊记录的书写格式与内容范例，即糖尿病复诊 SOAP 格式接诊记录表，见表2-1。

表 2-1　糖尿病复诊 SOAP 格式接诊记录表

姓名:×× 　　　　　　　　　　　　　　　　　　　　　　编号:□□□-□□□□□

就诊者的主观资料

　　患者 2 型糖尿病 6 年,现口服格列齐特缓释片 60mg 每天 1 次、二甲双胍片 500mg 每天 3 次,近 3 个月血糖控制不佳,已进行严格饮食控制但空腹血糖仍波动于 12~13mmol/L。曾有医生建议加用胰岛素,但患者一直有顾虑。半年前母亲因糖尿病并发症去世。

就诊者的客观资料

　　患者血压 130/70mmHg,身高 175cm,体重 86kg,体重指数(BMI)28.1kg/m^2,情绪不佳,心肺腹查体无明显异常。实验室检查:空腹血糖 9.2mmol/L,糖化血红蛋白 10.5%。

评估

　　根据患者主诉资料和体格检查结果,初步诊断为 2 型糖尿病伴血糖控制不佳。结合其家族史和可能出现的并发症,应积极采取措施控制血糖,并纳入随访观察。

处置计划

　　1. 诊断计划　胰岛功能检查、血脂分析、尿微量白蛋白/尿肌酐检查、眼底检查、神经肌电图检查、四肢多普勒检查等。

　　2. 治疗计划　胰岛素治疗、监测血糖、运动治疗、心理干预。

　　3. 健康教育计划　糖尿病饮食和运动知识介绍、糖尿病并发症知识介绍、胰岛素正确使用及注意事项知识介绍、家属的健康教育和协助干预。

医生签字:××

接诊日期:　　　　年　　月　　日

第三节　居民健康档案管理服务规范

一、服务对象

　　辖区内常住居民(指居住半年以上的户籍及非户籍居民),以 0~6 岁儿童、孕产妇、老年人、慢性病患者、严重精神障碍患者和肺结核患者等人群为重点。

二、服务内容

(一)居民健康档案的内容

　　居民健康档案内容主要包括个人基本信息、健康体检、重点人群健康管理记录和其他医疗卫生服务记录。

　　1. 个人基本信息　包括姓名、性别等基础信息和既往史、家族史等基本健康信息。

　　2. 健康体检记录　包括一般健康检查、生活方式、健康状况及其疾病用药情况、健康评价等。

　　3. 重点人群健康管理记录　包括国家基本公共卫生服务项目要求的 0~6 岁儿童、孕产妇、老年人、慢性病、严重精神障碍和肺结核患者等各类重点人群的健康管理记录。

　　4. 其他医疗卫生服务记录　包括上述记录之外的其他接诊、转诊、会诊记录等。

(二)居民健康档案的建立

　　1. 辖区居民到乡(镇)卫生院、村卫生室、社区卫生服务中心(站)接受服务时,由医务人员负责为其建立居民健康档案,并根据其主要健康问题和服务提供情况填写相应记录,同时为服务对象填写并发放居民健康档案信息卡。建立电子健康档案的地区,逐步为服务对象制作发放居民健康卡,替代居民健康档案信息卡,作为电子健康档案进行身份识别和调阅更新的凭证。

2.通过入户服务(调查)、疾病筛查、健康体检等多种方式,由乡(镇)卫生院、村卫生室、社区卫生服务中心(站)组织医务人员为居民建立健康档案,并根据其主要健康问题和服务提供情况填写相应记录。

3.已建立居民电子健康档案信息系统的地区应由乡(镇)卫生院、村卫生室、社区卫生服务中心(站)通过上述方式为个人建立居民电子健康档案。并按照标准规范上传区域人口健康卫生信息平台,实现电子健康档案数据的规范上报。

4.将医疗卫生服务过程中填写的健康档案相关记录表单,装入居民健康档案袋统一存放。居民电子健康档案的数据存放在电子健康档案数据中心。

(三)居民健康档案的使用

1.已建档居民到乡(镇)卫生院、村卫生室、社区卫生服务中心(站)复诊时,在调取其健康档案后,由接诊医生根据复诊情况,及时更新、补充相应记录内容。

2.入户开展医疗卫生服务时,应事先查阅服务对象的健康档案并携带相应表单,在服务过程中记录、补充相应内容。已建立电子健康档案信息系统的机构应同时更新电子健康档案。

3.对于需要转诊、会诊的服务对象,由接诊医生填写转诊、会诊记录。

4.所有的服务记录由责任医务人员或档案管理人员统一汇总、及时归档。

(四)居民健康档案的终止和保存

1.居民健康档案的终止缘由包括死亡、迁出、失访等,均需记录日期。对于迁出辖区的还要记录迁往地点的基本情况、档案交接记录等。

2.纸质健康档案应逐步过渡到电子健康档案,纸质和电子健康档案,由健康档案管理单位(即居民死亡或失访前管理其健康档案的单位)参照现有规定中的病历的保存年限、方式负责保存。

三、服务流程

1.确定建档对象流程　见图2-1。

2.居民健康档案管理流程　见图2-2。

四、服务要求

1.乡(镇)卫生院、村卫生室、社区卫生服务中心(站)负责首次建立居民健康档案、更新信息、保存档案;其他医疗卫生机构负责将相关医疗卫生服务信息及时汇总、更新至健康档案;各级卫生健康行政部门负责健康档案的监督与管理。

2.健康档案的建立要遵循自愿与引导相结合的原则,在使用过程中要注意保护服务对象的个人隐私,建立电子健康档案的地区,要注意保护信息系统的数据安全。

3.乡(镇)卫生院、村卫生室、社区卫生服务中心(站)应通过多种信息采集方式建立居民健康档案,及时更新健康档案信息。已建立电子健康档案的地区应保证居民接受医疗卫生服务的信息能汇总到电子健康档案中,保持资料的连续性。

4.统一为居民健康档案进行编码,采用17位编码制,以国家统一的行政区划编码为基础,以村(居)委会为单位,编制居民健康档案唯一编码。同时将建档居民的身份证号作为身份识别码,为在信息平台上实现资源共享奠定基础。

5.按照国家有关专项服务规范要求记录相关内容,记录内容应齐全完整、真实准确、书写规范、基础内容无缺失。各类检查报告单据和转、会诊的相关记录应粘贴留存归档,如果服务对象需要可提供副本。已建立电子版化验和检查报告单据的机构,化验及检查的报告单据交居民留存。

6.健康档案管理要具有必需的档案保管设施设备,按照防盗、防晒、防高温、防火、防潮、防尘、

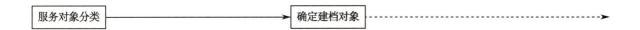

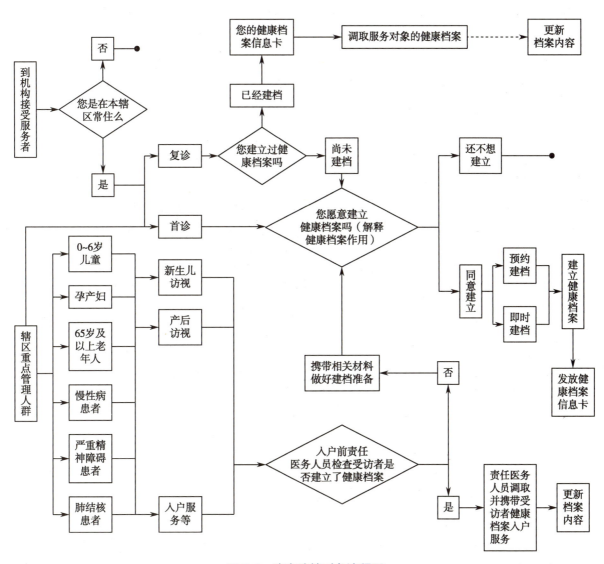

图 2-1　确定建档对象流程图

本图引自《国家基本公共卫生服务规范(第三版)》。

防鼠和防虫等要求妥善保管健康档案,指定专(兼)职人员负责健康档案管理工作,保证健康档案完整、安全。电子健康档案应有专(兼)职人员维护。

7. 积极应用中医药方法为居民提供健康服务,记录相关信息纳入健康档案管理。

8. 电子健康档案在建立完善、信息系统开发、信息传输全过程中应遵循国家统一的相关数据标准与规范。电子健康档案信息系统应与新农合、城镇基本医疗保险等医疗保障系统相衔接,逐步实现健康管理数据与医疗信息以及各医疗卫生机构间数据互联互通,实现居民跨机构、跨地域就医行为的信息共享。

9. 对于同一个居民患有多种疾病的,其随访服务记录表可以通过电子健康档案实现信息整合,避免重复询问和录入。

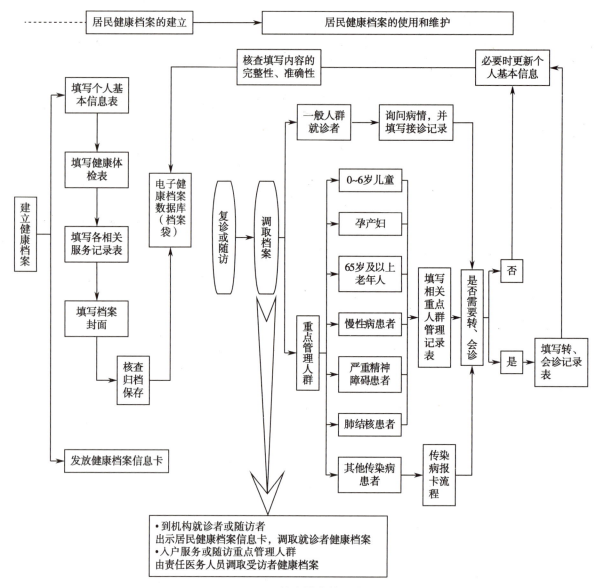

图 2-2　居民健康档案管理流程图

本图引自《国家基本公共卫生服务规范(第三版)》。

五、工作指标

1. 健康档案建档率=建档人数/辖区内常住居民数×100%。

建档指完成健康档案封面和个人基本信息表。其中 0~6 岁儿童不需要填写"个人基本信息表",基本信息应填写在"新生儿家庭访视记录表"上。

2. 电子健康档案建档率=建立电子健康档案人数/辖区内常住居民数×100%。

3. 健康档案使用率=档案中有动态记录的档案份数/档案总份数×100%。

有动态记录的档案指 1 年内与患者的医疗记录相关联和/或有符合对应服务规范要求的相关服务记录的健康档案。

六、表单目录、相关表格及填表要求

(一)居民健康档案表单目录

居民健康档案表单目录包括封面、个人基本信息表、健康体检表、重点人群健康管理记录表(在后续章节各服务规范中进行详细介绍)、其他医疗卫生服务记录表以及居民健康信息卡。表 2-2 至表 2-9 为居民健康档案封面、个人基本信息表、健康体检表、接诊记录表、会诊记录表、双向转诊单、居民健康档案信息卡。

表 2-2　居民健康档案封面

编号□□□□□□-□□□-□□□-□□□□□

居民健康档案

姓　　名：_____

现 住 址：_____

户籍地址：_____

联系电话：_____

乡镇(街道)名称：_____

村(居)委会名称：_____

建档单位：_____

建 档 人：_____

责任医生：_____

建档日期：_____年____月____日

表 2-3　个人基本信息表

姓名：_____

编号□□□-□□□□□

性别	1 男　2 女　9 未说明的性别　0 未知的性别　　□		出生日期	□□□□ □□ □□
身份证号			工作单位	
本人电话		联系人姓名	联系人电话	
常住类型	1 户籍　2 非户籍　　□	民　族	01 汉族　99 少数民族_____ □	
血型	1 A 型　2 B 型　3 O 型　4 AB 型　5 不详　/　Rh:1 阴性　2 阳性　3 不详　　□/□			
文化程度	1 研究生　2 大学本科　3 大学专科和专科学校　4 中等专业学校　5 技工学校　6 高中　7 初中 8 小学　9 文盲或半文盲　10 不详　　□			
职业	0 国家机关、党群组织、企业、事业单位负责人　1 专业技术人员　2 办事人员和有关人员 3 商业、服务业人员　4 农、林、牧、渔、水利业生产人员　5 生产、运输设备操作人员及有关人员 6 军人　7 不便分类的其他从业人员　8 无职业　　□			
婚姻状况	1 未婚　2 已婚　3 丧偶　4 离婚　5 未说明的婚姻状况　　□			
医疗费用 支付方式	1 城镇职工基本医疗保险　2 城镇居民基本医疗保险　3 新型农村合作医疗 4 贫困救助　5 商业医疗保险　6 全公费　7 全自费　8 其他_____ □/□/□			
药物过敏史	1 无　2 青霉素　3 磺胺　4 链霉素　5 其他_____ □/□/□/□			

暴露史		1 无　2 化学品　3 毒物　4 射线	□/□/□
既往史	疾病	1 无　2 高血压　3 糖尿病　4 冠心病　5 慢性阻塞性肺疾病　6 恶性肿瘤_____　7 脑卒中 8 严重精神障碍　9 结核病　10 肝炎　11 其他法定传染病　12 职业病_____　13 其他_____ □ 确诊时间　　年　　月/　□ 确诊时间　　年　　月/　□ 确诊时间　　　年　　月 □ 确诊时间　　年　　月/　□ 确诊时间　　年　　月/　□ 确诊时间　　　年　　月	
	手术	1 无　2 有：名称①_____时间_____/　名称②_____时间_____	□
	外伤	1 无　2 有：名称①_____时间_____/　名称②_____时间_____	□
	输血	1 无　2 有：原因①_____时间_____/　原因②_____时间_____	□
家族史	父　　亲 □/□/□/□/□/□____		母亲 □/□/□/□/□/□____
	兄弟姐妹 □/□/□/□/□/□____		子女 □/□/□/□/□/□____
	1 无　2 高血压　3 糖尿病　4 冠心病　5 慢性阻塞性肺疾病　6 恶性肿瘤　7 脑卒中 8 严重精神障碍　9 结核病　10 肝炎　11 先天畸形　12 其他_____		
遗传病病史	1 无　2 有：疾病名称_____		□
残疾情况	1 无残疾　2 视力残疾　3 听力残疾　4 言语残疾　5 肢体残疾　6 智力残疾　7 精神残疾 8 其他残疾_____		□/□/□/□/□/□
生活环境 *	厨房排风设施	1 无　2 油烟机　3 换气扇　4 烟囱	□
	燃料类型	1 液化气　2 煤　3 天然气　4 沼气　5 柴火　6 其他	□
	饮水	1 自来水　2 经净化过滤的水　3 井水　4 河湖水　5 塘水　6 其他	□
	厕所	1 卫生厕所　2 一格或二格粪池式　3 马桶　4 露天粪坑　5 简易棚厕	□
	禽畜栏	1 无　2 单设　3 室内　4 室外	□

注：本表引自《国家基本公共卫生服务规范（第三版）》。填表说明：

1. 本表用于居民首次建立健康档案时填写。如果居民的个人信息有所变动，可在原条目处修改，并注明修改时间或重新填写。若失访，在空白处写明失访原因；若死亡，写明死亡日期和死亡原因。若迁出，记录迁往地点基本情况、档案交接记录。0~6岁儿童无须填写该表。

2. 性别　按照国标分为未知的性别、男、女及未说明的性别。

3. 出生日期　根据居民身份证的出生日期，按照年（4 位）、月（2 位）、日（2 位）顺序填写，如 19490101。

4. 工作单位　应填写目前所在工作单位的全称。离退休者填写最后工作单位的全称；下岗待业或无工作经历者需具体注明。

5. 联系人姓名　填写与建档对象关系紧密的亲友姓名。

6. 民族　少数民族应填写全称，如彝族、回族等。

7. 血型　在前一个"□"内填写与 ABO 血型对应编号的数字；在后一个"□"内填写与"RH"血型对应编号的数字。

8. 文化程度　指截至建档时间，本人接受国内外教育所取得的最高学历或现有水平所相当的学历。

9. 药物过敏史　表中药物过敏主要列出青霉素、磺胺或者链霉素过敏，如有其他药物过敏，请在其他栏中写明名称。

10. 既往史

（1）疾病：填写现在和过去曾经患过的某种疾病，包括建档时还未治愈的慢性病或某些反复发作的疾病，并写明确诊时间。如有恶性肿瘤，请写明具体的部位或疾病名称，如有职业病，请填写具体名称。对于经医疗单位明确诊断的疾病都应以一级及以上医院的正式诊断为依据，有病史卡的以卡上的疾病名称为准，没有病史卡的应有证据证明是经过医院明确诊断的。可以多选。

（2）手术：填写曾经接受过的手术治疗。如有，应填写具体手术名称和手术时间。

（3）外伤：填写曾经发生的后果比较严重的外伤经历。如有，应填写具体外伤名称和发生时间。

（4）输血：填写曾经接受过的输血情况。如有，应填写具体输血原因和发生时间。

11. 家族史　指直系亲属（父亲、母亲、兄弟姐妹、子女）中是否患过所列出的具有遗传性或遗传倾向的疾病或症状。有则选择具体疾病名称对应编号的数字，可以多选。没有列出的请在"其他"中写明。

12. 生活环境　农村地区在建立居民健康档案时需根据实际情况选择填写此项。

表 2-4　健康体检表

姓名：　　　　　　　　　　　　　　　　　　　　　　　　　　　　　编号□□□-□□□□□

体检日期		年　　月　　日	责任医生	
内容		检查项目		

症状	1 无症状　2 头痛　3 头晕　4 心悸　5 胸闷　6 胸痛　7 慢性咳嗽　8 咳痰　9 呼吸困难　10 多饮 11 多尿　12 体重下降　13 乏力　14 关节肿痛　15 视物模糊　16 手脚麻木　17 尿急　18 尿痛 19 便秘　20 腹泻　21 恶心呕吐　22 眼花　23 耳鸣　24 乳房胀痛　25 其他 □/□/□/□/□/□/□/□/□/□

一般状况	体温		℃	脉率			次/min
	呼吸频率		次/min	血压	左侧	/	mmHg
					右侧	/	mmHg
	身高		cm	体重			kg
	腰围		cm	BMI			kg/m²
	老年人健康状态 自我评估 *	1 满意　2 基本满意　3 说不清楚　4 不太满意　5 不满意					□
	老年人生活自理 能力自我评估 *	1 可自理（0~3 分）　2 轻度依赖（4~8 分） 3 中度依赖（9~18 分）　4 不能自理（≥19 分）					□
	老年人 认知功能 *	1 粗筛阴性 2 粗筛阳性，简易智力状态检查，总分_____					□
	老年人 情感状态 *	1 粗筛阴性 2 粗筛阳性，老年人抑郁评分检查，总分_____					□

生活方式	体育锻炼	锻炼频率	1 每天　2 每周一次以上　3 偶尔　4 不锻炼			□
		每次锻炼时间		min	坚持锻炼时间	年
		锻炼方式				
	饮食习惯	1 荤素均衡　2 荤食为主　3 素食为主　4 嗜盐　5 嗜油　6 嗜糖				□/□/□
	吸烟情况	吸烟状况	1 从不吸烟　2 已戒烟　3 吸烟			□
		日吸烟量	平均_____支			□
		开始吸烟年龄	_____岁	戒烟年龄	_____岁	
	饮酒情况	饮酒频率	1 从不　2 偶尔　3 经常　4 每天			□
		日饮酒量	平均_____ml			
		是否戒酒	1 未戒酒　2 已戒酒，戒酒年龄_____岁			□
		开始饮酒年龄	_____岁	近 1 年内是否曾醉酒	1 是　2 否	□
		饮酒种类	1 白酒　2 啤酒　3 红酒　4 黄酒　5 其他_____			□/□/□/□
	职业病危害因素 接触史	1 无　2 有（工种_____从业时间___年）				□
		毒物种类　粉尘_____		防护措施　1 无　2 有____		□
		放射性物质_____		防护措施　1 无　2 有____		□
		物理因素_____		防护措施　1 无　2 有____		□
		化学物质_____		防护措施　1 无　2 有____		□
		其他_____		防护措施　1 无　2 有____		□

脏器功能	口腔	口唇　1 红润　2 苍白　3 发绀　4 皲裂　5 疱疹		□
		齿列　1 正常　2 缺齿—┼—　3 龋齿—┼—　4 义齿—┼—		□/□/□
		咽部　1 无充血　2 充血　3 淋巴滤泡增生		□
	视力	左眼＿＿＿＿　右眼＿＿＿＿　（矫正视力:左眼＿＿＿＿　右眼＿＿＿＿）		
	听力	1 听见　　　2 听不清或无法听见		□
	运动功能	1 可顺利完成　2 无法独立完成任何一个动作		□
查体	眼底 *	1 正常　2 异常＿＿＿＿＿＿		□
	皮肤	1 正常　2 潮红　3 苍白　4 发绀　5 黄染　6 色素沉着　7 其他＿＿＿＿		□
	巩膜	1 正常　2 黄染　3 充血　4 其他＿＿＿＿		□
	淋巴结	1 未触及　2 锁骨上　3 腋窝　4 其他＿＿＿＿		□
	肺	桶状胸:1 否　2 是		□
		呼吸音:1 正常　2 异常＿＿＿＿＿		□
		啰音:1 无　2 干啰音　3 湿啰音　4 其他＿＿＿＿		□
	心脏	心率:＿＿＿＿次/min　　心律:1 齐　2 不齐　3 绝对不齐		□
		杂音:1 无　2 有＿＿＿＿		□
	腹部	压痛:1 无　2 有＿＿＿＿		□
		包块:1 无　2 有＿＿＿＿		□
		肝大:1 无　2 有＿＿＿＿		□
		脾大:1 无　2 有＿＿＿＿		□
		移动性浊音:1 无　2 有＿＿＿＿		□
	下肢水肿	1 无　2 单侧　3 双侧不对称　4 双侧对称		□
	足背动脉搏动 *	1 未触及　2 触及双侧对称　3 触及左侧弱或消失　4 触及右侧弱或消失		□
	肛门指诊 *	1 未及异常　2 触痛　3 包块　4 前列腺异常　5 其他＿＿＿＿		□
	乳腺 *	1 未见异常　2 乳房切除　3 异常泌乳　4 乳腺包块　5 其他＿＿＿		□/□/□/□
	妇科 *	外阴	1 未见异常　2 异常＿＿＿＿＿＿＿＿＿＿	□
		阴道	1 未见异常　2 异常＿＿＿＿＿＿＿＿＿＿	□
		宫颈	1 未见异常　2 异常＿＿＿＿＿＿＿＿＿＿	□
		宫体	1 未见异常　2 异常＿＿＿＿＿＿＿＿＿＿	□
		附件	1 未见异常　2 异常＿＿＿＿＿＿＿＿＿＿	□
	其他 *			
辅助检查	血常规 *	血红蛋白＿＿＿＿g/L　白细胞＿＿＿＿×10⁹/L　血小板＿＿＿＿×10⁹/L 其他＿＿＿＿＿＿＿＿＿＿		
	尿常规 *	尿蛋白＿＿＿＿　尿糖＿＿＿＿　尿酮体＿＿＿＿　尿隐血＿＿＿＿ 其他＿＿＿＿＿＿＿＿＿＿		
	空腹血糖 *	＿＿＿＿＿＿mmol/L		
	心电图 *	1 正常　2 异常＿＿＿＿＿＿＿＿＿＿＿＿＿＿＿		□
	尿微量白蛋白 *	＿＿＿＿＿＿mmol/L		
	粪便隐血 *	1 阴性　2 阳性		□
	糖化血红蛋白 *	＿＿＿＿＿＿%		
	乙型肝炎 表面抗原 *	1 阴性　2 阳性		□

数学标注说明：血常规中 $\times 10^9/L$

辅助检查	肝功能 *	血清谷丙转氨酶_____U/L　　　血清谷草转氨酶_____U/L 白蛋白_____g/L　　　总胆红素_____μmol/L 结合胆红素_____μmol/L
	肾功能 *	血清肌酐_____μmol/L　　血尿素氮_____mmol/L 血钾浓度_____mmol/L　　血钠浓度_____mmol/L
	血脂 *	总胆固醇_____mmol/L　　甘油三酯_____mmol/L 血清低密度脂蛋白胆固醇_____mmol/L 血清高密度脂蛋白胆固醇_____mmol/L
	胸部 X 线 *	1 正常　2 异常_____　　　　　　　　　　　　　　□
	B 超 *	腹部 B 超　1 正常　2 异常_____　　　　　　　　□
		其他　1 正常　2 异常_____　　　　　　　　　　□
	宫颈涂片 *	1 正常　2 异常_____　　　　　　　　　　　　　□
	其他 *	
现存主要 健康问题	脑血管疾病	1 未发现　2 缺血性卒中　3 脑出血　4 蛛网膜下腔出血　5 短暂性脑缺血发作 6 其他_____　　　　　　　　　　　　　　□/□/□/□/□
	肾脏疾病	1 未发现　2 糖尿病肾病　3 肾衰竭　4 急性肾炎　5 慢性肾炎 6 其他_____　　　　　　　　　　　　　　□/□/□/□/□
	心脏疾病	1 未发现　2 心肌梗死　3 心绞痛　4 冠状动脉血运重建　5 充血性心力衰竭 6 心前区疼痛　7 其他_____　　　　　　　　□/□/□/□/□
	血管疾病	1 未发现　2 夹层动脉瘤　3 动脉闭塞性疾病　4 其他_____　□/□/□
	眼部疾病	1 未发现　2 视网膜出血或渗出　3 视盘水肿　4 白内障 5 其他_____　　　　　　　　　　　　　　□/□/□/□
	神经系统疾病	1 未发现　2 有_____　　　　　　　　　　　　□
	其他系统疾病	1 未发现　2 有_____　　　　　　　　　　　　□

住院治疗 情况	住院史	入/出院日期	原因	医疗机构	病案号
		/			
		/			
	家　庭 病床史	建/撤床日期	原因	医疗机构	病案号
		/			
		/			

主要用药 情况		药物名称	用法	用量	用药时间	服药依从性 1 规律　2 间断　3 不服药
	1					
	2					
	3					
	4					
	5					
	6					

非免疫规划预防接种史		名称	接种日期	接种机构
	1			
	2			
	3			

健康评价	1 体检无异常 2 有异常 异常 1 _____ 异常 2 _____ 异常 3 _____ 异常 4 _____	
健康指导	1 纳入慢性病患者健康管理 2 建议复查 3 建议转诊 　　　　　　　　　　　□/□/□	危险因素控制：　　　　□/□/□/□/□/□/□ 1 戒烟　2 健康饮酒　3 饮食　4 锻炼 5 减体重（目标 _____ kg ） 6 建议接种疫苗 _____ 7 其他 _____

注：本表引自《国家基本公共卫生服务规范（第三版）》。填表说明：

1. 本表用于老年人、高血压、2 型糖尿病和严重精神障碍患者等的年度健康检查。一般居民的健康检查可参考使用，肺结核患者、孕产妇和 0~6 岁儿童无须填写该表。

2. 表中带有 * 号的项目，在为一般居民建立健康档案时不作为免费检查项目，不同重点人群的免费检查项目按照各专项服务规范的具体说明和要求执行。对于不同的人群，完整的健康体检表指按照相应服务规范要求做完相关检查并记录的表格。

3. 一般状况

（1）体重指数（BMI）=体重（kg）/身高的平方（m^2）。

（2）老年人生活自理能力评估：65 岁及以上老年人需填写此项，详见老年人健康管理服务规范附件。

（3）老年人认知功能粗筛方法：告诉被检查者"我将要说三件物品的名称（如铅笔、卡车、书），请您立刻重复"。过 1 分钟后请其再次重复。如被检查者无法立即重复或 1 分钟后无法完整回忆三件物品名称为粗筛阳性，需进一步行"简易智力状态检查量表"检查。

（4）老年人情感状态粗筛方法：询问被检查者"你经常感到伤心或抑郁吗"或"你的情绪怎么样"。如回答"是"或"我想不是十分好"，为粗筛阳性，需进一步行"老年抑郁表"检查。

4. 生活方式

（1）体育锻炼：指主动锻炼，即有意识地为强体健身而进行的活动，不包括因工作或其他需要而必须进行的活动，如为上班骑自行车、做强体力工作等。锻炼方式填写最常采用的具体锻炼方式。

（2）吸烟情况："从不吸烟者"不必填写"日吸烟量""开始吸烟年龄""戒烟年龄"等，已戒烟者填写戒烟前相关情况。

（3）饮酒情况："从不饮酒者"不必填写其他有关饮酒情况项目，已戒酒者戒酒前相关情况，"日饮酒量"折合成白酒量（啤酒/10=白酒量，红酒/4=白酒量，黄酒/5=白酒量）。

（4）职业暴露情况：因患者职业原因造成的化学品、毒物或射线接触情况。如有，需填写具体化学品、毒物、射线名或填不详。

（5）职业病危险因素接触史：因患者职业原因造成的粉尘、放射性物质、物理因素、化学物质的接触情况。如有，需填写具体粉尘、放射性物质、物理因素、化学物质的名称或填不详。

5. 脏器功能

（1）视力：填写采用对数视力表测量后的具体数值（五分记录），对佩戴眼镜者，可戴其平时所用眼镜测量矫正视力。

（2）听力：在被检查者耳旁轻声耳语"你叫什么名字"（注意检查时检查者的脸应在被检查者视线之外），判断被检查者听力状况。

（3）运动功能：请被检查者完成以下动作："两手摸后脑勺""捡起这支笔""从椅子上站起，走几步，转身，坐下。"判断被检查者运动功能。

6. 查体　如有异常请在横线上具体说明，如可触及的淋巴结部位、个数；心脏杂音描述；肝脾肋下触诊大小等。建议有条件的地区开展眼底检查，特别是针对高血压或糖尿病患者。

（1）眼底：如果有异常，具体描述异常结果。

（2）足背动脉搏动：糖尿病患者必须进行此项检查。

（3）乳腺：检查外观有无异常，有无异常泌乳及包块。

（4）妇科

1）外阴：记录发育情况及婚产式（未婚、已婚未产或经产式），如有异常情况请具体描述。

2）阴道：记录是否通畅，黏膜情况，分泌物量、色、性状及有无异味等。

3）宫颈：记录大小、质地、有无糜烂、撕裂、息肉、腺囊肿；有无接触性出血、举痛等。

4）宫体：记录位置、大小、质地、活动度；有无压痛等。

5）附件：记录有无块物、增厚或压痛；若扪及肿块，记录其位置、大小、质地；记录表面光滑与否、活动度、有无压痛以及与子宫及盆壁关系。左右两侧分别记录。

7.辅助检查　根据各地实际情况及不同人群情况，有选择地开展。老年人，高血压、2型糖尿病和严重精神障碍患者的免费辅助检查项目按照各项规范要求执行。

（1）尿常规中的"尿蛋白、尿糖、尿酮体、尿隐血"可以填写定性检查结果，阴性填"–"，阳性根据检查结果填写"+""++""+++"或"++++"，也可以填写定量检查结果，定量结果需写明计量单位。

（2）粪便隐血、肝功能、肾功能、胸部X线、B超检查结果若有异常，请具体描述异常结果。其中B超写明检查的部位。65岁及以上老年人腹部B超为免费检查项目。

（3）其他：表中列出的检查项目以外的辅助检查结果填写在"其他"一栏。

8.现存主要健康问题　曾经出现或一直存在，并影响目前身体健康状况的疾病。可以多选。若有高血压、糖尿病等现患疾病或者新增的疾病需同时填写在个人基本信息表既往史一栏。

9.住院治疗情况　最近1年内的住院治疗情况。应逐项填写。日期填写年月，年份应写4位。如因慢性病急性发作或加重而住院/家庭病床，请特别说明。医疗机构名称应写全称。

10.主要用药情况　对长期服药的慢性病患者了解其最近1年内的主要用药情况，西药填写化学名及商品名，中药填写药品名称或中药汤剂，用法、用量按医生医嘱填写，用法指给药途径，如口服、皮下注射等。用量指用药频次和剂量，如每天3次，每次5mg等。用药时间指在此时间段内一共服用此药的时间，单位为年、月或日。服药依从性指对此药的依从情况："规律"为按医嘱服药；"间断"为未按医嘱服药，频次或数量不足；"不服药"为医生开了处方，但患者未使用此药。

11.非免疫规划预防接种史　填写最近1年内接种的疫苗的名称、接种日期和接种机构。

12.健康评价　无异常指无新发疾病原有疾病控制良好无加重或进展，否则为有异常，填写具体异常情况，包括高血压、糖尿病、生活能力、情感筛查等身体和心理的异常情况。

13.健康指导　纳入慢性病患者健康管理指高血压、糖尿病、严重精神障碍患者等重点人群定期随访和健康体检。减体重的目标是指根据居民或患者的具体情况，制订下次体检之前需要减重的目标值。

表2-5　接诊记录表

姓名：　　　　　　　　　　　　　　　　　　　　　　　　　编号□□□-□□□□□

就诊者的主观资料：

就诊者的客观资料：

评估：

处置计划：

医生签字：

接诊日期：_____年___月___日

注：本表引自《国家基本公共卫生服务规范（第三版）》。填表说明：

1.本表供居民由于急性或短期健康问题接受咨询或医疗卫生服务时使用，应以能够如实反映居民接受服务的全过程为目的，根据居民接受服务的具体情况填写。

2.就诊者的主观资料包括主诉、咨询问题和卫生服务要求等。

3.就诊者的客观资料包括查体、实验室检查、影像检查等结果。

4.评估指根据就诊者的主、客观资料做出的初步印象、疾病诊断或健康问题评估。

5.处置计划指在评估基础上制订的处置计划，包括诊断计划、治疗计划、患者指导计划等。

表 2-6　会诊记录表

姓名：_____　　　　　　　　　　　　　　　　　编号□□□-□□□□□

会诊原因：

会诊意见：

会诊医生及其所在医疗卫生机构：

医疗卫生机构名称	会诊医生签字
_____	_____　_____
_____	_____　_____
_____	_____　_____
_____	_____　_____
_____	_____　_____

责任医生：_____

会诊日期：_____年____月____日

注：本表引自《国家基本公共卫生服务规范（第三版）》。填表说明：

1. 本表供居民接受会诊服务时使用。
2. 会诊原因　责任医生填写患者需会诊的主要情况。
3. 会诊意见　责任医生填写会诊医生的主要处置、指导意见。
4. 会诊医生及其所在医疗卫生机构　填写会诊医生所在医疗卫生机构名称并签署会诊医生姓名。来自同一医疗卫生机构的会诊医生可以只填写一次机构名称，然后在同一行依次签署姓名。

表 2-7　双向转诊（转出）单

- -

存　根

患者姓名_____性别_____年龄_____档案编号_____

家庭住址_____联系电话_____

于_____年____月____日因病情需要，转入_____单位

_____科室_____接诊医生。

转诊医生（签字）：_____

年　　　月　　　日

双向转诊(转出)单

_____(机构名称):

    现有患者_____性别_____年龄_____因病情需要,需转入贵单位,请予以接诊。

初步印象:

主要现病史(转出原因):

主要既往史:

治疗经过:

转诊医生(签字):

联系电话:

_____(机构名称)

年   月   日

注:本表引自《国家基本公共卫生服务规范(第三版)》。填表说明:
1. 本表供居民双向转诊转出时使用,由转诊医生填写。
2. 初步印象 转诊医生根据患者病情做出的初步判断。
3. 主要现病史 患者转诊时存在的主要临床问题。
4. 主要既往史 患者既往存在的主要病史。
5. 治疗经过 经治医生对患者实施的主要诊治措施。

表 2-8 双向转诊(回转)单

存　根

    患者姓名_____性别_____年龄_____病案号_____

    家庭住址_____联系电话_____

    于_____年____月____日因病情需要,转回_____单位

_____接诊医生。

转诊医生(签字):

年   月   日

双向转诊（回转）单

_____（机构名称）：

现有患者_____因病情需要，现转回贵单位，请予以接诊。

诊断结果_____ 住院病案号_____

主要检查结果：

治疗经过、下一步治疗方案及康复建议：

转诊医生（签字）：

联系电话：

_____（机构名称）

年　　月　　日

注：本表引自《国家基本公共卫生服务规范（第三版）》。填表说明：

1. 本表供居民双向转诊回转时使用，由转诊医生填写。
2. 主要检查结果　填写患者接受检查的主要结果。
3. 治疗经过　经治医生对患者实施的主要诊治措施。
4. 康复建议　填写经治医生对患者转出后需要进一步治疗及康复提出的指导建议。

表 2-9　居民健康档案信息卡

（正面）

姓名		性别		出生日期		年　　月　　日	
健康档案编号				□□□-□□□□□			
ABO 血型		□A □B □O □AB		Rh 血型	□ Rh 阴性　□ Rh 阳性　□不详		
慢性病患病情况： □无　　　　□高血压　　　□糖尿病　　　□脑卒中　　　□冠心病　　　□哮喘 □职业病　　□其他疾病_____							
过敏史：							

（反面）

家庭住址		家庭电话	
紧急情况联系人		联系人电话	
建档机构名称		联系电话	
责任医生或护士		联系电话	
其他说明：			

注：本表引自《国家基本公共卫生服务规范（第三版）》。填表说明：

1. 居民健康档案信息卡为正反两面，根据居民信息如实填写，应与健康档案对应项目的填写内容一致。
2. 过敏史　过敏主要指青霉素、磺胺、链霉素过敏，如有其他药物或食物等其他物质（如花粉、酒精、油漆等）过敏，请写明过敏物质名称。

（二）居民健康档案填写的基本要求

1. 档案填写一律用钢笔或圆珠笔，不得使用铅笔或红色笔书写。字迹要清楚，书写要工整。数字或代码一律用阿拉伯数字书写。数字和编码不要填出格外，如果数字填错，用双横线将整笔数码划去，并在原数码上方工整填写正确的数码，切勿在原数码上涂改。

2. 在居民健康档案的各种记录表中，凡有备选答案的项目，应在该项目栏的"□"内填写与相应答案选项编号对应的数字，如性别为男，应在性别栏"□"内填写与"1 男"对应的数字1。对于选择备选答案中"其他"或者是"异常"这一选项者，应在该选项留出的空白处用文字填写相应内容，并在项目栏的"□"内填写与"其他"或者是"异常"选项编号对应的数字，如填写"个人基本信息表"中的既往史时，若该居民曾患有"腰椎间盘突出症"，则在该项目中应选择"其他"，既要在"其他"选项后写明"腰椎间盘突出症"，同时在项目栏"□"内填写数字13。对各类表单中没有备选答案的项目用文字或数据在相应的横线上或方框内据情填写。

3. 在为居民提供诊疗服务过程中，涉及疾病诊断名称时，疾病名称应遵循《国际疾病分类第十一次修订本》（ICD-11）填写，涉及疾病中医诊断病名及辨证分型时，应遵循《中医病证分类与代码》（GB/T 15657—2021）。

4. **居民健康档案编码**

（1）统一为居民健康档案进行编码，采用17位编码制，以国家统一的行政区划编码为基础，村（居）委会为单位，编制居民健康档案唯一编码。同时将建档居民的身份证号作为统一的身份识别码，为在信息平台下实现资源共享奠定基础。

（2）第一段为6位数字，表示县及县以上的行政区划，统一使用我国行政区划代码。

（3）第二段为3位数字，表示乡镇（街道）级行政区划，按照县以下行政区划代码编码规则编制。

（4）第三段为3位数字，表示村（居）民委员会等。具体划分为，001~099 表示居委会，101~199 表示村委会，901~999 表示其他组织。

（5）第四段为5位数字，表示居民个人序号，由建档机构根据建档顺序编制。

（6）在填写健康档案的其他表格时，必须填写居民健康档案编号，但只需填写后8位编码。

5. **各类检查报告单据及转诊记录粘贴**

（1）服务对象在健康体检、就诊、会诊时所做的各种化验及检查的报告单据，都应该粘贴留存归档。可以有序地粘贴在相应健康体检表、接诊记录表、会诊记录表的后面。

（2）双向转诊（转出）单存根与双向转诊（回转）单可另页粘贴，附在相应位置上与本人健康档案一并归档。

6. 各类表单中涉及的日期类项目，如体检日期、访视日期、会诊日期等，按照年（4位）、月（2位）、日（2位）顺序填写。

（陈德春）

思考题

1. 居民健康档案的应用主要体现在哪几个方面？
2. 如何提高居民健康档案的使用率？

练习题

第三章 | 健康教育服务

教学课件

思维导图

学习目标

1. 掌握健康教育的概念、意义和目的;健康素养的概念;健康教育服务规范。
2. 熟悉健康相关行为;健康促进的概念;健康促进与健康教育的关系;健康教育方式。
3. 了解健康素养基本知识与技能。
4. 学会对居民进行健康宣教;协助专业防治机构做好疾病的宣传、指导服务。
5. 具备积极进行健康教育的使命意识,以及人文关怀意识。

　　健康教育作为一项独立的服务内容,是开展其他基本公共卫生服务项目的重要工具,贯穿于落实基本公共卫生服务的全过程。《中华人民共和国基本医疗卫生与健康促进法》指出:国家建立健康教育制度。这表明我国将健康教育工作纳入法治化建设。在本章节的学习中,学生应该认识到积极进行健康教育是医学生的使命和担当,要能够将人文关怀内化于健康教育服务全过程。

第一节　健康教育与健康促进概述

情境导入

　　患者,女,66 岁。患者血糖升高已有 3 年,被诊断为 2 型糖尿病,一直用二甲双胍、格列本脲等降血糖药口服治疗,但服药并不规律,每周平均测量两次血糖;某天晨起空腹血糖值 9.56mmol/L;近 1 年来,自觉偶有乏力、心慌,休息后可缓解,体重已减轻 4kg,自测餐后血糖 16.7mmol/L。

工作任务:

1. 你作为该社区卫生服务中心的医生,请思考接诊后需要进一步做哪些检查。
2. 请根据以上临床情境,写出针对患者的健康教育处方。

一、健康教育

(一)概念

　　健康教育(health education)指通过有计划、有组织、有系统的社会教育活动,促使个体或群体自觉地采纳有益于健康的行为和生活方式,消除或减轻影响健康的危险因素,预防疾病、促进健康和提高生活质量。健康教育的核心是帮助人们树立健康意识、建立健康的行为和生活方式,从而防治疾病、促进健康。

(二)意义

　　健康教育是初级卫生保健的首要任务。只有将健康教育作为基础与先导,才能顺利完成其他各项初级卫生保健任务。

健康教育是解决当前主要健康问题的重要措施。不良行为和生活方式是导致高血压、2型糖尿病、冠心病、恶性肿瘤等慢性病发生的主要危险因素,通过健康教育改变不良的行为和生活方式,消除或控制健康危险因素,建立健康的行为,可以有效预防、控制这些疾病。

健康教育是一项低投入、高产出的活动,可有效提高人们的健康水平。健康教育成本相对较低廉,且可以获得较大的健康收益。

(三) 目的

健康教育的根本目的在于改变目标人群的不良行为和生活方式,通过开展健康教育,宣传普及健康理念和卫生保健知识,树立健康信念,帮助目标人群减少或者去除危害健康的行为、提升健康素养,养成促进健康行为,最终保护和促进健康。

(四) 特点

1. 以目标人群为中心 为使健康教育取得较好效果,需要调动目标人群参与到健康教育的全过程,如健康教育计划的制订、实施、评价等,使其在学习健康知识与技能的同时,树立健康观念,坚持健康行为,并通过反馈衡量健康教育活动是否合理有效。

2. 以行为改变为主要目标 健康教育工作者通过传播知识,帮助目标人群树立健康信念,促使目标人群养成促进健康行为。一切健康教育活动的最终目标都是促进健康行为的建立。

3. 多学科性 健康教育综合运用多学科理论知识,如医学、教育学、心理学等,同时也形成了自身独特的理论体系,具有交叉学科的特点。

4. 效果具有延迟性 健康教育是一个长期的、持续的过程,经过数年、数十年,目标人群健康结局才能显现,因此具有延迟性。

二、健康相关行为

(一) 概念

个体或者群体的行为,会直接或者间接地对自身或他人的健康、疾病产生影响,这些影响健康的行为即为健康相关行为(health-related behavior)。根据对行为者自身或他人健康状况的影响,健康相关行为可分为促进健康行为和危害健康行为。

(二) 健康相关行为分类

1. 促进健康行为 指个体或群体表现出的有利于自身和他人健康的行为。促进健康行为可分以下几类:合理营养、充足睡眠、适量运动等日常健康行为,戒烟、戒酒、不滥用药物等戒除不良嗜好行为,驾车使用安全带等预警行为,定期体检等合理利用卫生服务行为。

2. 危害健康行为 指不利于自身和他人健康的行为,有明显的危害性。如吸烟、酗酒等日常危害健康行为,瞒病、不及时就医等疾病不良行为,滥用药物等违规行为,A型行为模式、C型行为模式等致病性行为模式。

> **知识链接**
>
> ### 致病性行为模式
>
> 致病性行为模式指可导致特异性疾病发生的行为模式,国内外研究较多的是A型行为模式和C型行为模式。
>
> A型行为模式是一种与冠心病的发生密切相关的行为模式。行为表现为做事动作快,在尽可能短的时间内完成尽可能多的工作,常常大声和爆发性地讲话,喜欢竞争,对人怀有潜在的敌意和戒心,其核心行为表现为不耐烦和敌意。

C 型行为模式是一种与肿瘤的发生有关的行为模式。行为表现为人格内向、行为退缩、多疑、急躁,但尽量克制与压抑自己,生闷气,其核心行为表现为情绪压抑。

三、健康促进与健康教育的关系

(一) 概念

WHO 于 1986 年召开的第一届国际健康促进大会上发表了《渥太华宪章》,其对健康促进进行了定义。健康促进是促使人们维护和提高自身健康的过程,是协调人类和环境的战略,规定了个人和社会对健康所负的责任。

(二) 健康促进与健康教育的关系

1. 区别 健康促进与健康教育有着本质区别。首先,二者主体不相同,健康教育实施主体多为医疗卫生人员,而健康促进主体多为政府及政策制定人员;其次,二者的涉及范围并不同,健康教育涉及范围相对较小,局限于特定人群或特定疾病,甚至只针对某种健康危险因素,而健康促进涉及范围涵盖整个社会;最后,二者核心不相同,健康教育的核心在于帮助人们树立健康意识、改善健康相关行为,而健康促进的核心是通过社会动员进行干预,将促进健康目标转化为社会目标。

2. 联系 健康促进涉及各部门协调合作,共同创造良好的政治、经济、文化、生活等支持环境,这种环境会为健康教育提供很大程度的支持;同时,健康促进的实现需要通过健康教育去落实,健康教育是实现健康促进的重要方法和策略。

四、健康教育方式

(一) 个体指导

个体指导是采用面谈、对话、问答的形式,传播预防保健知识及技能的健康教育方式。这种方式一般对象较少、范围较小,易于沟通交流,交流内容论题具体,知识可多可少、可深可浅,具体可视指导对象情况而定。

1. 指导环境的选择 应选择被指导者乐于接受的、安静、安全、舒适的环境。

(1)门诊指导:通常由乡(镇)卫生院、村卫生室、社区卫生服务中心(站)对前来就诊的居民进行针对性的健康教育指导,根据患者的具体情况,提出关于合理用药、自我保健、改变不良健康行为和生活方式等方面的建议。

(2)病房指导:乡(镇)卫生院、社区卫生服务中心(站)的医生、护士在病房内结合患者的病情变化、康复情况等对患者进行的健康宣教及技能指导。

(3)家庭访视:是在居民或患者家中,乡(镇)卫生院、村卫生室、社区卫生服务中心(站)的医务人员上门进行的一种医疗、保健指导行为,如进行产后家庭访视。

2. 语言的运用 语言包括有声语言和体态语言两大类。在进行个体指导时,施教者应运用正确、通俗易懂的语言,要尽量精练易于患者接受。体态语言在人际沟通中发挥着重要作用。施教者在进行个体指导时,应配合恰当的手势及动作,目光专注自然,面部表情亲切,让被指导者更易接受。

(二) 健康咨询

健康咨询是一种较直接的健康教育形式,主要任务是针对居民提出的健康相关问题,给出科学可行的合理化建议,传播健康知识的同时指导并修正居民的不良行为。健康咨询分为以下类型:

1. 门诊咨询 是患者、家属或健康者主动去往乡(镇)卫生院、村卫生室、社区卫生服务中心(站)咨询预防保健知识或医疗技能的方式。如孕妇、产妇或慢性病患者,去往社区卫生服务中心

(站)接受指导。

2. 电话咨询　保密性较好,使咨询者敢于问出某些涉及隐私内容的问题,如性传播疾病、艾滋病、心理健康问题等。电话咨询时医护人员应态度友好、语言富有亲和力、善于倾听并及时反馈,做好记录、与咨询者共同分析问题并提出建议,对于无法准确回答的问题,应建议咨询者及时到上一级医疗卫生机构进行咨询。

3. 网络咨询　与电话咨询类似,方便快捷、适用范围广,在进行解答时语言应简洁、准确,尽量通俗易懂,对于不能准确回答的问题,不宜勉强回复,应建议到上一级医疗卫生机构咨询。

(三) 健康讲座

健康讲座指健康教育工作人员运用语言和辅助教学用具等,系统地向社区居民传授健康知识和技能的过程,如健康知识的讲解、健康技能的传授、某些疾病发病机制的讲解与分析等。开展健康讲座应注意以下内容:

1. 目的明确　首先要了解目标人群主要存在和关注哪些健康问题,讲座内容应围绕这些问题进行。

2. 了解对象　要了解传播对象和目标人群,包括目前的文化程度和接受水平等,再根据目标人群的特点,设计讲座内容、材料和方式。

3. 熟悉材料　健康教育工作人员对材料要熟悉、融会贯通,选材要丰富、正确;内容要符合当地当时的实际情况,尽可能地多选一些当地的事实、数据、文件及案例,所选用的材料应该是最新的、使人信服的、易于理解的、行之有效的。

4. 教具准备　教具主要指的是图表、实物、模型、投影、幻灯、电脑多媒体等形象化材料。这些教具的使用应强化主题,加深记忆。

(四) 小组讨论

小组讨论通常是针对需要解决的问题,召集目标人群,6~8人不等进行分组,就某一共同关心的主题、共同经历或某一主题进行专题讨论,讨论时参与人员应充分交流。小组讨论过程需要主持人,引导讨论者们就开放式问题进行讨论,调动积极性,并及时解答参与者提问,讨论结束后主持人应进行归纳总结,并针对参与者错误观点和模糊认识进行更正、澄清。

(五) 同伴教育

同伴教育指年龄相仿、知识背景和兴趣爱好相似的同伴、朋友之间传播卫生健康知识、分享经验、传授技能的过程,可分为正式与非正式的同伴教育。目前同伴教育已广泛应用于劝阻吸烟、预防和控制药物滥用,以及性健康教育、艾滋病防治等敏感问题的教学,取得了较好效果。

五、健康教育材料

针对目标人群,分析健康需求,以通俗易懂为原则,简单易行为目标,考虑目标人群的知识水平,选择制作健康教育材料。

(一) 印刷资料

印刷资料包括健康教育折页、健康手册和健康教育处方(health education prescription)等。健康教育处方是以医嘱形式提供的指导性文字材料,需在医务人员的讲解和指导下使用。印刷资料应放置在乡(镇)卫生院、村卫生室、社区卫生服务中心(站)的候诊区、诊室、咨询台等处。

(二) 音像资料

音像资料为视听传播资料,可以在乡(镇)卫生院、村卫生室、社区卫生服务中心(站)的健康教育室等场所循环播放,也可发放至企事业单位、学校、社区等场所或宣传活动现场播放。

第二节　健康素养基本知识与技能

一、健康素养

（一）健康素养的概念

健康素养（health literacy）指个体具有获取、理解和处理基本的健康信息和服务，并运用这些信息和服务做出有利于健康的正确判断和决定，维持和促进自身健康的能力。目前，我国主要从以下三个方面来评价个人的健康素养，即基本的健康知识和理念、健康的生活方式与行为、健康基本技能。

（二）提升健康素养的途径

1. 健康教育与健康促进是提升健康素养的重要手段　通过系统的学校教育、社区教育、医患教育和大众媒体传播等措施，提高人们的健康常识，促使人们形成良好的行为和健康的生活方式。

2. 加强现代通信技术在健康教育领域的应用　公众对信息的接受，不仅受到个人接受程度、判断信息能力的影响，更取决于信息本身的难易程度、表达的方式和传播技巧。

3. 建立我国居民健康素养的监测网络　定期开展健康素养监测、建立调查网络的意义在于可以动态地了解我国居民健康素养的变化，找出影响健康素养的因素，检验健康教育和健康促进措施的效果。

（三）提升健康素养的意义

提升健康素养可以促进人们树立科学的健康观和健康意识，提高健康知识水平、自我保健能力和健康问题的应对能力，最终目标是提高居民健康水平和生命质量。提升居民健康素养对于我国有着重要的现实意义，只有全民健康素养水平越来越高，才能托起"健康中国"。

二、公民健康素养

《中国公民健康素养——基本知识与技能（2024年版）》分为"基本知识和理念""健康生活方式与行为""基本技能"三部分，包含定期健康体检、关注血糖血压变化、科学就医等66条健康素养知识与技能。

（一）基本知识和理念

1. 健康不仅仅是没有疾病或虚弱，而是身体、心理和社会适应的良好状态。预防是促进健康最有效、最经济的手段。

2. 公民的身心健康受法律保护，每个人都有维护自身健康和不损害他人健康的责任。

3. 主动学习健康知识，践行文明健康生活方式，维护和促进自身健康。

4. 环境与健康息息相关，保护环境，促进健康。

5. 无偿献血，助人利己。

6. 每个人都应当关爱、帮助、不歧视病残人员。

7. 定期进行健康体检。

8. 血压、体温、呼吸和心率是人体的四大生命体征。

9. 传染源、传播途径和易感人群是传染病流行的三个环节，防控传染病人人有责。

10. 儿童出生后应按照免疫程序接种疫苗，成年人也可通过接种疫苗达到预防疾病的效果。

11. 艾滋病、乙肝和丙肝通过血液、性接触和母婴三种途径传播，日常生活和工作接触不会传播。

12. 出现咳嗽、咳痰2周以上，或痰中带血，应及时检查是否得了肺结核；坚持规范治疗，大部分肺结核患者能够治愈。

13. 家养犬、猫应接种兽用狂犬病疫苗；人被犬、猫抓伤、咬伤后，应立即冲洗、消毒伤口，并尽早注射狂犬病人免疫球蛋白（或血清或单克隆抗体）和人用狂犬病疫苗。

14. 蚊子、苍蝇、老鼠、蟑螂等会传播多种疾病。

15. 不加工、不食用病死禽畜。不猎捕、不买卖、不接触、不食用野生动物。

16. 关注血压变化,控制高血压危险因素,高血压患者要做好自我健康管理。

17. 关注血糖变化,控制糖尿病危险因素,糖尿病患者要做好自我健康管理。

18. 关注肺功能,控制慢阻肺危险因素,慢阻肺患者要做好自我健康管理。

19. 积极参加癌症筛查,及早发现癌症和癌前病变。

20. 预防骨质疏松症,促进骨骼健康。

21. 关爱老年人,预防老年人跌倒,识别老年期痴呆。

22. 关爱青少年和女性生殖健康,选择安全、适宜的避孕措施,预防和减少非意愿受孕,保护生育能力。

23. 劳动者依法享有职业健康保护的权利;劳动者要了解工作岗位和工作环境中存在的危害因素(如粉尘、噪声、有毒有害气体等),遵守操作规程,做好个人防护,避免职业健康损害。

24. 保健食品不是药品,正确选用保健食品。

(二) 健康生活方式与行为

1. 体重关联多种疾病,要吃动平衡,保持健康体重,避免超重与肥胖。

2. 膳食应以谷类为主,多吃蔬菜、水果和薯类,注意荤素、粗细搭配,不偏食,不挑食。

3. 膳食要清淡,要少盐、少油、少糖,食用合格碘盐。

4. 提倡每天食用奶类、大豆类及其制品,适量食用坚果。

5. 生、熟食品要分开存放和加工,生吃蔬菜水果要洗净,不吃变质、超过保质期的食品。

6. 珍惜食物不浪费,提倡公筷分餐讲卫生。

7. 注意饮水卫生,每天足量饮水,不喝或少喝含糖饮料。

8. 科学健身,贵在坚持。健康成年人每周应进行 150~300 分钟中等强度或 75~150 分钟高强度有氧运动,每周应进行 2~3 次抗阻训练。

9. 不吸烟(含电子烟),吸烟和二手烟暴露会导致多种疾病。电子烟含有多种有害物质,会对健康产生危害。

10. 烟草依赖是一种慢性成瘾性疾病。戒烟越早越好。任何年龄戒烟均可获益,戒烟时可寻求专业戒烟服务。

11. 少饮酒,不酗酒。

12. 重视和维护心理健康,遇到心理问题时应主动寻求帮助。

13. 每个人都可能出现焦虑和抑郁情绪,正确认识焦虑症和抑郁症。

14. 通过亲子交流、玩耍促进儿童早期发展。发现心理行为发育问题应及时就医。

15. 劳逸结合,起居有常,保证充足睡眠。

16. 讲究个人卫生,养成良好的卫生习惯,科学使用消毒产品,积极预防传染病。

17. 保护口腔健康,早晚刷牙,饭后漱口。

18. 科学就医,及时就诊,遵医嘱治疗,理性对待诊疗结果。

19. 合理用药,能口服不肌内注射,能肌内注射不输液,遵医嘱使用抗微生物药物。

20. 遵医嘱使用麻醉药品和精神药品等易成瘾性药物,预防药物依赖。

21. 拒绝毒品。

22. 农村使用卫生厕所,管理好禽畜粪便。

23. 戴头盔、系安全带;不超速、不酒驾、不分心驾驶、不疲劳驾驶;儿童使用安全座椅,减少道路交通伤害。

24. 加强看护和教育,预防儿童溺水,科学救助溺水人员。

25.冬季取暖注意通风,谨防一氧化碳中毒。

26.主动接受婚前和孕前保健,适龄生育,孕期遵医嘱规范接受产前检查和妊娠风险筛查评估,住院分娩。

27.孩子出生后应尽早开始母乳喂养,满6个月时合理添加辅食。

28.青少年要培养健康的行为生活方式,每天应坚持户外运动2小时以上,应较好掌握1项以上的运动技能,预防近视、超重与肥胖,避免网络成瘾和过早性行为。

(三) 基本技能

1.关注健康信息,能够正确获取、理解、甄别、应用健康信息。

2.会阅读食品标签,合理选择预包装食品。

3.会识别常见危险标识,远离危险环境。

4.科学管理家庭常用药物,会阅读药品标签和说明书。

5.会测量脉搏、体重、体温和血压。

6.需要紧急医疗救助时,会拨打"120"急救电话。

7.妥善存放和正确使用农药,谨防儿童接触。

8.遇到呼吸、心搏骤停的伤病员,会进行心肺复苏,学习使用自动体外除颤器(AED)。

9.发生创伤出血时,会进行止血、包扎;对怀疑骨折的伤员不要随意搬动。

10.会处理烧烫伤,会用腹部冲击法排出气道异物。

11.抢救触电者时,要首先切断电源,不要直接接触触电者。

12.发生建筑火灾时,拨打火警电话"119",会自救逃生。

13.发生滑坡、崩塌、泥石流等地质灾害和地震时,选择正确避险方式,会自救互救。

14.发生洪涝灾害时,选择正确避险方式,会自救互救。

三、日常生活方式健康教育

1.**合理膳食**　根据《中国居民膳食指南(2022)》进行合理膳食。

2.**保持正常体重**　目前国际上常用的判断人体肥胖及其程度的指标为体重指数(body mass index,BMI)。

$$BMI=体重(kg)/[身高(m)]^2$$

BMI评定标准有多种,我国主要参考国内发布的标准,正常BMI为18.5~23.9kg/m²,<18.5kg/m²为低体重,24~27.9kg/m²为超重,≥28.0kg/m²为肥胖。

3.**适量运动**　规律的身体运动可以增强机体的心肺功能,降低多种慢性非传染性疾病如冠心病、2型糖尿病、呼吸系统疾病等的风险,并可减少过早死亡的危险。运动时应根据个人的年龄和身体状况,选择适合自己的运动方式、强度和运动量。运动量每天至少达到相当于6 000步,以每周3~7次,每次30分钟以上,每周180分钟为宜。

若以运动时的适宜心率作为标准,可用以下公式计算:60岁以下的人运动时心率=180-年龄(±10);60岁及以上的人运动时心率=170-年龄(±10)。如某人年龄45岁,则其选择的适宜运动应使其心率保持在125~145次/min。

4.**戒烟限酒**　吸烟可致多种慢性病,包括恶性肿瘤、慢性阻塞性肺疾病、冠心病等,戒烟则可以降低相应疾病的风险。过量饮酒会增加患某些疾病的风险。《中国居民膳食指南(2022)》建议成人若饮酒,一天饮用的酒精量不超过15g。

5.**心理健康**　指人的基本心理活动的过程内容完整、协调一致,即认识、情感、意志、行为、人格完整和协调,能适应社会,与社会保持同步。心理健康的标准:具有充分的适应力;能充分地了解自己,并对自己的能力做适当的评价;生活的目标切合实际,不脱离现实环境;能保持人格的完整与和谐,善于从经验中学习;能保持良好的人际关系;能适度地发泄自己的情绪和控制自己的情绪;在不违背集体利益的前提下,能够有限度地发挥个性;在不违背社会规范的前提下,能够恰当地满足个人的基本需求。

第三节　健康教育服务规范

一、服务对象

服务对象为辖区内常住居民。

二、服务内容

(一)健康教育内容

1. 宣传普及《中国公民健康素养——基本知识与技能(2024年版)》。配合有关部门开展公民健康素养促进行动。

2. 对青少年、妇女、老年人、残疾人、0~6岁儿童家长等人群进行健康教育。

3. 开展合理膳食、控制体重、适当运动、心理平衡、改善睡眠、限盐、控烟、限酒、科学就医、合理用药等健康生活方式和可干预危险因素的健康教育。

4. 开展心脑血管疾病、呼吸系统疾病、内分泌系统疾病、肿瘤、精神疾病等重点慢性非传染性疾病,以及结核病、肝炎、艾滋病等重点传染性疾病的健康教育。

5. 开展食品卫生、职业卫生、放射卫生、环境卫生、饮水卫生、学校卫生和计划生育等公共卫生问题的健康教育。

6. 开展突发公共卫生事件应急处置、防灾减灾、家庭急救等健康教育。

7. 宣传普及医疗卫生法律法规及相关政策。

(二)服务形式及要求

1. 提供健康教育资料

(1)**发放印刷资料**:印刷资料包括健康教育折页、健康教育处方和健康手册等,放置在乡(镇)卫生院、村卫生室、社区卫生服务中心(站)的候诊区、诊室、咨询台等处。每个机构每年提供不少于12种内容的印刷资料,并及时更新补充,保障使用。

(2)**播放音像资料**:音像资料为视听传播资料,如各种影音视频资料,在机构正常应诊的时间内,在乡(镇)卫生院、社区卫生服务中心门诊候诊区、观察室、健教室等场所或宣传活动现场播放。每个机构每年播放音像资料不少于6种。

2. 设置健康教育宣传栏　乡(镇)卫生院和社区卫生服务中心宣传栏不少于2个,村卫生室和社区卫生服务站宣传栏不少于1个,每个宣传栏的面积不少于2m²。宣传栏一般设置在机构的户外、健康教育室、候诊室、输液室或收费大厅的明显位置,宣传栏中心位置距地面1.5~1.6m高。每个机构每2个月最少更换1次健康教育宣传栏内容。

3. 开展公众健康咨询活动　利用各种健康主题日或针对辖区重点健康问题,开展健康咨询活动并发放宣传资料。每个乡(镇)卫生院、社区卫生服务中心每年至少开展9次公众健康咨询活动。

4. 举办健康知识讲座　定期举办健康知识讲座,引导居民学习、掌握健康知识及必要的健康技能,促进辖区内居民的身心健康。每个乡(镇)卫生院和社区卫生服务中心每月至少举办1次健康知识讲座,村卫生室和社区卫生服务站每两个月至少举办1次健康知识讲座。

5. 开展个体化健康教育　乡(镇)卫生院、村卫生室和社区卫生服务中心(站)的医务人员在提供门诊医疗、上门访视等医疗卫生服务时,要开展有针对性的个体化健康知识和健康技能的教育。

三、服务流程

健康教育服务流程见图 3-1。

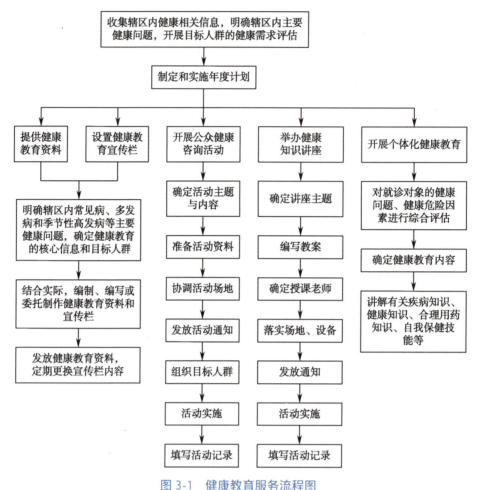

图 3-1　健康教育服务流程图

本图引自《国家基本公共卫生服务规范(第三版)》。

四、服务要求

1. 乡(镇)卫生院和社区卫生服务中心应配备专(兼)职人员开展健康教育工作,每年接受健康教育专业知识和技能培训不少于 8 学时。树立全员提供健康教育服务的观念,将健康教育与日常提供的医疗卫生服务结合起来。

2. 具备开展健康教育的场地、设施、设备,并保证设施设备完好,正常使用。

3. 制订健康教育年度工作计划,保证其可操作性和可实施性。健康教育内容要通俗易懂,并确保其科学性、时效性。健康教育材料可委托专业机构统一设计、制作,有条件的地区,可利用互联网、手机短信等新媒体开展健康教育。

4. 有完整的健康教育活动记录和资料,记录在表 3-1,包括文字、图片、影音文件等,并存档保存。每年做好年度健康教育工作的总结评价。

5. 加强与乡镇政府、街道办事处、村(居)委会、社会团体等辖区其他单位的沟通和协作,共同做好健康教育工作。

6. 充分发挥健康教育专业机构的作用,接受健康教育专业机构的技术指导和考核评估。

7. 充分利用基层卫生和计划生育工作网络和宣传阵地,开展健康教育工作,普及卫生计生政策和健康知识。

8.运用中医理论知识,在饮食起居、情志调摄、食疗药膳、运动锻炼等方面,对居民开展养生保健知识宣教等中医健康教育,在健康教育印刷资料、音像资料的种类、数量、宣传栏更新次数以及讲座、咨询活动次数等方面,应有一定比例的中医药内容。

表 3-1　健康教育活动记录表

活动时间:	活动地点:
活动形式:	
活动主题:	
组织者:	
主讲人:	
接受健康教育人员类别:	接受健康教育人数:
健康教育资料发放种类及数量:	
活动内容:	
活动总结评价:	
存档材料请附后 □书面材料　□图片材料　□印刷材料　□影音材料　□签到表 □其他材料	
填表人(签字):	负责人(签字): 填表时间:　　年　　月　　日

注:本表引自《国家基本公共卫生服务规范(第三版)》。

五、工作指标

1.发放健康教育印刷资料的种类和数量。

2.播放健康教育音像资料的种类、次数和时间。

3.健康教育宣传栏设置和内容更新情况。

4.举办健康教育讲座和健康教育咨询活动的次数和参加人数。

（王楠楠）

思考题

1.举例说明如何对高血压患者进行日常生活方式健康教育。

2.举例说明如何在社区进行健康教育服务。

3.试述社区健康教育讲座的设计与实施。

ER 3-3

练习题

第四章 | 预防接种服务

教学课件

思维导图

> ## 学习目标
>
> 1. 掌握疫苗的定义、分类;预防接种的定义;我国免疫规划疫苗儿童免疫程序;疫苗接种方法、同时接种原则;预防接种服务流程。
> 2. 熟悉预防接种异常反应的概念及处理;预防接种服务对象及内容;冷链系统管理要求。
> 3. 了解疫苗管理要求、接种建议;预防接种服务要求及工作指标。
> 4. 能按照预防接种服务流程,正确进行预防接种工作。
> 5. 以科学严谨的态度对待预防接种工作,践行"人民至上"的价值理念。

　　预防接种是卫生事业成效最为显著、影响最为广泛的工作之一,也是各国预防控制传染病最主要的手段。通过预防接种,全球白喉、百日咳、破伤风和麻疹的发病、致残与死亡人数显著下降,天花被成功消灭,脊髓灰质炎野病毒的传播已经被大多数国家和地区阻断。

　　预防接种通过提高个体免疫水平,进而提高整个人群的免疫水平,有助于群体免疫屏障的形成。当疫苗接种率达到一定水平时,即使有传染源侵入,由于大部分易感者接种了疫苗,产生了免疫屏障,人与人之间传播的机会大大地降低,传染病的流行环节被阻断,传染病扩散和蔓延的可能性会大大地降低。在本章的学习中,学生应以科学严谨的态度,努力保护人民生命健康。

第一节　预防接种概述

> ## 情境导入
>
> 　　2023 年 7 月 29 日,某儿童及其母亲到某市社区卫生服务中心预防接种门诊进行接种咨询。该母亲告诉接种工作人员,儿童在外省出生,在此之前一直居住在那里。此次从外省归来,打算长久居住,因此前来咨询并进行预防接种。接种证信息显示,此儿童出生日期为 2023 年 6 月 27 日,出生当天完成了卡介苗和首针乙肝疫苗的接种。
>
> **工作任务:**
> 1. 作为一名预防接种门诊的工作人员,请引导该母亲完成此儿童预防接种。
> 2. 请思考预防接种工作在人民健康中发挥的作用。

一、预防接种定义

　　预防接种(vaccination)指根据疾病预防控制规划,利用疫苗,按照国家规定的免疫程序,由合格的接种技术人员,给适宜的接种对象进行接种,提高人群免疫水平,以达到预防和控制传染病发生和流行的目的。

二、预防接种分类

1. 常规接种 指接种单位按照免疫规划疫苗免疫程序、非免疫规划疫苗使用指导原则和接种方案,在相对固定的接种服务周期内,为受种者提供的预防接种服务。

2. 群体性预防接种 指根据监测和预警信息,为预防和控制传染病暴发、流行,在特定范围和时间内,针对可能受某种传染病威胁的特定人群,有组织实施的预防接种活动。

3. 应急接种 指在传染病暴发、流行时,为控制传染病疫情蔓延,对目标人群开展的预防接种活动。

三、疫苗的分类与管理

(一)疫苗的分类

根据《中华人民共和国疫苗管理法》,疫苗指为预防、控制疾病的发生、流行,用于人体免疫接种的预防性生物制品,包括免疫规划疫苗和非免疫规划疫苗。

1. 免疫规划疫苗 指居民应当按照政府的规定接种的疫苗,包括国家免疫规划确定的疫苗,省、自治区、直辖市人民政府在执行国家免疫规划时增加的疫苗,以及县级以上人民政府或者其卫生健康主管部门组织的应急接种或者群体性预防接种所使用的疫苗。

2. 非免疫规划疫苗 指由居民自愿接种的其他疫苗。

(二)疫苗的管理

1. 疫苗的运输 疫苗和稀释液的储存、运输温度按照疫苗说明书与《疫苗储存和运输管理规范》的规定执行。疫苗应使用冷藏车在规定的温度下运输,未配备冷藏车的单位在配送疫苗时要将疫苗放在冷藏箱(包)中运输。

2. 冷链系统

(1)**冷链**:指为保障疫苗质量,疫苗从疫苗上市许可持有人到接种单位,均在规定的温度条件下储存、运输和使用的全过程。

(2)**冷链系统**:是在冷链设施设备的基础上加入管理因素(即人员、管理措施和保障)的工作体系。

(3)**冷链设备装备**:接种单位需要配备冰箱(包括冷藏和冷冻)、冷藏箱或冷藏包、冰排、温度监测器材或设备,需要储存大量疫苗的接种单位可配备普通冷库。冷链设备可配备不间断电源、双路供电或备用发电机组。冰箱补充、更新应选择医用冰箱。

3. 疫苗摆放 疫苗应按品种、批号分类码放,摆放整齐。

(1)采用冰箱存放疫苗时,疫苗与箱壁之间至少留有1~2cm的空隙,疫苗不可放置在冰箱门内搁架上。

(2)运输疫苗的冷藏箱(包),应根据环境温度、运输条件、使用条件放置适当数量的冰排。

(3)**冷藏箱(包)内疫苗的摆放**:①脊灰减毒活疫苗、含麻疹成分疫苗、甲肝减毒活疫苗、乙脑减毒活疫苗等放在冷藏箱(包)的底层;②卡介苗放在中层,并有醒目标记;③百白破疫苗、白破疫苗、乙肝疫苗、脊灰灭活疫苗等疫苗说明书中标注严禁冻结的疫苗,要放在冷藏箱(包)的上层,不能直接接触冰排;④其他疫苗按照使用说明规定的温度,参照上述要求放置。

4. 疫苗定期检查 接种单位应建立疫苗定期检查制度。接种单位应每月对本单位疫苗进行检查并记录,内容包括疫苗的数量、来源、包装、储存温度和有效期等。对存在包装无法识别、储存温度不符合要求、超过有效期等问题的疫苗,要采取隔离存放、设置警示标志等措施,并按照医疗废物管理要求进行处置,如实记录处置情况。

5. 疫苗电子追溯 接种单位应在疫苗出入库和接种过程中扫描疫苗追溯码,在免疫规划信息系统中如实记录疫苗流通、预防接种等信息。

四、我国免疫规划疫苗儿童免疫程序

国家免疫规划指按照国家或者省、自治区、直辖市确定的疫苗品种、免疫程序或者接种方案,在人群中有计划地进行预防接种,以预防和控制特定传染病的发生和流行。

免疫规划是儿童健康的基本保障,是预防、控制乃至消灭可预防传染病的有效手段。我国儿童免疫具体程序详见《国家免疫规划疫苗儿童免疫程序及说明(2021年版)》,参见表4-1。

五、同时接种原则

1. 不同疫苗同时接种 两种及以上注射类疫苗应在不同部位接种。严禁将两种或多种疫苗混合吸入同一支注射器内接种。

2. 现阶段的国家免疫规划疫苗均可按照免疫程序或补种原则同时接种。

3. 不同疫苗接种间隔 两种及以上注射类减毒活疫苗如果未同时接种,应间隔≥28天进行接种。灭活疫苗和口服类减毒活疫苗,如果与其他灭活疫苗、注射或口服类减毒活疫苗未同时接种,对接种间隔不做限制。

六、补种原则

未按照推荐年龄完成国家免疫规划规定剂次接种的18周岁以下人群,在补种时掌握以下原则:

1. 应尽早进行补种,尽快完成全程接种,优先保证国家免疫规划疫苗的全程接种。

2. 只需补种未完成的剂次,无须重新开始全程接种。

3. 当遇到无法使用同一厂家同种疫苗完成接种程序时,可使用不同厂家的同种疫苗完成后续接种。

七、疫苗接种建议

(一)流行季节疫苗接种建议

国家免疫规划疫苗都可以按照国家免疫程序和预防接种方案的要求,全年(包括流行季节)开展常规接种,或根据需要开展补充免疫和应急接种。

(二)常见特殊健康状态儿童接种建议

1. 早产儿与低出生体重儿 早产儿(胎龄<37周)和/或低出生体重儿(出生体重<2 500g)如医学评估稳定并处于持续恢复状态(无须持续治疗的严重感染、代谢性疾病、急性肾脏疾病、肝脏疾病、心血管疾病、神经和呼吸道疾病),按照出生后实际月龄接种疫苗。

2. 过敏 "过敏性体质"不是疫苗接种的禁忌证。对已知疫苗成分严重过敏或既往因接种疫苗发生喉头水肿、过敏性休克及其他全身性严重过敏反应的,禁忌继续接种同种疫苗。

3. 人类免疫缺陷病毒(又称艾滋病病毒,HIV)感染母亲所生儿童 HIV感染状况分三种。①HIV感染儿童;②HIV感染状况不详儿童;③HIV未感染儿童。医疗机构出具儿童是否为HIV感染、是否出现症状或是否有免疫抑制的诊断。HIV感染母亲所生18月龄以下儿童,在接种前,不必进行HIV抗体筛查,按HIV感染状况不详儿童进行接种。不同HIV感染状况儿童接种国家免疫规划疫苗的建议见表4-2。

4. 非HIV感染母亲所生儿童 接种疫苗前无须常规开展HIV筛查。如果有其他暴露风险,确诊为HIV感染的,后续疫苗接种按照表4-2中HIV感染儿童的接种建议。

5. 免疫功能异常 除HIV感染者外的其他免疫缺陷、免疫功能低下或正在接受免疫抑制治疗儿童,不予接种减毒活疫苗。

表 4-1 国家免疫规划疫苗儿童免疫程序表（2021 年版）

可预防疾病	疫苗种类	接种途径	剂量	英文缩写	出生时	1个月	2个月	3个月	4个月	5个月	6个月	8个月	9个月	18个月	2岁	3岁	4岁	5岁	6岁
乙型病毒性肝炎	乙肝疫苗	肌内注射	10μg 或 20μg	HepB	1	2					3								
结核病[1]	卡介苗	皮内注射	0.1ml	BCG	1														
脊髓灰质炎	脊灰灭活疫苗	肌内注射	0.5ml	IPV			1	2											
	脊灰减毒活疫苗	口服	1粒或2滴	bOPV					3								4		
百日咳、白喉、破伤风	百白破疫苗	肌内注射	0.5ml	DTaP				1	2	3				4					
	白破疫苗	肌内注射	0.5ml	DT															5
麻疹、风疹、流行性腮腺炎	麻腮风疫苗	皮下注射	0.5ml	MMR								1		2					
流行性乙型脑炎[2]	乙脑减毒活疫苗	皮下注射	0.5ml	JE-L								1			2				
	乙脑灭活疫苗	肌内注射	0.5ml	JE-I								1、2			3		4		
流行性脑脊髓膜炎	A群流脑多糖疫苗	皮下注射	0.5ml	MPSV-A							1		2						
	A群C群流脑多糖疫苗	皮下注射	0.5ml	MPSV-AC												3			4
甲型病毒性肝炎[3]	甲肝减毒活疫苗	皮下注射	0.5ml 或 1.0ml	HepA-L										1					
	甲肝灭活疫苗	肌内注射	0.5ml	HepA-I										1	2				

注：
1. 主要指结核性脑膜炎、血行播散性肺结核等。
2. 选择乙脑减毒活疫苗接种时，采用两剂次接种程序。选择乙脑灭活疫苗接种时，采用四剂次接种程序；乙脑灭活疫苗第 1，2 剂间隔 7~10 天。
3. 选择甲肝减毒活疫苗接种时，采用一剂次接种程序。选择甲肝灭活疫苗接种时，采用两剂次接种程序。

表 4-2　HIV 感染母亲所生儿童接种国家免疫规划疫苗建议

疫苗种类	HIV 感染儿童		HIV 感染状况不详儿童		HIV 未感染儿童
	有症状或有免疫抑制	无症状和无免疫抑制	有症状或有免疫抑制	无症状	
乙肝疫苗	√	√	√	√	√
卡介苗	×	×	暂缓接种	暂缓接种	√
脊灰灭活疫苗	√	√	√	√	√
脊灰减毒活疫苗	×	×	×	×	√
百白破疫苗	√	√	√	√	√
白破疫苗	√	√	√	√	√
麻腮风疫苗	×	√	×	√	√
乙脑灭活疫苗	√	√	√	√	√
乙脑减毒活疫苗	×	×	×	×	√
A 群流脑多糖疫苗	√	√	√	√	√
A 群 C 群流脑多糖疫苗	√	√	√	√	√
甲肝减毒活疫苗	×	×	×	×	√
甲肝灭活疫苗	√	√	√	√	√

注:
1. 暂缓接种,当确认儿童 HIV 抗体阴性后再补种,确认 HIV 抗体阳性儿童不予接种。
2. √表示无特殊禁忌。
3. ×表示禁止接种。

6. 其他特殊健康状况　下述常见疾病不作为疫苗接种禁忌:生理性和母乳性黄疸,单纯性热性惊厥史,癫痫控制处于稳定期,病情稳定的脑疾病、肝脏疾病、常见先天性疾病(先天性甲状腺功能减退、苯丙酮尿症、唐氏综合征、先天性心脏病)和先天性感染(梅毒、巨细胞病毒和风疹病毒)。

对于其他特殊健康状况儿童,如无明确证据表明接种疫苗存在安全风险,原则上可按照免疫程序进行疫苗接种。

八、疫苗接种方法

疫苗接种途径通常为口服、皮下注射、皮内注射、肌内注射和划痕法。注射部位通常为上臂外侧三角肌处和大腿前外侧中部。当多种疫苗同时注射接种(包括肌内、皮下和皮内注射)时,可在左右上臂、左右大腿分别接种,卡介苗选择上臂。

1. 口服法　适用于脊灰减毒活疫苗等。

2. 皮内注射法　适用于卡介苗,于上臂外侧三角肌中部略下处注射。

3. 皮下注射法　适用于麻腮风疫苗、乙脑减毒活疫苗、A 群流脑多糖疫苗、A 群 C 群流脑多糖疫苗、甲肝减毒活疫苗、钩体疫苗等,一般于上臂外侧三角肌下缘附着处注射。

4. 肌内注射法　适用于百白破疫苗、白破疫苗、乙肝疫苗、乙脑灭活疫苗、脊灰灭活疫苗、甲肝灭活疫苗、出血热疫苗等,于上臂外侧三角肌、大腿前外侧中部肌内注射。

5. 划痕法　适用于炭疽疫苗,于上臂外侧三角肌附着处皮上划痕接种。

第二节　预防接种工作要求

一、接种单位工作内容

1. 收集适龄儿童和其他受种者信息,并在免疫规划信息系统中登记注册,建立预防接种档案,办理预防接种证。

2. 制订并上报免疫规划疫苗使用计划和非免疫规划疫苗采购计划,负责疫苗接收和使用管理。

3. 提供预防接种服务,记录和保存接种信息。

4. 对疫苗出入库和接种数据进行录入、上传,维护和使用免疫规划信息系统。

5. 报告国家免疫规划疫苗接种率和非免疫规划疫苗接种情况。

6. 报告疑似预防接种异常反应病例,做好应急处置,协助开展疑似预防接种异常反应的调查和处理等工作。具体内容见第四章第二节"五、预防接种异常反应概念及处理"。

7. 协助托育机构、幼儿园和学校做好儿童入托、入学预防接种证查验工作。

8. 开展疫苗冷链设备使用管理和温度监测工作。

9. 开展预防接种知识宣传教育和公众沟通,开展预防接种工作人员培训。

10. 收集、汇总、报告预防接种有关的基础资料。

二、预防接种证管理

(一)预防接种证的办理

1. 在儿童出生后 1 个月内,其监护人应到出生医院、儿童居住地承担预防接种工作的接种单位为其办理预防接种证。出生医院或接种单位不得拒绝办理。

2. 成人接种疫苗后,接种单位可提供纸质或电子接种凭证。

3. 接种单位应在办理的预防接种证和预防接种凭证上加盖业务用章。

(二)预防接种证管理

1. 接种单位对适龄儿童实施预防接种时,应核对预防接种证信息,并按规定做好记录。

2. 接种单位人员负责打印预防接种证中的受种者基本信息和预防接种信息。如手工填写,要求书写工整、内容规范、记录准确、项目齐全。

3. 预防接种证由受种者或其监护人长期保管。

4. 接种单位应为无预防接种证或遗失预防接种证的受种者补发预防接种证。

(三)预防接种档案建立和管理

1. 预防接种档案建立

(1)接种单位在为新生儿办理预防接种证或受种者首次来接种疫苗时,应为其建立预防接种档案。原则上应采用身份识别设备采集受种者信息,在免疫规划信息系统中为受种者建立预防接种电子档案。

(2)开展助产服务的医疗机构为新生儿在免疫规划信息系统建立档案后,居住地所在接种单位应直接在免疫规划信息系统实时获取并核对、更新新生儿预防接种电子档案信息。

2. 预防接种档案管理

(1)接种单位应至少每月对辖区儿童的预防接种档案进行 1 次查漏分析,发现未种者要及时通知其监护人。对死亡或连续 12 个月失去联系等情况,可以对其预防接种档案进行标记,不再纳入查漏分析和未种通知范围。

(2)原纸质预防接种档案(卡、簿)应长期保存和管理,鼓励用电子档案逐步取代纸质档案。

(3)预防接种电子档案应长期保存,并做好数据备份。

（4）接种单位及相关工作人员要负责做好受种者预防接种档案信息安全管理和隐私保护，未经同级疾控主管部门许可，不得擅自向其他任何单位和个人提供。

（四）儿童预防接种管理

适龄儿童的预防接种实行居住地管理，流动儿童与常住儿童享受同样的预防接种服务。

1. 常住儿童预防接种管理 承担免疫规划疫苗接种任务的接种单位应及时将辖区新生儿和未建卡适龄儿童纳入预防接种管理。

2. 流动儿童预防接种管理

（1）可在流动人口相对集中的地方，通过设置接种单位、增加服务频次和延长服务时间等方式，提供便利的预防接种服务。

（2）在暂住地居住<3个月的流动儿童，由现居住地接种单位提供预防接种服务，并如实记录接种信息。在暂住地居住≥3个月的流动儿童，应由现居住地接种单位通过免疫规划信息系统异地获取预防接种电子档案，核准无误后完成迁入，纳入常住儿童管理与评价，无预防接种证者需补办预防接种证。无法获取档案信息时，应按照预防接种证内容补充录入接种疫苗品种、剂次和日期等信息，为其建立预防接种电子档案。

（3）接种单位每季度进行流动儿童主动搜索，必要时到流动人口集居地掌握流动儿童情况，并定期对流动儿童的预防接种情况进行调查、评价。

3. 儿童入托、入学预防接种证查验 参照《儿童入托、入学预防接种证查验办法》执行。

三、预防接种服务半径和周期

1. 城市地区的接种单位服务半径原则上不超过5km，按周（每周≥3天）提供预防接种服务。

2. 农村地区的接种单位服务半径原则上不超过10km，按周（每周≥3天）或按月（每月≥2次，每次≥3天）提供预防接种服务。

四、预防接种实施要求

（一）预防接种前准备

1. 筛选受种者 根据国家免疫规划疫苗免疫程序、非免疫规划疫苗使用指导原则、接种方案等，通过免疫规划信息系统筛选受种者。

2. 通知受种者或其监护人

（1）采取口头、书面、电话、短信等方式，通知受种者或其监护人，告知接种疫苗的品种、时间、地点和相关要求。

（2）鼓励实施分时预约，合理安排单位时间内服务的受种者人数（限量预约），避免接种场所拥挤，减少受种者等待时间。

3. 准备注射器材

（1）按受种者人数的1.1倍准备注射器材。

（2）为接种的疫苗选择合适的注射器类型和规格。

（3）注射器使用前要检查包装是否完好并在有效期内使用。

4. 准备相关药品和器械

（1）**消毒用品**：包括75%乙醇、镊子、棉球杯、无菌干棉球或棉签、治疗盘等。

（2）**体检器材**：包括体温计、听诊器、压舌板、血压计等。

（3）**常用急救药械**：包括1∶1000肾上腺素、0.9%生理盐水、抗过敏药、输液器、止血带和吸氧等急救设备。肾上腺素等急救药械应加强保管，并做好定期检查核对。

（4）**接种安全器材**：包括注射器毁型装置或锐器盒、医疗废物桶等。

（二）预防接种实施

实施接种前,接种人员要做到"三查七对一验证",做到受种者、预防接种证和疫苗信息相一致,接种人员和受种者双方确认无误后方可实施接种。

"三查":检查受种者健康状况、核查接种禁忌;查对预防接种证;检查疫苗、注射器的外观、批号、有效期。

"七对":核对受种者的姓名、年龄和疫苗的品名、规格、剂量、接种部位、接种途径。

"一验证":接种前请受种者或其监护人验证接种疫苗的品种和有效期等。

1. 核实受种者

(1)登记时,接种人员应查验受种者预防接种证、预防接种档案信息,核对受种者姓名、出生日期及接种记录,确定本次受种者、接种疫苗的种类。

(2)接种人员发现原始记录中受种者姓名、身份证件号码、联系方式等基本信息有误或变更的,应及时更新。

(3)对不符合本次接种的受种者,向受种者或其监护人做好解释工作。

2. 询问健康状况和核查接种禁忌

(1)**询问健康状况**:询问内容包括是否有发热、咳嗽、腹泻等患病情况及过敏史、用药史等。

(2)**核查接种禁忌**:在询问健康状况的同时,核查接种禁忌,向受种者或其监护人提出医学建议,并如实记录提出医学建议的情况。

3. 预防接种告知

(1)接种单位可以通过家长课堂、视频、文字材料及互联网技术等方式进行预防接种宣传,使受种者或其监护人知晓预防接种相关知识。

(2)在正式实施接种前,接种人员应采取面对面的方式进行告知,并做到知情同意。

(3)应告知受种者或其监护人所接种疫苗的品种、作用、禁忌、注意事项、可能出现的不良反应和预防接种异常反应补偿方式等信息。受种者或其监护人选择非免疫规划疫苗,接种单位还应告知疫苗的价格和接种费用等信息。

(4)告知后由受种者或其监护人在纸质或电子知情同意书上签名确认,纸质签字存根由接种单位留底保存,电子知情同意书由接种单位备份保存,纸质或电子知情同意书签名资料由接种单位留档保存至疫苗有效期满后不少于5年备查。

4. 接种现场疫苗准备和检查

(1)接种前从冷藏设备内取出疫苗,尽量减少开启冷藏设备的次数。

(2)核对接种疫苗的品种,检查疫苗外观。凡过期、变色、污染、发霉、有摇不散凝块或异物、无标签或标签不清以及疫苗瓶(或预填充注射器)有裂纹的,一律不得使用。

(3)**疫苗使用说明中规定严禁冻结的疫苗,冻结后一律不得使用。检查含吸附剂疫苗是否冻结的方法为**:将被检疫苗瓶和正常对照的疫苗瓶同时摇匀后静置竖立,如被检疫苗在短时间内(5~10分钟)与对照疫苗相比,出现分层现象且上层液体较清,即可判断被检疫苗曾被冻结。

5. 预防接种操作

按照《预防接种工作规范(2023年版)》规定的注射方法进行安全注射,应注意:

(1)接种前方可打开或取出注射器材。

(2)抽取疫苗后和注射完毕后不得回套针帽,不得用手分离注射器针头,防止被针头误伤。

(3)应将使用后的注射器具直接或毁型后投入安全盒或防刺穿的容器内,按照《医疗废物管理条例》统一回收销毁。

6. 接种后受种者留观

(1)告知受种者或其监护人,在接种疫苗后留在现场观察30分钟后方可离开。

（2）在现场留观期间出现疑似预防接种异常反应的，应按照疑似预防接种异常反应监测与处置相关要求，及时采取救治等措施，必要时转院救治。

（3）预防接种记录和免疫规划信息系统记录

1）预防接种记录：①实施接种后，预防接种工作人员应在预防接种证和预防接种档案登记受种者基本信息以及疫苗品种、疫苗批号、接种日期等信息。②在为新生儿接种首剂乙肝疫苗和卡介苗后，负责办理预防接种证的产科可直接在预防接种证上记录首剂乙肝疫苗和卡介苗接种情况，原则上应同时在免疫规划信息系统建立预防接种电子档案。③成人接种疫苗，接种单位需要登记包括受种者基本信息以及疫苗品种、疫苗上市许可持有人、批号、接种日期、接种单位等信息，并提供接种凭证。

2）免疫规划信息系统记录：①接种单位应通过信息系统采集疫苗接种信息，内容包括疫苗品种、疫苗上市许可持有人、疫苗批号、追溯码、有效期、接种日期、受种者、实施接种的人员等。②接种单位应通过扫描疫苗追溯码获取疫苗最小包装单位的识别信息。③接种单位应通过信息系统实现疫苗接种信息在预防接种证上的直接打印。④预防接种档案和接种信息应在接种完成后24小时内，上传至国家免疫规划信息系统。

（三）预防接种后处理

1. 接种预约 本次接种完成后，视情与受种者或其监护人预约下次接种疫苗的品种和接种日期。

2. 清理器材

（1）清洁冷藏设备。

（2）处理使用后的自毁型注射器、一次性注射器及其他医疗废物。

（3）镊子、治疗盘等器械按要求灭菌或消毒后备用。

3. 处理剩余疫苗

（1）记录疫苗的使用和损耗数量。

（2）疫苗瓶开启后，减毒活疫苗超过0.5小时、灭活疫苗超过1小时未用完（疫苗说明书另有规定除外），应将剩余疫苗废弃，按照医疗废物处置方法处理。

（3）接种单位应配备回收医疗废物的专用包装袋或容器、警示标识和标签，以及安全储存废弃疫苗的空间。待废弃疫苗不得继续放置在冷链设备中保存。

（4）冷藏设备内未开启的疫苗要做好标记，放回冷链室冰箱保存，于有效期内在下次预防接种时优先使用。

4. 核对预防接种信息 核对受种者预防接种档案信息。

5. 统计疫苗使用数量 统计本次接种使用疫苗数量和下次预防接种的疫苗计划使用数量，并按规定上报。

五、预防接种异常反应概念及处理

（一）概念

疑似预防接种异常反应（adverse event following immunization，AEFI）指在预防接种后发生的怀疑与预防接种有关的反应或事件。按照发生的原因，AEFI可分为五类：

1. 不良反应 指合格的疫苗在实施规范预防接种后，发生的与预防接种目的无关或意外的有害反应，包括一般反应和异常反应。

（1）一般反应：指在预防接种后发生的，由疫苗本身所固有的特性引起的，对机体只会造成一过性生理功能障碍的反应，主要有发热和局部红肿，同时可能伴有全身不适、倦怠、食欲不振、乏力等综合征。

（2）**异常反应**：指合格的疫苗在实施规范预防接种过程中或者实施规范预防接种后造成受种者机体组织器官、功能损害，相关各方均无过错的药品不良反应。

2. 疫苗质量事故 指由于疫苗质量不合格，预防接种后造成受种者机体组织器官、功能损害。

3. 预防接种事故 指由于在预防接种实施过程中违反预防接种工作规范、免疫程序、疫苗使用指导原则、预防接种方案，造成受种者机体组织器官、功能损害。

4. 偶合症 指受种者在预防接种时正处于某种疾病的潜伏期或者前驱期，预防接种后巧合发病。

5. 心因性反应 指在预防接种实施过程中或预防接种后因受种者心理因素发生的个体或者群体的反应。

（二）处理

1. 信息上报 医疗机构、接种单位、疾控机构、药品不良反应监测机构、疫苗生产企业及其执行职务的人员为 AEFI 的责任报告单位和报告人。发现 AEFI 后应当及时向受种者所在地的县级卫生健康行政部门、药品监督管理部门报告。

（1）发现怀疑与预防接种有关的死亡、严重残疾、群体性 AEFI、对社会有重大影响的 AEFI 时，责任报告单位和报告人应当在发现后 2 小时内向所在地县级卫生健康行政部门、药品监督管理部门报告。

（2）责任报告单位和报告人应当在发现 AEFI 后 48 小时内填写 AEFI 个案报告卡向受种者所在地的县级疾病预防控制机构报告。发现怀疑与预防接种有关的死亡、严重残疾、群体性 AEFI、对社会有重大影响的 AEFI 时，在 2 小时内填写 AEFI 个案报告卡或群体性 AEFI 登记表，以电话等最快方式向受种者所在地的县级疾病预防控制机构报告。

2. 处置原则

（1）**轻微反应**：对局部的一般反应、全身性一般反应等较为轻微的反应，一般不需要临床治疗，可给予一般的处理指导。

1）全身性一般反应的临床表现：①少数受种者接种灭活疫苗后 24 小时内可能出现发热，一般持续 1~2 天，很少超过 3 天；个别受种者在接种疫苗后 2~4 小时即有发热，6~12 小时达高峰；接种减毒活疫苗后，出现发热的时间比接种灭活疫苗稍晚，如接种麻疹疫苗后 6~10 天可能会出现发热，个别受种者可伴有轻型麻疹样症状。②少数受种者接种疫苗后，除出现发热外，还可能出现头痛、头晕、乏力、全身不适等情况，一般持续 1~2 天。个别受种者可出现恶心、呕吐、腹泻等胃肠道症状，一般以接种当天多见，很少超过 2~3 天。

全身性一般反应处置原则：①受种者发热在 ≤37.5℃ 时，应加强观察，适当休息，多饮水，防止继发其他疾病；②受种者发热>37.5℃ 或 ≤37.5℃ 并伴有其他全身症状、异常哭闹等情况，应及时到医院诊治。

2）局部一般反应的临床表现：①少数受种者在接种疫苗后数小时至 24 小时或稍后，局部出现红肿，伴疼痛。红肿范围一般不大，仅有少数人红肿直径>30mm，一般在 24~48 小时逐步消退。②接种卡介苗 2 周左右，局部可出现红肿浸润，随后化脓，形成小溃疡，大多在 8~12 周后结痂（卡疤），一般不需处理，但要注意局部清洁，防止继发感染。③部分受种者接种含吸附剂的疫苗，会出现因注射部位吸附剂未完全吸收，刺激结缔组织增生，而形成硬结。处置原则：①红肿直径和硬结<15mm 的局部反应，一般不需任何处理；②红肿直径和硬结在 15~30mm 的局部反应，可用干净的毛巾先冷敷，出现硬结者可热敷，每天数次，每次 10~15 分钟；③红肿和硬结直径≥30mm 的局部反应，应及时到医院就诊；④接种卡介苗出现的局部红肿，不能热敷。

（2）对接种后现场留观期间出现的急性严重过敏反应等严重疑似预防接种异常反应，应立即组织紧急抢救，必要时转诊治疗。

（3）对其他严重疑似预防接种异常反应,应建议受种者及时到规范的医疗机构就诊。对怀疑心因性反应和接种差错相关反应的,应尽早识别并做好相关处置。

3. 沟通交流　有关单位和人员应按照要求开展与受种者或其监护人的沟通交流,对疑似预防接种异常反应处置流程和相关政策等进行解释和说明。同时应做好预防接种工作的宣传沟通,引导媒体对疑似预防接种异常反应进行客观报道。

> **知识链接**
>
> ### 国家实行预防接种异常反应补偿制度
>
> 《中华人民共和国疫苗管理法》规定:国家实行预防接种异常反应补偿制度。实施接种过程中或者实施接种后出现受种者死亡、严重残疾、器官组织损伤等损害,属于预防接种异常反应或者不能排除的,应当给予补偿。补偿范围实行目录管理,并根据实际情况进行动态调整。
>
> 接种免疫规划疫苗所需的补偿费用,由省、自治区、直辖市人民政府财政部门在预防接种经费中安排;接种非免疫规划疫苗所需的补偿费用,由相关疫苗上市许可持有人承担。国家鼓励通过商业保险等多种形式对预防接种异常反应受种者予以补偿。
>
> 预防接种异常反应补偿应当及时、便民、合理。预防接种异常反应补偿范围、标准、程序由国务院规定,省、自治区、直辖市制定具体实施办法。

第三节　预防接种服务规范

一、服务对象

预防接种的服务对象为辖区内 0~6 岁儿童和其他重点人群。

二、服务内容

（一）预防接种管理

1. 及时为辖区内所有居住满 3 个月的 0~6 岁儿童建立预防接种证等儿童预防接种档案。

2. 采取预约、通知单、电话、手机短信、网络、广播通知等适宜方式,通知儿童监护人,告知接种疫苗的种类、时间、地点和相关要求。

3. 每半年对辖区内儿童的预防接种卡(簿)进行 1 次核查和整理,查缺补漏,并及时进行补种。

（二）预防接种

根据国家免疫规划疫苗免疫程序,对适龄儿童进行常规接种。在部分省份对重点人群接种出血热疫苗。在重点地区对高危人群实施炭疽疫苗、钩体疫苗应急接种。根据传染病控制需要,开展乙肝、麻疹、脊灰等疫苗强化免疫或补充免疫、群体性接种工作和应急接种工作。

1. 接种前的工作　接种工作人员在对儿童接种前应查验儿童预防接种证(卡、簿)或电子档案,核对受种者姓名、性别、出生日期及接种记录,确定本次受种对象、接种疫苗的品种。询问受种者的健康状况以及是否有接种禁忌等,告知受种者或者其监护人所接种疫苗的品种、作用、禁忌、不良反应以及注意事项,可采用书面和/或口头告知的形式,并如实记录告知和询问的情况。

2. 接种时的工作　接种工作人员在接种操作时再次查验并核对受种者姓名、预防接种证、接种凭证和本次接种的疫苗品种,核对无误后严格按照《预防接种工作规范（2023 年版）》规定的接种月

(年)龄、接种部位、接种途径、安全注射等要求予以接种。接种工作人员在接种操作时再次进行"三查七对一验证",无误后予以预防接种。

3.接种后的工作 告知儿童监护人,受种者在接种后应在留观室观察30分钟。接种后及时在预防接种证、卡(簿)上记录,与儿童监护人预约下次接种疫苗的种类、时间和地点。

(三) AEFI 处理

如发现疑似预防接种异常反应,接种人员应按照《全国疑似预防接种异常反应监测方案》的要求进行处理和报告。

三、服务流程

接种单位应加强预防接种工作的管理,为0~6岁儿童建立预防接种档案,并按要求实施预防接种工作,包括接种前、接种时和接种后的工作要求。若发现疑似预防接种异常反应要及时进行处理和上报。具体服务流程见图4-1。

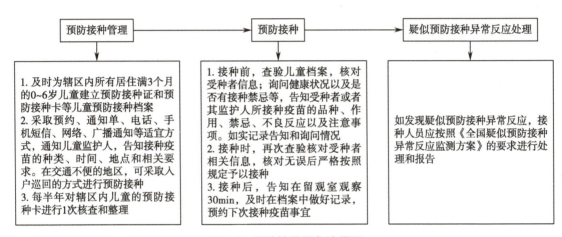

图 4-1 预防接种服务流程图

本图引自《国家基本公共卫生服务规范(第三版)》。

四、服务要求

1.接种单位必须为区县级卫生健康行政部门指定的预防接种单位,并具备有《疫苗储存和运输管理规范(2017年版)》规定的冷藏设施、设备和冷藏保管制度,按照要求进行疫苗的领发和冷链管理,保证疫苗质量。

2.应按照《预防接种工作规范(2023年版)》《全国疑似预防接种异常反应监测方案》等相关规定做好预防接种服务工作,承担预防接种的人员应当具备执业医师、执业助理医师、执业护士或者乡村医生资格,并经过县级或以上卫生健康行政部门组织的预防接种专业培训,考核合格后持证方可上岗。

3.基层医疗卫生机构应积极通过公安、乡镇(街道)、村(居)委会等多种渠道,利用提供其他医疗服务、发放宣传资料、入户排查等方式,向预防接种服务对象或监护人传播相关信息,主动做好辖区内服务对象的发现和管理。

4.根据预防接种需要,合理安排接种门诊开放频率、开放时间和预约服务的时间,提供便利的接种服务。

五、工作指标

1.建证率=年度辖区内已建立预防接种证人数/年度辖区内应建立预防接种证人数×100%。

2. 某种疫苗接种率=年度辖区内某种疫苗实际接种人数/年度辖区内某种疫苗应接种人数×100%。

（刘春燕）

思考题

1. 从临床医生的角度出发，应如何做好预防接种工作？

2. 当有家长因孩子出现预防接种一般反应而进行咨询时，作为一名预防接种工作人员，应该如何处理？

练习题

第五章 | 儿童健康管理服务

教学课件

思维导图

学习目标

1. 掌握儿童年龄分期及特征;新生儿家庭访视的时间和内容;0~6岁儿童健康管理服务规范内容。
2. 熟悉0~6岁儿童生长发育规律;各年龄段儿童的保健重点。
3. 了解儿童生长发育指标及常用评价方法。
4. 学会对新生儿家庭访视;按规范开展儿童健康管理服务和指导。
5. 具备仁爱之心和敬业精神,应以科学思维和责任感提升儿童健康管理服务。

情境导入

家住某小区女士,30岁,身高165cm,孕前体重55kg,自然受孕,孕期平顺,规律产前检查,未发现异常。该女士10天前从该市妇幼保健院足月分娩一健康男婴。目前母子已出院回家第4天。社区卫生工作人员与产妇沟通后,同意接受医务人员到家里进行首次新生儿家庭访视,并自述目前体重63kg,母子健康状况良好。该女士所在辖区的卫生服务中心工作人员,今天要正式进行入户随访。

工作任务:
1. 请写出本次新生儿入户随访的意义。
2. 请制订本次新生儿入户随访的具体工作任务。

儿童健康是人民健康的基础、终身健康的基石,事关家庭幸福和民族未来。儿童保健服务水平是社会发展和文明程度的重要标志。改革开放以来,我国儿童少年的整体生长发育水平和速度都在显著提升。为推进健康中国建设,为实现更高水平的全民健康提升,儿童健康管理服务质量对优化与加强重点人群健康服务以及强化儿童健康全过程全方位服务发挥着重要作用。促进儿童健康成长,为国家可持续发展提供宝贵资源和不竭动力,是实现中华民族伟大复兴中国梦的必然要求。在本章节的学习中,学生应始终坚持发扬光荣传统,团结广大儿童工作者,做儿童成长的引路人、儿童权益的守护人、儿童未来的筑梦人,用心用情促进儿童健康成长、全面发展。

第一节 0~6岁儿童生理特征

一、年龄分期及特征

儿童生长发育是一个连续渐进的动态过程,不同年龄段有不同特征。在实际工作中,0~6岁儿童涉及儿童年龄分期为新生儿期、婴儿期、幼儿期、学龄前期。不同年龄段儿童的感觉、知觉发育、动作发育、注意与记忆、思维与想象、情绪与情感、个性发育及语言发育有一定的规律。

(一)新生儿期

新生儿期指自胎儿娩出脐带结扎时开始到 28 天之前,是出生后生理功能进行调节并适应宫外环境的时期。其特点:新生儿脱离母体开始独立生活,内外环境发生了巨大改变,其生理调节和适应能力还不成熟。新生儿一是需要依靠天生的、固有的非条件反射,如觅食、抓握、眨眼等反射,以保证机体与外界环境的最初平衡;二是需要经历一段时间的调整才能逐步提高适应外环境能力。新生儿,特别是出生后 1 周内的新生儿发病率和死亡率高。

(二)婴儿期

自出生到 1 岁之前为婴儿期。婴儿期是个体身心发展的第一个加速时期,是第一个生长高峰。其特点:在这个阶段,婴儿的脑和神经系统迅速发展,婴儿的心理在外界环境刺激下发生巨大变化,视觉、听觉逐渐发育,知觉发育较慢,开始出现明显的注意和初步的记忆,思维仅处于萌芽状态,语言能力逐步发展,独立性比出生时有显著增强。婴儿从一个自然的、生物的个体向社会的实体迈出了逐渐适应人类社会生活的第一步。婴儿体内来自母体的抗体在减少,抗感染能力弱,容易发生感染性疾病。

(三)幼儿期

自 1 岁到满 3 岁之前为幼儿期。幼儿期是人生的第一个转折期,特别是 2 岁以后,是幼儿成长过程中的一个重要时期。其特点:幼儿生长速度减慢并能稳定增长,智能发育加速,语言、思维和自我意识有明显发展。在这个阶段,幼儿开始具备直立行走、用双手使用工具、以语言作为交流工具等人类的特点。幼儿期脑发育已较为成熟,自我进食欲望和好奇心增强,活动范围增大,社交能力有发展,但幼儿缺乏对危险事物的识别能力和自我保护能力,意外伤害容易发生。

(四)学龄前期

自 3 岁到 6~7 岁入小学前为学龄前期。学龄前期是开始接受幼儿园教育的重要时期,也是儿童生长发育和良好行为习惯培养的关键时期。其特点:学龄前期儿童体格生长呈现稳步增长状态,脑发育接近成人,智力发育更加迅速,理解能力、语言表达能力、自理能力以及初步社交能力增强,有较强的求知欲、好奇心、模仿性和可塑性,知识面能得以扩大,自我意识快速发展,对危险识别和自我保护能力不足,意外伤害发生率高。

二、生长发育指标及评价

儿童生长发育表现出质和量的动态变化。生长(growth)指身体各器官、各系统的增长和形态变化,通过相应的定量测量值来表示量的变化;发育(development)指细胞、组织、器官功能上的分化和成熟,则标志着质的变化。生长是发育的物质基础,发育的成熟状况可反映生长的量的变化。评价生长发育状况,通常选择有代表性、易测量以及便于统计分析的指标。

(一)生长发育常用指标

1. 体重 是机体的总重量,反映儿童体格生长及近期营养状况的常用指标。体重常作为临床计算儿童给药剂量、输液量的基本依据。体重(kg)可通过体重计测量获得。当工作现场不具备测量条件时,可采用公式粗略估计儿童的体重(kg)。

出生体重:3.25kg。

3~12 月龄儿童体重(kg)=[年龄(月)+9]/2。

1~6 岁体重(kg)=年龄(岁)×2+8。

2. 身高(长) 是头部、脊柱和下肢长度的总和,指头顶到足底的长度,是反映骨骼发育和儿童长期营养状况的最合适指标。3 岁以下儿童的身长测量选择仰卧位,3 岁以上儿童的身高测量一般选择站立位。立式测量仪测量身高时,应做到"三贴"(两肩胛间、臀部、双足跟),测量结果取小数点后一位。

在临床工作中,可采用公式粗略估计正常儿童的身长(高)(cm)。

出生身长:50cm。

12 月龄儿童身长 75cm。

2~6 岁身高(长)(cm)=年龄(岁)×7+75。

3. 坐高(顶臀长) 指头顶到坐骨结节的长度,其增长反映头颅和脊柱的发育情况,也可间接反映下肢与躯干的比例。3 岁以下儿童仰卧位测量称为顶臀长,3 岁以上儿童站立位的测量称为坐高。

4. 头围 是自眉弓上缘经枕骨结节绕头一周的最大围径,反映颅骨和脑的发育。胎儿期脑发育居全身各系统的领先地位,故出生时头围相对大,平均 33~34cm。头围增长在 1 岁以内较快,1 岁以后明显减慢。婴幼儿期的头围测量可连续追踪测量并进行比较。头围测量在 2 岁内最具价值。测量头围时,儿童可选择坐位、立位或仰卧位,测量者位于儿童右侧或前方,用左手拇指将软尺零点固定于头部右侧眉弓上缘处,软尺紧贴头皮,经枕骨粗隆及左侧眉弓上缘回至零点。头围记录以厘米(cm)为单位,测量结果取小数点后 1 位。在临床上,头围较小应排除脑发育不良,头围增长过速一般提示脑积水。

5. 胸围 是经乳头下缘和两肩胛下角水平环绕胸一周的长度,反映胸廓、胸背部肌肉、皮下脂肪以及肺的发育程度。足月新生儿出生时的胸围约为 32cm。1 岁内增长最快,1 周岁左右儿童的头围与胸围近乎相等,再随着年龄增长,胸围渐大于头围。

6. 上臂围 是经肩峰与尺骨鹰嘴连线中点绕上臂一周的长度,反映上臂骨骼、肌肉、皮下脂肪及皮肤的发育情况,也可反映儿童的营养状况。1 岁内的上臂围增长迅速,1~5 岁增长缓慢。WHO建议在不具备测量儿童体重和身高的条件下,可测量上臂围来评估 1~5 岁儿童的营养状况。其评价标准:>13.5cm 为营养良好,12.5~13.5cm 为营养中等,<12.5cm 为营养不良。

7. 腹围 指平脐(婴儿以剑突与脐连线中点)水平绕腹周的长度。2 岁内的儿童腹围与胸围大致相等,2 岁后腹围比胸围小。

8. 皮下脂肪 皮下脂肪的厚薄可采用皮脂厚度测量,可反映儿童的营养状况。皮下脂肪在 1岁内较多,1~7 岁逐渐变薄。常用的测量部位有腹壁皮下脂肪和背部皮下脂肪。

(二) 生长发育评价

体格生长评价常用方法包括均值离差法、百分位数法、生长曲线等。

较常用的生长曲线评价方法是将同性别、各年龄组儿童的某项体格生长指标(如体重、身高等)值按均值离差法或百分位数法的等级绘成曲线,绘制生长曲线图;将定期连续测量的个体儿童的体格生长指标值每月或每年点于图上,并绘成曲线与标准曲线作比较,可了解其目前所处发育水平;比较前后数据,可看出其发育趋势和生长速度为正常、向下(下降、增长不足)、向上(增长加速)或平坦(缓慢、不增),及时发现生长发育偏离,分析原因予以早期干预;连续动态测量较单次测量能更好说明问题。

注意每次健康管理时都应测量婴幼儿身高(长)、体重,并记录在生长曲线图上。若婴幼儿的身高体重在均值减两个标准差以下,为营养不良;若身高体重曲线水平较低,与平均曲线平行,可继续观察;若 3 个月内曲线一直没有上升,为严重营养不良,应考虑转诊。

在临床工作中,除对儿童体格生长评价外,还可依据专业知识开展与体格生长相互影响与促进的儿童神经行为发育及评定,以进一步了解儿童的感知觉、运动、语言、认知、情绪与情感、个性与性格、意志与行为等发育所呈现的规律及年龄特征。

知识链接

儿童情绪与情感的发展

情绪是人们从事某种活动时产生的兴奋心理状态。情感是人们的需要是否得到满足时所产生的一种内心体验。新生儿只有愉快和不愉快两种情绪;6~7 月龄儿童开始产生依恋情绪和分离恐惧,15~18 月龄时达高峰。婴幼儿情绪表现特点是时间短暂、反应强烈、容易变化、外显真实。学龄前儿童的情绪、情感体验已相当丰富,能体验成年人所有情绪的大部分,也可出现恐惧、焦虑、愤怒和妒忌等不良情绪。3岁是产生恐惧情绪的第一个高峰年龄,女童产生妒忌的高峰期也在3岁,男童产生妒忌的高峰期要迟于女童,女童比男童更容易出现恐惧、妒忌情绪。随着年龄的增长,儿童能够有意识地控制自己,使情绪逐渐趋向稳定。

三、生长发育规律和影响因素

(一)儿童生长发育规律

1.生长发育的连续性和阶段性 在整个儿童时期,生长发育会连续不断进行,一般年龄越小,生长越快。如在出生后第1年,尤其是前3个月,身长和体重的增长最快,可出现第一个生长高峰,第2年后生长速度逐渐减慢,至青春期其生长速度会再次加快,出现第二个生长高峰。

2.各系统、器官生长发育不平衡 人体各系统、器官生长发育既遵循一定规律,又有各自特点。如发育较早的是神经系统,在出生后2年内的发育较快;发育较晚的是生殖系统,直到青春期前开始加速,随后逐渐成熟;淋巴系统在儿童期生长迅速,青春期前达到高峰,再缓慢下降到成人水平;心、肝、肾等器官的增长,基本与体格生长相平行;皮下脂肪在年幼时较发达;肌肉组织到学龄期会加速发育。

3.生长发育一般规律 生长发育遵循五个一般规律。一是由上到下:先抬头、后抬胸,再会坐、立、行;二是由近到远:从臂到手、从腿到脚;三是由粗到细:从全掌抓握到手指拾取;四是由简单到复杂:先画直线后画圆;五是由低级到高级:先会看、听、感知事物,逐渐发展到记忆、思维、分析、判断和认识事物。

4.个体差异性 儿童生长发育在一定程度上受到遗传、营养、环境、性别等诸多因素的影响,存在着个体差异,每个人的生长发育表现不完全相同。儿童的生长发育水平有一定的正常值范围,评价需要综合考虑各种因素对个体的影响,以做出客观判断。

(二)儿童生长发育规律的影响因素

1.遗传因素 影响生长发育的轨迹、特征及趋向。如儿童的皮肤、毛发的颜色、身高、体型等均与父母双方的遗传有关,染色体畸形、内分泌障碍、遗传代谢性疾病等对生长发育都会产生影响。

2.营养 是生长发育的物质基础,儿童年龄越小,受营养条件的影响越大。长期缺乏营养会影响体格和脑的发育,甚至造成免疫功能、内分泌功能及神经调节能力低下。营养过剩会直接导致超重与肥胖。营养缺乏或不足、营养过剩均不利于机体的生长发育。

3.环境 居住环境、生活习惯、家庭教养、家庭氛围、医疗保健服务、经济发展水平、教育等,均是影响儿童生长发育的重要因素。

4.疾病 对儿童生长发育有着显著影响。如急性病常使体重减轻,慢性病则影响身高和体重的增长,内分泌疾病可导致骨骼生长和神经系统发育迟缓,先天性疾病会造成儿童发育缺陷或发育迟缓等。

5.母亲情况 胎儿在宫内的发育受孕母生活环境、情绪、营养和疾病等各种因素的影响。孕母身体健康、营养充足、心情愉悦、家庭和谐等有助于胎儿发育;严重营养不良可引起流产、早产和胎儿发育迟缓。

6.性别 男女生长发育特点有差异,儿童生长发育的评价标准应有性别差异。

第二节 0~6 岁儿童保健

0~6岁儿童保健内容包括开展新生儿访视,建立儿童保健手册(卡),定期健康检查,提供有关预防疾病、合理膳食、促进智力发育等科学知识,做好婴儿常见病和防治多发病等医疗保健服务。医疗保健机构进行社区儿童保健服务需要遵照《中华人民共和国母婴保健法实施办法》的有关规定。

一、新生儿家庭访视

（一）访视目的

对辖区内居住的新生儿进行家庭访视是新生儿保健的基本形式,目的是通过对新生儿进行定期健康检查,并宣传科学育儿知识,指导家长做好新生儿喂养、护理及疾病预防,早发现疾病和异常,及时处理和转诊,降低新生儿患病率和死亡率,以促进新生儿健康成长。

（二）访视次数

医务人员对正常足月新生儿的访视次数不少于2次。在出院后7天之内进行首次访视,如发现问题,应酌情增加访视次数,必要时转诊。在出生后28~30天进行满月访视。新生儿满28天后,结合接种乙肝疫苗的第二针,按要求到乡(镇)卫生院、社区卫生服务中心进行随访。

医务人员对高危新生儿的访视次数应根据具体情况酌情增加。首次访视在得到高危新生儿出院(或家庭分娩)的报告后3天内进行。

知识链接

高危新生儿

符合下列高危因素之一的新生儿判断为高危新生儿。

(1)早产儿(胎龄<37周)或低出生体重儿(出生体重<2 500g)。

(2)宫内、产时或产后窒息儿,缺氧缺血性脑病及颅内出血者。

(3)高胆红素血症。

(4)新生儿肺炎、败血症等严重感染。

(5)新生儿患有各种影响生活能力的出生缺陷(如唇裂、腭裂、先天性心脏病等)以及遗传代谢性疾病。

(6)母亲有异常妊娠及分娩史,高龄分娩(≥35岁),患有残疾(视、听、智力、肢体、精神)并影响养育能力者等。

（三）访视内容

1. 询问

(1)**孕期及出生情况**:包括母亲孕期患病及药物使用情况,孕周及分娩方式,是否双(多)胎,有无窒息、产伤和畸形,出生体重及身长,是否已做新生儿听力筛查和新生儿遗传代谢性疾病筛查等。

(2)**一般情况**:包括睡眠,有无呕吐、惊厥,大小便次数及性状,预防接种情况。

(3)**喂养情况**:包括喂养方式、吃奶次数、奶量,以及其他存在问题。

2. 体格测量

(1)**体重**:测体重前做好充分准备,把体重计校正零点,排空大小便,脱去外衣、裤子、尿布,仅穿单衣裤,在冬季应保持室内温暖。采取卧位称重。记录体重(kg)结果可保留至小数点后1位。

(2)**体温**:用腋下测温法测量体温,测量前把体温计水银柱甩至35℃以下,测量时间至少保持5分钟后,取出体温计读数。

3. 体格检查

(1)**一般情况**:包括面色、精神、吸吮、四肢活动。

(2)**皮肤黏膜**:包括有无黄染、发绀或口唇、指(趾)甲床苍白、皮疹、出血点、糜烂、脓疱、硬肿、水肿。

(3)**头颈部**:包括前囟大小及张力、颅缝,有无血肿,头颈部有无包块。

（4）**眼**：包括外观有无异常，结膜有无充血和分泌物，巩膜有无黄染，检查光刺激反应。

（5）**耳**：包括外观有无畸形，外耳道是否有异常分泌物，外耳郭是否有湿疹。

（6）**鼻**：包括外观有无畸形，呼吸是否通畅，有无鼻翼扇动。

（7）**口腔**：包括有无唇腭裂，口腔黏膜有无异常。

（8）**胸部**：包括外观有无畸形，有无呼吸困难和胸窝凹陷，计数1分钟呼吸次数和心率；心脏听诊有无杂音，肺部呼吸音是否对称、有无异常。

（9）**腹部**：包括有无膨隆、包块，有无肝脾大。重点观察脐带是否脱落，脐部有无红肿以及渗出。

（10）**外生殖器及肛门**：包括有无畸形，检查男孩睾丸位置、大小，有无阴囊水肿、包块。

（11）**脊柱四肢**：包括有无畸形，臀部、腹股沟和双下肢皮纹是否对称，双下肢是否等长等粗。

（12）**神经系统**：包括四肢活动度、对称性、肌张力和原始反射。

4. 保健指导

（1）**居住环境**：卧室应清洁安静，空气流通，阳光充足，室温和湿度适宜。

（2）**母乳喂养**：观察和评估母乳喂养的体位、新生儿含接姿势和吸吮情况等，倡导纯母乳喂养。

（3）**护理**：衣着宽松，质地柔软，皮肤清洁。脐带未脱落前，每天用75%酒精擦拭脐部一次，保持脐部干燥清洁。若有头部血肿、口炎或鹅口疮、皮肤皱褶处潮红或糜烂，应给予针对性指导。对生理性黄疸、上皮珠（又称马牙）、乳房肿胀等现象无须特殊处理。早产儿注意保暖。

（4）**疾病预防**：保持家庭卫生，接触新生儿前要洗手，减少探视，家长患有呼吸道感染时要注意戴口罩，以防交叉感染。提醒家长注意新生儿的卡介苗和第1剂乙肝疫苗接种、新生儿疾病筛查，以及有吸氧治疗史的早产儿进行眼底病变筛查。

（5）**伤害预防**：注意喂养姿势、喂养后的体位，预防乳汁吸入和窒息。有保暖措施时应避免发生烫伤。

（6）**促进母婴交流**：母亲及家人应多与新生儿说话、微笑以及皮肤接触，以促进新生儿的感知觉的发展。

5. 转诊

（1）**立即转诊**：若新生儿出现体温≥37.5℃或≤35.5℃；呼吸频率<20次/min或>60次/min，呼吸困难，呼吸暂停伴发绀；心率<100次/min或>160次/min，有明显的心律不齐等情况，需要立即转诊至上级医疗保健机构。

（2）**建议转诊**：若新生儿出现喂养困难，躯干或四肢皮肤明显黄染、皮疹，指（趾）甲周红肿，颈部有包块，有心脏杂音等情况，需要建议转诊至上级医疗保健机构。

（四）工作要求

新生儿访视人员应经过专业技术培训；访视时携带新生儿访视包，出示相关工作证件；注意医疗安全，预防交叉感染；注意宣教和健康指导；发现新生儿危重征象，应向家长说明情况，立即转上级医疗保健机构治疗；保证工作质量，按要求询问相关信息，认真完成测量和体检，并准确完整填写新生儿家庭访视记录表，并纳入健康档案。

二、早产儿的保健指导

早产儿指胎龄小于37周出生的新生儿。绝大部分早产儿出生体重小于2 500g。早产儿在各系统的生理特征表现，需要临床识别。做好早产儿的保健指导是儿童保健的重要内容。

1. 喂养指导　强调母乳喂养。对吸吮力弱的早产儿，将母乳挤出来，用滴管或特殊奶瓶喂养，按需要逐步增加奶量。用滴管喂养的早产儿，每次喂养前，母亲可将手指洗净后放入婴儿口中，可刺激和促进吸吮反射的建立，以便主动吸吮乳头。不能母乳喂养或母乳不足时，在医生指导下添加早产儿特殊配方奶。每次喂奶后，应抱起婴儿拍背，排出吞咽下的气体，以免呕吐导致窒息。通过观察尿便情况和体重增长,判断喂养是否足够。

2. 保温指导

(1)**监测体温**:每6小时测一次,做好记录。

(2)保持室温在24~26℃,湿度50%。换尿布时,注意先将尿布加温。

(3)冬季室温较低的情况下,将热水袋放在两床被间进行保暖,以婴儿手足温和为适宜。

(4)无上述条件者,采用袋鼠式保暖法保暖。即将早产儿放入成人怀中,直接贴紧成人皮肤。

(5)体重≥2 000g的婴儿,脐带脱落后每天可洗澡,室温最好在28℃左右,盆浴水温应按体温调在38~40℃为宜。所有的浴巾、衣物应预热后使用,出浴后应先将婴儿头部擦干。

3. 护理指导

(1)观察早产儿吃奶、精神、面色、呼吸、哭声、皮肤(注意有无黄疸和硬肿)及大小便性质和次数,并叮嘱家长如发现异常应及时与基层医生联系或到医院检查。若需吸氧或静脉输液须随时监测,并应转诊至上级医院。

(2)每次换尿布或做其他护理时,动作要轻柔迅速,以免婴儿受凉。

(3)注意更换婴儿的体位,定时翻身。吃奶后应将婴儿头部侧向右边或侧卧,以免呕吐导致窒息。

(4)注意观察脐部情况,有无感染或脐疝,指导脐部护理。

(5)新生儿满两周及28天时各测一次体重,测体重时要注意保暖。早产儿一般满月增重在900g左右,对满月体重增长不足750g者应分析原因,进行指导,必要时转诊。

三、各年龄期儿童保健要点

(一)新生儿期

新生儿期应注意保温、营养、防止感染等身体保护,还应注意适度的环境刺激。

(二)婴儿期

婴儿期提倡母乳喂养、及时添加辅食。实施预防接种、预防感染。早期发现各类发育迟缓、开展残疾筛查和早期干预。重视良好的生活习惯培养和心理卫生的养成。

(三)幼儿期

幼儿期应培养良好的饮食卫生习惯,保证营养和辅食添加。预防传染病和意外事故。坚持合理膳食及户外活动,早期预防营养不良和单纯性肥胖。重视幼儿的个性发展。

(四)学龄前期

学龄前期应培养良好的行为习惯,保证充足的、合理的营养,坚持户外活动。注意口腔卫生,保护视力及预防常见病。注意智力开发和生理卫生,培养良好的个性品质。关注道德认识上的倾向以及伙伴关系的发展。

第三节 0~6岁儿童健康管理服务规范

一、服务对象

辖区内常住的0~6岁儿童。

二、服务内容

(一)新生儿家庭访视

新生儿出院后1周内,医务人员到新生儿家中进行,同时进行产后访视。了解新生儿出生时情况、预防接种情况,在开展新生儿疾病筛查的地区应了解新生儿疾病筛查情况等。观察家居环境,重点询问和观察喂养、睡眠、大小便、黄疸、脐部情况、口腔发育等。为新生儿测量体温,记录出生时体重、身长,进行体格检查,同时建立母子健康手册。根据新生儿的具体情况,对家长进行喂养、生长发育、疾病预防、预防伤害和口腔保健指导。如果发现新生儿未接种卡介苗和第一剂乙肝疫苗,提醒家长尽快补种。如果发现新生儿未接受新生儿疾病筛查,告知家长到具备筛查条件的医疗保健机构补筛。对于低出生体重、早产、双多胎或有出生缺陷等具有高危因素的新生儿,根据实际情况增加家庭访视次数。

(二)新生儿满月健康管理

新生儿出生后28~30天,结合接种乙肝疫苗第二剂,在乡(镇)卫生院、社区卫生服务中心进行随访。重点询问和观察新生儿的喂养、睡眠、大小便、黄疸等情况,对其进行体重、身长、头围测量、体格检查,对家长进行喂养、生长发育、疾病预防指导。

(三)婴幼儿健康管理

满月后的随访服务均应在乡镇卫生院、社区卫生服务中心进行,偏远地区可在村卫生室、社区卫生服务站进行,时间分别在3、6、8、12、18、24、30、36月龄,共8次。有条件的地区,建议结合儿童预防接种时间增加随访次数。

服务内容包括询问上次随访到本次随访之间的婴幼儿喂养、患病等情况,进行体格检查,做生长发育和心理行为发育评估,进行科学喂养(合理膳食)、生长发育、疾病预防、预防伤害、口腔保健等健康指导。在婴幼儿6~8、18、30月龄时分别进行1次血常规(或血红蛋白)检测。在6、12、24、36月龄时使用行为测听法分别进行1次听力筛查。在每次进行预防接种前均要检查有无禁忌证,若无,体检结束后接受预防接种。

(四)学龄前儿童健康管理

为4~6岁儿童每年提供一次健康管理服务。散居儿童的健康管理服务应在乡(镇)卫生院、社区卫生服务中心进行,集居儿童可在托幼机构进行。每次服务内容包括询问上次随访到本次随访之间的膳食、患病等情况,进行体格检查和心理行为发育评估,血常规(或血红蛋白)检测和视力筛查,进行合理膳食、生长发育、疾病预防、预防伤害、口腔保健等健康指导。在每次进行预防接种前均要检查有无禁忌证,若无,体检结束后接受疫苗接种。

知识链接

儿童意外伤害的预防

儿童意外伤害指由于意想不到的原因所造成的儿童损伤或死亡,如溺水、中毒、烧烫伤、意外窒息、电击伤、坠落伤、交通伤害等。儿童意外伤害已成为5岁以下儿童死亡的首位原因。预防儿童伤害的发生是儿童保健的重要任务之一。

1.提高警惕 儿童家长、托幼机构工作人员和学校教师要有对儿童意外伤害的预见性,具备预防常识,加强监管,及时发现和排除儿童意外伤害可能发生的危险因素,使儿童在家庭内外均有一个安全的环境。

2.注意安全教育 对有理解能力的儿童,要尽早进行安全教育与训练。注意培养儿童自救的能力。教育儿童远离电、火、煤气等危险源,遵守交通规则,不可独自或与小朋友去无安全措施的江湖和池塘玩水、游泳等。

3.加强安全管理 注意预防窒息与异物吸入、中毒及外伤等意外伤害时间发生。

(五)健康问题处理

对健康管理中发现的有营养不良、贫血、单纯性肥胖等情况的儿童应当分析其原因,给出指导或转诊的建议。对心理行为发育偏异、口腔发育异常(唇腭裂、胎生牙)、龋齿、视力低常或听力异常儿童等应及时转诊并追踪随访转诊后结果。

三、服务流程

0~6岁儿童健康管理服务流程,见图5-1。

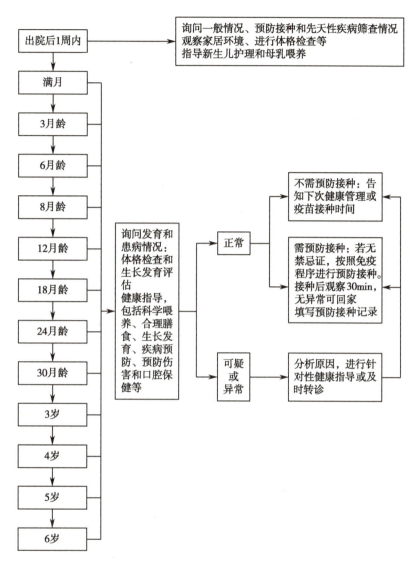

图5-1 0~6岁儿童健康管理服务流程图
本图引自《国家基本公共卫生服务规范(第三版)》。

四、服务要求

1. 开展儿童健康管理的乡(镇)卫生院、村卫生室和社区卫生服务中心(站)应当具备基本设备和条件。

2. 按照国家儿童保健有关规范的要求进行儿童健康管理,从事儿童健康管理工作的人员(含乡村医生)应取得相应的执业资格,并接受过儿童保健专业技术培训。

3. 乡(镇)卫生院、村卫生室和社区卫生服务中心(站)应通过妇幼卫生网络、预防接种系统以及日常医疗卫生服务等多途径掌握辖区中的适龄儿童数,并加强与托幼机构的联系,取得配合,做好儿童的健康管理。

4. 加强宣传,向儿童监护人告知服务内容,使更多的儿童家长愿意接受服务。

5. 儿童健康管理服务在时间上应与预防接种时间有机结合。鼓励在儿童每次接受免疫规划范围内的预防接种时,对其进行体重、身高(长)测量,并提供健康指导服务。

6. 每次服务后及时记录相关信息,纳入儿童健康档案。新生儿家庭访视记录表、1~8月龄儿童健康检查记录表、12~30月龄儿童健康检查记录表、3~6岁儿童健康检查记录表分别见表5-1至表5-4。

7. 积极应用中医药方法,为儿童提供生长发育与疾病预防等健康指导。

表 5-1 新生儿家庭访视记录表

姓名: 编号□□□-□□□□□

性别	1男 2女 9未说明的性别 0未知的性别 □	出生日期	□□□□ □□ □□
身份证号		家庭住址	
父亲	姓名 职业	联系电话	出生日期
母亲	姓名 职业	联系电话	出生日期
出生孕周 周	母亲孕期患病情况 1无 2糖尿病 3妊娠高血压 4其他		
助产机构名称:	出生情况 1顺产 2胎头吸引 3产钳 4剖宫产 5双多胎 6臀位 7其他		□/□
新生儿窒息 1无 2有 (阿普加评分:1min 5min 不详) □		畸形 1无 2有	□
新生儿听力筛查:1通过 2未通过 3未筛查 4不详			□
新生儿疾病筛查:1未进行 2检查均阴性 3甲状腺功能减退 4苯丙酮尿症 5其他遗传代谢病			□/□
新生儿出生体重 kg	目前体重 kg	出生身长	cm
喂养方式 1纯母乳 2混合 3人工 □	吃奶量 ml/次	吃奶次数	次/d
呕吐 1无 2有 □	大便 1糊状 2稀 3其他 □	大便次数	次/d
体温 ℃	心率 次/min	呼吸频率	次/min
面色 1红润 2黄染 3其他＿＿＿ □	黄疸部位 1无 2面部 3躯干 4四肢 5手足		□/□/□/□
前囟＿＿cm×＿＿cm 1正常 2膨隆 3凹陷 4其他			□
眼睛 1未见异常 2异常 □	四肢活动度 1未见异常 2异常		□
耳外观 1未见异常 2异常 □	颈部包块 1无 2有		□
鼻 1未见异常 2异常 □	皮肤 1未见异常 2湿疹 3糜烂 4其他		□
口腔 1未见异常 2异常 □	肛门 1未见异常 2异常		□
心肺听诊 1未见异常 2异常 □	胸部 1未见异常 2异常		□
腹部触诊 1未见异常 2异常 □	脊柱 1未见异常 2异常		□
外生殖器 1未见异常 2异常 □			
脐带 1未脱 2脱落 3脐部有渗出 4其他			□
转诊建议 1无 2有 原因: 机构及科室:			□
指导 1喂养指导 2发育指导 3防病指导 4预防伤害指导 5口腔保健指导 6其他			□/□/□/□
本次访视日期 年 月 日	下次随访地点		
下次随访日期 年 月 日	随访医生签名		

注:本表引自《国家基本公共卫生服务规范(第三版)》。填表说明:

1.姓名　填写新生儿的姓名。如没有取名则填写母亲姓名+之男或之女。若不是以新生儿的身份纳入管理,则填写该表至"出生情况"一栏后,按照对应月龄填写其他的检查记录表。

2.出生日期　按照年(4位)、月(2位)、日(2位)顺序填写,如20080101。

3.身份证号　填写新生儿身份证号,若无,可暂时空缺,待户口登记后再补填。

4.父亲、母亲情况　分别填写新生儿父母的姓名、职业、联系电话、出生日期。

5.出生孕周　指新生儿出生时母亲受孕周数。

6.助产机构名称　对于非住院分娩的情况写无。

7.新生儿听力筛查　询问是否做过新生儿听力筛查,将询问结果相应在"通过""未通过""未筛查"上画"√"。若不清楚在"不详"上画"√"。

8.新生儿疾病筛查　询问是否做过新生儿甲状腺功能减退(简称甲低)、新生儿苯丙酮尿症及其他遗传代谢病的筛查,筛查过的在相应疾病上面画"√";若进行了其他遗传代谢病检查,将筛查的疾病名称填入。可多选。

9.喂养方式　将询问结果在相应方式上画"√"。

(1)纯母乳喂养:指只给婴儿喂母乳,而不给其他任何的液体和固体食物。但允许在有医学指征的情况下,加喂药物、维生素和无机盐(又称矿物质)。

(2)混合喂养:指婴儿喂母乳同时,喂其他乳类及乳制品。

(3)人工喂养:指无母乳,完全给婴儿喂其他乳类和代乳品。

10.吃奶量和吃奶次数　纯母乳或混合喂养儿童不必填写吃奶量。

11.黄疸部位　可多选。

12.查体

(1)眼睛:婴儿有目光接触,眼球能随移动的物体移动,结膜无充血、溢泪、溢脓时,判断为"未见异常",否则为"异常"。耳外观,当外耳无畸形、外耳道无异常分泌物,无外耳湿疹,判断为"未见异常",否则为"异常"。

(2)鼻:当外观正常且双鼻孔通气良好时,判断为"未见异常",否则为"异常"。

(3)口腔:当无唇腭裂、高腭弓、诞生牙、口炎及其他口腔异常时,判断为"未见异常",否则为"异常"。

(4)胸部:当未闻及心脏杂音,心率和肺部呼吸音无异常时,判断为"未见异常",否则为"异常"。

(5)腹部:肝脾触诊无异常时,判断为"未见异常",否则为"异常"。

(6)四肢活动度:上下肢活动良好且对称,判断为"未见异常",否则为"异常"。

(7)颈部包块:触摸颈部是否有包块,根据触摸结果,在"有"或"无"上画"√"。

(8)皮肤:当无色素异常,无黄疸、发绀、苍白、皮疹、包块、硬肿、红肿等,腋下、颈部、腹股沟部、臀部等皮肤皱褶处无潮红或糜烂时,判断为"未见异常",可多选。

(9)肛门:当肛门完整无畸形时,判断为"未见异常",否则为"异常"。

(10)外生殖器:当男孩无阴囊水肿、鞘膜积液、隐睾,女孩无阴唇粘连,外阴颜色正常时,判断为"未见异常",否则为"异常"。

13.脐带　可多选。

14.指导　做了哪些指导请在对应的选项上画"√",可以多选,未列出的其他指导请具体填写。

15.下次随访日期　根据儿童情况确定下次随访的日期,并告知家长。

表 5-2　1~8 月龄儿童健康检查记录表

姓名:　　　　　　　　　　　　　　　　　　　　　　　编号□□□-□□□□□

月龄		满月	3 月龄	6 月龄	8 月龄
随访日期					
体重/kg		_____上　中　下	_____上　中　下	_____上　中　下	_____上　中　下
身长/cm		_____上　中　下	_____上　中　下	_____上　中　下	_____上　中　下
头围/cm					
体格检查	面色	1 红润　2 黄染　3 其他	1 红润　2 黄染　3 其他	1 红润　2 黄染	1 红润　2 其他
	皮肤	1 未见异常　2 异常	1 未见异常　2 异常	1 未见异常　2 异常	1 未见异常　2 异常
	前囟	1 闭合　2 未闭 ____cm×____cm	1 闭合　2 未闭 ____cm×____cm	1 闭合　2 未闭 ____cm×____cm	1 闭合　2 未闭 ____cm×____cm
	颈部包块	1 有　2 无	1 有　2 无	1 有　2 无	—
	眼睛	1 未见异常　2 异常	1 未见异常　2 异常	1 未见异常　2 异常	1 未见异常　2 异常

体格检查	耳	1 未见异常　2 异常	1 未见异常　2 异常	1 未见异常　2 异常	1 未见异常　2 异常
	听力	—	—	1 通过　2 未通过	—
	口腔	1 未见异常　2 异常	1 未见异常　2 异常	出牙数____颗	出牙数____颗
	胸部	1 未见异常　2 异常	1 未见异常　2 异常	1 未见异常　2 异常	1 未见异常　2 异常
	腹部	1 未见异常　2 异常	1 未见异常　2 异常	1 未见异常　2 异常	1 未见异常　2 异常
	脐部	1 未脱　2 脱落　3 脐部有渗出　4 其他	1 未见异常　2 异常	—	—
	四肢	1 未见异常　2 异常	1 未见异常　2 异常	1 未见异常　2 异常	1 未见异常　2 异常
	可疑佝偻病症状	—	1 无　2 夜惊　3 多汗　4 烦躁	1 无　2 夜惊　3 多汗　4 烦躁	1 无　2 夜惊　3 多汗　4 烦躁
	可疑佝偻病体征	—	1 无　2 颅骨软化	1 无　2 肋串珠　3 肋软骨沟　4 鸡胸　5 手足镯　6 颅骨软化　7 方颅	1 无　2 肋串珠　3 肋软骨沟　4 鸡胸　5 手足镯　6 颅骨软化　7 方颅
	肛门/外生殖器	1 未见异常　2 异常	1 未见异常　2 异常	1 未见异常　2 异常	1 未见异常　2 异常
	血红蛋白值	—	—	____g/L	____g/L
户外活动		____h/d	____h/d	____h/d	____h/d
服用维生素 D		____IU/d	____IU/d	____IU/d	____IU/d
发育评估		—	1. 对很大声音没有反应　2. 逗引时不发音或不会微笑　3. 不注视人脸，不追视移动人或物品　4. 俯卧时不会抬头	1. 发音少，不会笑出声　2. 不会伸手抓物　3. 紧握拳松不开　4. 不能扶坐	1. 听到声音无应答　2. 不会区分生人和熟人　3. 双手间不会传递玩具　4. 不会独坐
两次随访间患病情况		1 无　2 肺炎____次　3 腹泻____次　4 外伤____次　5 其他	1 无　2 肺炎____次　3 腹泻____次　4 外伤____次　5 其他	1 无　2 肺炎____次　3 腹泻____次　4 外伤____次　5 其他	1 无　2 肺炎____次　3 腹泻____次　4 外伤____次　5 其他
转诊建议		1 无　2 有　原因：　机构及科室：	1 无　2 有　原因：　机构及科室：	1 无　2 有　原因：　机构及科室：	1 无　2 有　原因：　机构及科室：
指导		1 科学喂养　2 生长发育　3 疾病预防　4 预防伤害　5 口腔保健　6 其他	1 科学喂养　2 生长发育　3 疾病预防　4 预防伤害　5 口腔保健　6 其他	1 科学喂养　2 生长发育　3 疾病预防　4 预防伤害　5 口腔保健　6 其他	1 科学喂养　2 生长发育　3 疾病预防　4 预防伤害　5 口腔保健　6 其他
下次随访日期					
随访医生签名					

注:本表引自《国家基本公共卫生服务规范(第三版)》。填表说明:

1. 填表时,按照项目栏的文字表述,将在对应的选项上画"√"。若有其他异常,请具体描述。"—"表示本次随访时该项目不用检查。若失访,在随访日期处写明失访原因;若死亡,写明死亡日期和死亡原因。

2. 体重、身长　指检查时实测的具体数值。根据儿童生长标准,判断儿童体格发育情况,在相应的"上""中""下"上画"√"。

3. 体格检查

(1)满月:皮肤、颈部包块、眼外观、耳外观、心肺、腹部、脐部、四肢、肛门/外生殖器的未见异常判定标准同新生儿家庭访视。满月及3月龄时,当无口炎及其他口腔异常时,判断为"未见异常",否则为"异常"。

(2)3、6、8月龄

1)皮肤:当无皮疹、湿疹、增大的体表淋巴结等,判断为"未见异常",否则为"异常"。

2)眼睛:结膜无充血、溢泪、溢脓判断为"未见异常",否则为"异常"。

3)耳外观:当外耳无湿疹、畸形、外耳道无异常分泌物时,判断为"未见异常",否则为"异常"。

4)听力:6月龄时使用行为测听的方法进行听力筛查。检查时应避开儿童的视线,分别从不同的方向给予不同强度的声音,观察孩子的反应,根据所给声音的大小,大致地估测听力正常与否。

5)口腔:3月龄时,当无口炎及其他口腔异常时,判断为"未见异常",否则为"异常",6月龄和8月龄时按实际出牙数填写。

6)胸部:当未闻及心脏杂音,肺部呼吸音也无异常时,判断为"未见异常",否则为"异常"。

7)腹部:肝脾触诊无异常,判断为"未见异常",否则为"异常"。

8)脐部:无脐疝,判断为"未见异常",否则为"异常"。

9)四肢:上下肢活动良好且对称,判断为"未见异常",否则为"异常"。

10)可疑佝偻病症状:根据症状的有无在对应选项上画"√"。

11)可疑佝偻病体征:根据体征的有无在对应选项上画"√"。

12)肛门/外生殖器:男孩无阴囊水肿,无鞘膜积液,无隐睾;女孩无阴唇粘连,肛门完整无畸形,判断为"未见异常",否则为"异常"。

13)血红蛋白值:6月龄或者8月龄可免费测一次血常规(血红蛋白)。

4. 户外活动　询问家长儿童在户外活动的平均时间后填写。

5. 服用维生素D　填写具体的维生素D名称、每天剂量,按实际补充量填写,未补充,填写"0"。

6. 发育评估　发现发育问题在相应序号上打"√"。该年龄段任何一条预警征象阳性,提示有发育偏异的可能。

7. 两次随访间患病情况　填写上次随访到本次随访间儿童所患疾病情况,若有,填写具体疾病名称。

8. 指导　做了哪些指导请在对应的选项上画"√",可以多选,未列出的其他指导请具体填写。

9. 下次随访日期　根据儿童情况确定下次随访日期,并告知家长。

10. 满月　出生后28~30天;3月龄(满3个月至3个月29天);6月龄(满6个月至6个月29天);8月龄(满8个月至8个月29天),其他月龄段的健康检查内容可以增加健康检查记录表,标注随访月龄和随访时间。

表5-3　12~30月龄儿童健康检查记录表

姓名:　　　　　　　　　　　　　　　　　　　　　　　　编号□□□-□□□□□

	月龄	12月龄	18月龄	24月龄	30月龄
	随访日期				
	体重/kg	___上　中　下	___上　中　下	___上　中　下	___上　中　下
	身长/cm	___上　中　下	___上　中　下	___上　中　下	___上　中　下
体格检查	面色	1 红润　2 其他	1 红润　2 其他	1 红润　2 其他	1 红润　2 其他
	皮肤	1 未见异常　2 异常	1 未见异常　2 异常	1 未见异常　2 异常	1 未见异常　2 异常
	前囟	1 闭合　2 未闭 ___cm×___cm	1 闭合　2 未闭 ___cm×___cm	1 闭合　2 未闭 ___cm×___cm	—
	眼睛	1 未见异常　2 异常	1 未见异常　2 异常	1 未见异常　2 异常	1 未见异常　2 异常
	耳	1 未见异常　2 异常	1 未见异常　2 异常	1 未见异常　2 异常	1 未见异常　2 异常
	听力	1 通过　2 未通过	—	1 通过　2 未通过	—
	出牙/龋齿数(颗)	/	/	/	/

体格检查	胸部	1 未见异常　2 异常	1 未见异常　2 异常	1 未见异常　2 异常	1 未见异常　2 异常
	腹部	1 未见异常　2 异常	1 未见异常　2 异常	1 未见异常　2 异常	1 未见异常　2 异常
	四肢	1 未见异常　2 异常	1 未见异常　2 异常	1 未见异常　2 异常	1 未见异常　2 异常
	步态	—	1 未见异常　2 异常	1 未见异常　2 异常	1 未见异常　2 异常
	可疑佝偻病体征	1 无　　　　2 肋串珠 3 肋软骨沟　4 鸡胸 5 手足镯　　6 O 形腿 7 X 形腿	1 无　　　　2 肋串珠 3 肋软骨沟　4 鸡胸 5 手足镯　　6 O 形腿 7 X 形腿	1 无　　　　2 肋串珠 3 肋软骨沟　4 鸡胸 5 手足镯　　6 O 形腿 7 X 形腿	—
	血红蛋白值	—	_____g/L	—	_____g/L
户外活动		_____h/d	_____h/d	_____h/d	_____h/d
服用维生素 D		_____IU/d	_____IU/d	_____IU/d	—
发育评估		1. 呼唤名字无反应 2. 不会模仿"再见"或"欢迎"动作 3. 不会用拇示指对捏小物品 4. 不会扶物站立	1. 不会有意识叫"爸爸"或"妈妈" 2. 不会按要求指人或物 3. 与人无目光交流 4. 不会独走	1. 不会说 3 个物品的名称 2. 不会按吩咐做简单事情 3. 不会用勺吃饭 4. 不会扶栏上楼梯/台阶	1. 不会说 2~3 个字的短语 2. 兴趣单一、刻板 3. 不会示意大小便 4. 不会跑
两次随访间患病情况		1 无 2 肺炎____次 3 腹泻____次 4 外伤____次 5 其他	1 无 2 肺炎____次 3 腹泻____次 4 外伤____次 5 其他	1 无 2 肺炎____次 3 腹泻____次 4 外伤____次 5 其他	1 无 2 肺炎____次 3 腹泻____次 4 外伤____次 5 其他
转诊建议		1 无　2 有 原因： 机构及科室：	1 无　2 有 原因： 机构及科室：	1 无　2 有 原因： 机构及科室：	1 无　2 有 原因： 机构及科室：
指导		1 科学喂养 2 生长发育 3 疾病预防 4 预防伤害 5 口腔保健 6 其他	1 科学喂养 2 生长发育 3 疾病预防 4 预防伤害 5 口腔保健 6 其他	1 科学喂养 2 生长发育 3 疾病预防 4 预防伤害 5 口腔保健 6 其他	1 科学喂养 2 生长发育 3 疾病预防 4 预防伤害 5 口腔保健 6 其他
下次随访日期					
随访医生签名					

注：本表引自《国家基本公共卫生服务规范（第三版）》。填表说明：

1. 填表时，按照项目栏的文字表述，根据查体结果在对应的序号上画"√"。"—"表示本次随访时该项目不用检查。若失访，在随访日期处写明失访原因；若死亡，写明死亡日期和死亡原因。

2. 体重、身高（长）　指检查时实测的具体数值。根据儿童生长标准，判断儿童体格发育情况，在相应的"上""中""下"上画"√"。

3. 体格检查

（1）皮肤：当无皮疹、湿疹、增大的体表淋巴结等，判断为"未见异常"，否则为"异常"。

（2）前囟：如果未闭，请填写具体的数值。

（3）眼睛：结膜无充血、无溢泪、无流脓判断为"未见异常"，否则为"异常"。

（4）耳外观：外耳无湿疹、畸形、外耳道无异常分泌物，判断为"未见异常"，否则为"异常"。

（5）听力：使用行为测听的方法进行听力筛查。检查时应避开小儿的视线，分别从不同的方向给予不同强度的声音，观察孩子的反应，根据所给声音的大小，大致地估测听力正常与否。

（6）出牙/龋齿数（颗）：填入出牙颗数和龋齿颗数。出现褐色或黑褐色斑点或斑块，表面粗糙，甚至出现明显的牙体结构破坏为龋齿。

(7)胸部:当未闻及心脏杂音,肺部呼吸音也无异常时,判断为"未见异常",否则为"异常"。

(8)腹部:肝脾触诊无异常,判断为"未见异常",否则为"异常"。

(9)四肢:上下肢活动良好且对称,判断为"未见异常",否则为"异常"。

(10)步态:无跛行,判断为"未见异常",否则为"异常"。

(11)可疑佝偻病体征:根据体征的有无在对应选项上画"√"。

(12)血红蛋白值:18月龄和30月龄可分别免费测一次血常规(或血红蛋白)。

4. 户外活动 询问家长儿童在户外活动的平均时间后填写。

5. 服用维生素 D 填写具体的维生素 D 名称、每天剂量,按实际补充量填写,未补充,填写"0"。

6. 发育评估 发现发育问题在相应序号上打"√"。该年龄段任何一条预警征象阳性,提示有发育偏异的可能。

7. 两次随访间患病情况 填写上次随访到本次随访间儿童所患疾病情况,若有,填写具体疾病名称。

8. 转诊建议 转诊无、有在相应数字上画"√"。并将转诊原因及接诊机构名称填入。

9. 指导 做了哪些指导请在对应的选项上画"√",可以多选,未列出的其他指导请具体填写。

10. 下次随访日期 根据儿童情况确定下次随访的日期,并告知家长。

11. 12月龄 满12个月至12个月29天;18月龄(满18个月至18个月29天);24月龄(满24个月至24个月29天);30月龄(满30个月至30个月29天),其他月龄段的健康检查内容可以增加健康检查记录表,标注随访月龄和随访时间。

表 5-4 3~6 岁儿童健康检查记录表

姓名:　　　　　　　　　　　　　　　　　　　　　　　　编号□□□-□□□□□

年龄		3 岁	4 岁	5 岁	6 岁
随访日期					
体重/kg		＿＿上 中 下	＿＿上 中 下	＿＿上 中 下	＿＿上 中 下
身高/cm		＿＿上 中 下	＿＿上 中 下	＿＿上 中 下	＿＿上 中 下
体重/身高		＿＿上 中 下	＿＿上 中 下	＿＿上 中 下	＿＿上 中 下
体格发育评价		1 正常　2 低体重 3 消瘦　4 生长迟缓 5 超重	1 正常　2 低体重 3 消瘦　4 生长迟缓 5 超重	1 正常　2 低体重 3 消瘦　4 生长迟缓 5 超重	1 正常　2 低体重 3 消瘦　4 生长迟缓 5 超重
体格检查	视力	—			—
	听力	1 通过　2 未通过			—
	牙数/龋齿数(颗)	/	/	/	/
	胸部	1 未见异常　2 异常	1 未见异常　2 异常	1 未见异常　2 异常	1 未见异常　2 异常
	腹部	1 未见异常　2 异常	1 未见异常　2 异常	1 未见异常　2 异常	1 未见异常　2 异常
	血红蛋白值 *	＿＿g/L	＿＿g/L	＿＿g/L	＿＿g/L
	其他				
发育评估		1. 不会说自己的名字 2. 不会玩"拿棍当马骑"等假想游戏 3. 不会模仿画圆 4. 不会双脚跳	1. 不会说带形容词的句子 2. 不能按要求等待或轮流 3. 不会独立穿衣 4. 不会单脚站立	1. 不能简单叙说事情经过 2. 不知道自己的性别 3. 不会用筷子吃饭 4. 不会单脚跳	1. 不会表达自己的感受或想法 2. 不会玩角色扮演的集体游戏 3. 不会画方形 4. 不会奔跑
两次随访间患病情况		1 无 2 肺炎＿＿次 3 腹泻＿＿次 4 外伤＿＿次 5 其他	1 无 2 肺炎＿＿次 3 腹泻＿＿次 4 外伤＿＿次 5 其他	1 无 2 肺炎＿＿次 3 腹泻＿＿次 4 外伤＿＿次 5 其他	1 无 2 肺炎＿＿次 3 腹泻＿＿次 4 外伤＿＿次 5 其他
转诊建议		1 无　2 有 原因: 机构及科室:	1 无　2 有 原因: 机构及科室:	1 无　2 有 原因: 机构及科室:	1 无　2 有 原因: 机构及科室:

指导	1 科学喂养 2 生长发育 3 疾病预防 4 预防伤害 5 口腔保健 6 其他	1 科学喂养 2 生长发育 3 疾病预防 4 预防伤害 5 口腔保健 6 其他	1 科学喂养 2 生长发育 3 疾病预防 4 预防伤害 5 口腔保健 6 其他	1 科学喂养 2 生长发育 3 疾病预防 4 预防伤害 5 口腔保健 6 其他
下次随访日期				
随访医生签名				

注:本表引自《国家基本公共卫生服务规范(第三版)》。填表说明:

1. 填表时,按照项目栏的文字表述,根据查体结果在对应的序号上画"√"。"一"表示本次随访时该项目不用检查。若失访,在随访日期处写明失访原因;若死亡,写明死亡日期和死亡原因。

2. 体重、身高　指检查时实测的具体数值。根据儿童生长标准,判断儿童体格发育情况,在相应的"上""中""下"上画"√"。

3. 体重/身高　身高别体重,根据儿童身高体重评价标准进行判断。

4. 体格检查

(1)视力:填写具体数据,使用国际视力表或对数视力表均可。

(2)听力:3 岁时使用行为测听的方法进行听力筛查,将结果在相应数字上画"√"。

(3)牙数与龋齿数:据实填写牙齿数和龋齿数。出现褐色或黑褐色斑点或斑块,表面粗糙,甚至出现明显的牙体结构破坏为龋齿。

(4)胸部:当未闻及心脏杂音,肺部呼吸音也无异常时,判断为"未见异常",否则为"异常"。

(5)腹部:肝脾触诊无异常,判断为"未见异常",否则为"异常"。

(6)血红蛋白值:填写实际测查数据。4 岁、5 岁和 6 岁可分别免费测一次血常规(或血红蛋白)。

(7)其他:将体格检查中需要记录又不在标目限制范围之内的内容时记录在此。

5. 发育评估　发现发育问题在相应序号上打"√"。该年龄段任何一条预警征象阳性,提示有发育偏异的可能。

6. 两次随访间患病情况　在所患疾病后填写次数。

7. 其他　当有表格上未列入事宜,但须记录时,在"其他"栏目上填写。

8. 指导　做了哪些指导请在对应的选项上画"√",可以多选,未列出的其他指导请具体填写。

9. 下次随访日期　根据儿童情况确定下次随访的日期,并告知家长。

10. 3 岁:满 3 周岁至 3 周岁 11 个月 29 天;4 岁:满 4 周岁至 4 周岁 11 个月 29 天;5 岁:满 5 周岁至 5 周岁 11 个月 29 天;6 岁:满 6 周岁至 6 周岁 11 个月 29 天,其他年龄段的健康检查内容可以增加健康检查记录表,标注随访年龄和随访时间。

五、工作指标

1. 新生儿访视率=年度辖区内按照规范要求接受 1 次及以上访视的新生儿人数/年度辖区内活产数×100%。

2. 儿童健康管理率=年度辖区内接受 1 次及以上随访的 0~6 岁儿童数/年度辖区内 0~6 岁儿童数×100%。

(刘庭明)

思考题

1. 简述新生儿家庭访视内容。

2. 试论述各期儿童的保健要点。

3. 按照儿童健康管理服务规范服务内容,若出现健康问题如何处理?

4. 简述儿童健康管理服务流程。

5. 如何在社区构建关爱儿童健康成长的环境氛围?

ER 5-3

练习题

第六章 | 妇女健康管理服务

ER 6-1
教学课件

ER 6-2
思维导图

学习目标

1. 掌握孕产妇健康管理服务规范的具体内容。
2. 熟悉孕前、孕期以及产褥期健康管理服务的具体内容。
3. 学会运用人际沟通能力对孕产妇开展孕期健康管理服务。
4. 具备始终坚持人民至上、生命至上的理想信念;具备科学求真的态度,综合思维决策、独立分析问题并解决问题的能力。

妇女儿童健康是全民健康的基石,基本公共卫生服务项目的实施有效提升了早孕建册率、产前检查率、产后访视率等孕产妇健康管理服务利用率的水平,缩小了地区间服务能力的差距,对降低孕产妇及婴儿死亡率,提高母婴生命质量起到了较好促进作用。通过本章节的学习,学生应树立全方位、全生命周期健康服务的意识。

第一节 孕前健康管理

情境导入

3月11日某社区卫生服务中心医生接诊一位38岁妇女。该妇女停经1个月余,恶心呕吐6天,加重1天,在家早孕试纸自测阳性,末次月经为1月25日,孕2产1;3月5日开始出现恶心、呕吐等症状,每天2~3次,为胃内容物;3月10日开始恶心、呕吐加重,每天10余次,不能进食,进食即有呕吐,无腹痛,因担心影响胎儿发育前来就诊。尿常规:酮体3+。尿妊娠试验阳性。

工作任务:

1. 你若作为某乡镇卫生院的妇产科医生,患者前来就诊,请思考初步考虑何诊断。
2. 请思考怎样为此孕妇开展后续健康管理服务。

一、孕前健康管理的意义

育龄妇女在计划受孕前4~6个月,不短于3个月,开展孕前健康管理。孕前健康管理通过评估和改善计划受孕夫妇的健康状况、减少或消除导致出生缺陷等不良妊娠结局的风险因素,预防出生缺陷发生,提高出生人口素质,是孕产妇健康管理的前移。

二、孕前健康管理的服务内容

(一)健康教育与指导

1. 有准备、有计划受孕,避免高龄受孕。

2. 合理营养,控制体重增加。

3. 补充叶酸 0.4~0.8mg/d,或经循证医学验证的含叶酸的复合维生素。既往发生过神经管缺陷（NTD）的孕妇,则需每天补充叶酸 4mg。

4. 合理用药,避免使用可能影响胎儿正常发育的药物。

5. 避免接触生活及职业环境中的有毒有害理化因素(如放射线、高温、铅、汞、苯、砷、农药等),避免亲密接触宠物。

6. 改变不良的生活习惯(如吸烟、酗酒等)及生活方式。

7. 保持心理健康,解除精神压力,预防孕期及产后心理问题的发生。

8. 合理选择运动方式。

(二) 国家免费孕前优生健康检查

国家为计划受孕夫妇提供 19 项免费孕前优生健康检查服务。

1. 优生健康教育。

2. **病史等询问** 询问计划受孕夫妇基本情况、孕育史、病史、家族史、用药情况、生活习惯、饮食营养、环境危险因素等。

3. **体格检查** 计划受孕夫妇体格检查,如身高、体重、血压、心率等测量;心肺听诊、甲状腺触诊、肝脾触诊等;男女生殖系统专科检查。

4. **实验室检查(9 项)** 阴道分泌物(白带、淋球菌、沙眼衣原体)、血常规、尿常规、血型(ABO 和 Rh)、血糖、肝功能(谷丙转氨酶)、乙型肝炎血清学五项、肾功能(肌酐)、甲状腺功能(促甲状腺激素)检查。

5. **病原学筛查(共 4 项)** 梅毒螺旋体、风疹病毒、巨细胞病毒、弓形体感染筛查。

6. **影像学检查** 妇科超声常规检查。

7. 风险评估和咨询指导。

8. 早孕和妊娠结局跟踪随访。

(三) 孕前健康状况评估

1. **高危因素评估** 询问准备受孕夫妇的健康状况,包括不良孕产史、家族史、既往史、遗传病病史等。

2. **常规体格检查** 包括血压、身高、体重测量,以及口腔疾病、常规妇科检查等。

3. **辅助检查**

(1) **必查项目**:血常规、尿常规、血型(ABO 血型、Rh 血型)、肝功能、肾功能、空腹血糖、乙型肝炎血清学五项、梅毒螺旋体、HIV、宫颈细胞学检查(1 年内未查者)。

(2) **建议项目**

1) 弓形体、风疹病毒、巨细胞病毒、单纯疱疹病毒及其他病原体(TORCH)筛查。

2) 宫颈阴道分泌物(阴道分泌物常规、淋球菌、沙眼衣原体)检查。

3) 甲状腺功能检测。

4) 地中海贫血筛查:我国在福建、江西、湖南、广东、广西、海南、重庆、四川、贵州、云南 10 个地中海贫血高发地区,为新婚夫妇和计划受孕夫妇免费提供健康教育、地中海贫血筛查、地中海贫血基因检测、咨询指导,以及高风险夫妇孕期追踪、产前诊断、遗传咨询、妊娠结局随访等服务。

5) 针对高危妇女开展 75g 口服葡萄糖耐量试验(OGTT)。

6) 血脂检查。

7) 妇科超声检查。

8) 心电图检查。

9) 胸部 X 线检查。

知识链接

孕前 TORCH 筛查

TORCH 指弓形体（TOX）、风疹病毒（RV）、巨细胞病毒（CMV）、单纯疱疹病毒（HSV），以及其他病原体如梅毒螺旋体（TP）、带状疱疹病毒（VZV）、人类细小病毒 B19（HPV B19）等英文名称首字母缩写的组合。TORCH 病原微生物可以通过胎盘垂直传播，引起宫内感染，造成早产、流产、死胎或胎儿畸形；也可通过产道感染新生儿，造成新生儿多系统、多脏器损伤和智力障碍等。

孕前 TORCH 筛查可以检测体内病原体感染后产生的免疫球蛋白 IgM 和 IgG，了解备孕妇女体内是否存在相应抗体，及时发现急性感染，确定安全受孕时间，避免在急性感染和活动性感染时受孕，并为孕期 TORCH 筛查结果的判读提供依据。

第二节　孕期健康管理

一、孕早期健康管理服务内容

从受孕开始到 12 周末为孕早期，是胎儿各器官发育成形的重要时期。

（一）孕早期健康教育和指导

1. 流产的认识和预防。

2. **营养和生活方式的指导**　孕早期所需营养与受孕前没有明显差别，注意合理膳食、均衡营养，避免孕妇体重增长过快，可根据孕前 BMI，提出孕期体重增长建议，见表 6-1。

表 6-1　孕妇体重增长推荐

孕前体重分类	BMI/(kg·m^{-2})	孕期总增重范围/kg	孕中晚期体重增长速度（平均增重范围）/(kg·周$^{-1}$)
低体重	<18.5	11.0~16.0	0.46（0.37~0.56）
正常体重	18.5~24.0	8.0~14.0	0.37（0.26~0.48）
超重	24.0~28.0	7.0~11.0	0.30（0.22~0.37）
肥胖	≥28.0	5.0~9.0	0.22（0.15~0.30）

3. 继续补充叶酸 0.4~0.8mg/d，至孕 3 个月，有条件者可继续服用含叶酸的复合维生素。

4. 避免接触有毒有害理化因素（如放射线、高温、铅、汞、苯、砷、农药等），避免密切接触宠物。

5. 慎用药物，避免使用可能影响胎儿正常发育的药物；如必须要使用，建议在专科医生及产科医生指导下服用。

6. 改变不良生活方式（如吸烟、酗酒等）；避免高强度的工作、高噪声环境。

7. 保持心理健康，解除精神压力，预防孕期及产后心理问题的发生。

8. 告知和督促孕妇进行产前筛查和产前诊断。

（二）建立手册

孕 13 周前由孕妇居住地的乡（镇）卫生院、社区卫生服务中心建立母子健康手册。手册需由孕妇本人至现场办理，首诊的基层医疗卫生机构应当为建册的孕产妇进行妊娠风险筛查，筛查项目及筛查阳性内容见孕产妇妊娠风险筛查表（表 6-2）。

表 6-2　孕产妇妊娠风险筛查表

项目	筛查阳性内容
1. 基本情况	1.1 周岁≥35 或≤18 岁 1.2 身高≤145cm，或对生育可能有影响的躯体残疾 1.3 BMI>25kg/m² 或<18.5kg/m² 1.4 Rh 血型阴性
2. 异常妊娠及分娩史	2.1 生育间隔<18 个月或>5 年 2.2 剖宫产史 2.3 不孕史 2.4 不良孕产史（各类流产≥3 次、早产史、围产儿死亡史、出生缺陷、异位妊娠史、妊娠滋养细胞疾病病史、既往妊娠并发症及合并症史） 2.5 本次妊娠异常情况（如多胎妊娠、辅助生殖妊娠等）
3. 妇产科疾病及手术史	3.1 生殖道畸形 3.2 子宫肌瘤或卵巢囊肿≥5cm 3.3 阴道及宫颈锥切术史 3.4 宫腔镜手术史/腹腔镜手术史 3.5 瘢痕子宫（如子宫肌瘤切除术后、子宫肌腺瘤切除术后、子宫整形术后、子宫角妊娠后、子宫穿孔史等） 3.6 附件恶性肿瘤手术史
4. 家族史	4.1 高血压家族史且孕妇目前血压≥140/90mmHg 4.2 糖尿病（直系亲属） 4.3 凝血因子缺乏 4.4 严重的遗传病（如遗传性高脂血症、血友病、地中海贫血等）
5. 既往疾病及手术史	5.1 各种重要脏器疾病病史 5.2 恶性肿瘤病史 5.3 其他特殊、重大手术史,药物过敏史
6. 辅助检查 *	6.1 血红蛋白<110g/L 6.2 血小板计数≤100×10⁹/L 6.3 梅毒筛查阳性 6.4 HIV 筛查阳性 6.5 乙肝筛查阳性 6.6 清洁中段尿常规异常（如蛋白、管型、红细胞、白细胞）持续 2 次以上 6.7 尿糖阳性且空腹血糖异常（孕 24 周前≥7.0mmol/L;孕 24 周起≥5.1mmo/L） 6.8 血清铁蛋白<20μg/L
7. 需要关注的表现特征及病史	7.1 提示心血管系统及呼吸系统疾病 7.1.1 心悸、胸闷、胸痛或背部牵涉痛、气促、夜间不能平卧 7.1.2 哮喘及哮喘史、咳嗽、咯血等 7.1.3 长期低热、消瘦、盗汗 7.1.4 心肺听诊异常 7.1.5 高血压≥140/90mmHg 7.1.6 心脏病病史、心力衰竭史、心脏手术史 7.1.7 胸廓畸形 7.2 提示消化系统疾病 7.2.1 严重纳差、乏力、剧吐 7.2.2 上腹疼痛,肝脾大 7.2.3 皮肤巩膜黄染 7.2.4 便血

项目	筛查阳性内容
7. 需要关注的表现特征及病史	7.3 提示泌尿系统疾病 7.3.1 眼睑水肿、少尿、蛋白尿、血尿、管型尿 7.3.2 慢性肾炎、肾病病史 7.4 提示血液系统疾病 7.4.1 牙龈出血、鼻出血 7.4.2 出血不凝、全身多处瘀点瘀斑 7.4.3 血小板减少、再生障碍性贫血等血液病病史 7.5 提示内分泌及免疫系统疾病 7.5.1 多饮、多尿、多食 7.5.2 烦渴、心悸、烦躁、多汗 7.5.3 明显关节酸痛、脸部蝶形或盘形红斑、不明原因高热 7.5.4 口干（无唾液）、眼干（眼内有摩擦异物感或无泪）等 7.6 提示性传播疾病 7.6.1 外生殖器溃疡、赘生物或水疱 7.6.2 阴道或尿道流脓 7.6.3 性传播疾病病史 7.7 提示精神神经系统疾病 7.7.1 言语交流困难、智力障碍、精神抑郁、精神躁狂 7.7.2 反复出现头痛、恶心、呕吐 7.7.3 癫痫史 7.7.4 不明原因晕厥史 7.8 其他 7.8.1 吸毒史

注：带 * 的项目为建议项目，由筛查机构根据自身医疗保健服务水平提供。

筛查未见异常的孕妇，在手册封面标注为绿色；筛查结果为阳性的孕妇，在第 1 次产前检查服务记录表中标注筛查阳性，并告知孕妇在 2 周内至上级医疗机构接受妊娠风险评估。

（三）第 1 次产前检查与填表

社区医生在第 1 次接诊孕妇（尽量在孕 13 周前）时，根据检查结果填写第 1 次产前检查服务记录表（表 6-3）。若孕妇未建立居民健康档案，需同时建立。检查内容：

1. 全面体格检查 包括心肺听诊，测量血压、体重、身高，计算 BMI。

2. 常规妇科检查（孕前 3 个月未查者）。

3. 胎心率测定（多普勒听诊，孕 12 周左右）。

4. 血常规。

5. 尿常规。

6. 血型（ABO 血型和 Rh 血型）检查。

7. 肝功能、肾功能检查。

8. 空腹血糖水平检查。

9. 乙型肝炎筛查。

10. 梅毒血清抗体筛查。

11. HIV 筛查。

12. 地中海贫血筛查 在福建、江西、湖南、广东、广西、海南、重庆、四川、贵州、云南 10 个地中海贫血高发地区开展。

表 6-3　第 1 次产前检查服务记录表

姓名：　　　　　　　　　　　　　　　　　　　　　　　　　　编号□□□-□□□□□

填表日期	年　月　日	孕周	周		
孕妇年龄					
丈夫姓名		丈夫年龄		丈夫电话	
孕次		产　次	阴道分娩＿＿＿＿次　剖宫产＿＿＿＿＿次		
末次月经	年　月　日或不详	预产期	年　月　日		

既往史	1 无　2 心脏病　3 肾脏疾病　4 肝脏疾病　5 高血压　6 贫血　7 糖尿病　8 其他　　　　　□/□/□/□/□/□/□
家族史	1 无　2 遗传病病史　3 精神疾病病史　4 其他　　　　　　　　　　　　　　　　　　□/□/□
个人史	1 无特殊　2 吸烟　3 饮酒　4 服用药物　5 接触有毒有害物质　6 接触放射线　7 其他　□/□/□/□/□/□/□
妇产科手术史	1 无　2 有　　　　　　　　　　　　　　　　　　　　　　　　　　　　　　　　□
孕产史	1 自然流产＿＿＿　2 人工流产＿＿＿　3 死胎＿＿　4 死产＿＿　5 新生儿死亡＿＿　6 出生缺陷儿＿＿
身高	cm　体重　kg
BMI	kg/m²　血压　/　mmHg
听诊	心脏：1 未见异常　2 异常＿＿＿＿□　肺部：1 未见异常　2 异常　□

妇科检查	外阴：1 未见异常　2 异常＿＿＿□　阴道：1 未见异常　2 异常　□
	宫颈：1 未见异常　2 异常＿＿＿□　子宫：1 未见异常　2 异常　□
	附件：1 未见异常　2 异常＿＿＿

辅助检查	血常规	血红蛋白＿＿＿g/L　白细胞计数＿＿＿/L　血小板计数＿＿＿/L　其他
	尿常规	尿蛋白＿＿　尿糖＿＿　尿酮体＿＿　尿隐血＿＿　其他＿＿
	血型 ABO	
	血型 Rh*	
	血糖*	＿＿＿mmol/L
	肝功能	血清谷丙转氨酶＿＿U/L　血清谷草转氨酶＿＿U/L　白蛋白＿＿g/L　总胆红素＿＿μmol/L　结合胆红素＿＿μmol/L
	肾功能	血清肌酐＿＿μmol/L　血尿素氮＿＿mmol/L
	阴道分泌物*	1 未见异常　2 滴虫　3 白念珠菌　4 其他＿＿＿　□/□/□
		阴道清洁度：1 Ⅰ度　2 Ⅱ度　3 Ⅲ度　4 Ⅳ度　□
	乙型肝炎	乙型肝炎表面抗原＿＿　乙型肝炎表面抗体*＿＿　乙型肝炎 e 抗原*＿＿　乙型肝炎 e 抗体*＿＿　乙型肝炎核心抗体*＿＿
	梅毒血清学试验*	1 阴性　2 阳性　□
	HIV 抗体检测*	1 阴性　2 阳性　□
	B 超*	
	其他*	
总体评估	1 未见异常　2 异常＿＿＿＿＿＿＿＿□
保健指导	1 生活方式　2 心理　3 营养　4 避免致畸因素和疾病对胚胎的不良影响　5 产前筛查宣传告知　6 其他＿＿＿　□/□/□/□/□/□

转诊　1 无　2 有　　　　　　　　　　　　　　　　　　　　　　　　　　□
原因：＿＿＿＿＿＿＿＿　机构及科室：＿＿＿＿＿＿＿＿

下次随访日期	年　月　日	随访医生签名	

注:本表引自《国家基本公共卫生服务规范(第三版)》。填表说明:

1. 本表由医生在第一次接诊孕妇(尽量在孕 13 周前)时填写。若未建立居民健康档案,需同时建立。随访时填写各项目对应情况的数字。

2. 孕周 填写此表时孕妇的受孕周数。

3. 孕次 受孕的次数,包括本次妊娠。

4. 产次 此次受孕前,孕期超过 28 周的分娩次数。

5. 末次月经 受孕前最后一次月经的第 1 天。

6. 预产期 可按照末次月经推算,为末次月经日期的月份加 9 或减 3,为预产期月份数;天数加 7,为预产期日。

7. 既往史 孕妇曾经患过的疾病,可以多选。

8. 家族史 填写孕妇父亲、母亲、丈夫、兄弟姐妹或其他子女中是否曾患遗传病或精神疾病,若有,请具体说明。

9. 个人史 可以多选。

10. 妇产科手术史 孕妇曾经接受过的妇科手术和剖宫产手术。

11. 孕产史 根据具体情况填写,若有,填写次数,若无,填写"0"。

12. 体重指数(BMI)=体重(kg)/身高的平方(m^2)。

13. 体格检查、妇科检查及辅助检查 进行相应检查,并填写检查结果。标有 * 的项目尚未纳入国家基本公共卫生服务项目,其中梅毒血清学试验、HIV 抗体检测检查为重大公共卫生服务免费测查项目。

14. 总体评估 根据孕妇总体情况进行评估,若发现异常,具体描述异常情况。

15. 保健指导 填写相应的保健指导内容,可以多选。

16. 转诊 若有需转诊的情况,具体填写。

17. 下次随访日期 根据孕妇情况确定下次随访日期,并告知孕妇。

18. 随访医生签名 随访完毕,核查无误后随访医生签署其姓名。

13. 超声检查 在孕早期(孕 6~8 周)进行超声检查,以确定是否为宫内孕及孕周、胎儿是否存活、胎儿数目、子宫附件等情况。

(四)孕妇妊娠风险评估

妊娠风险评估分级,在原则上应在二级及以上医疗机构进行,医疗机构对妊娠风险筛查阳性的孕妇对照孕产妇妊娠风险评估表进行首次妊娠风险评估(表 6-4),按照风险严重程度分别以绿色(低风险)、黄色(一般风险)、橙色(较高风险)、红色(高风险)、紫色(传染病)5 种颜色进行分级标识、分类管理。妊娠风险分类为动态评估,医疗机构在提供孕产期保健服务过程中,发现孕产妇健康状况有变化时,应根据变化及时调整妊娠风险分级和相应管理措施。

(五)分类健康管理

1. 未发现异常(高危)孕妇的管理 进行正常生活方式、心理及营养指导,避免不良因素和疾病对胚胎的影响,告知和督促孕妇进行产前筛查和产前诊断,预约下次检查时间。

2. 异常(高危)孕妇的管理 异常(高危)孕妇除一般早孕健康指导外,注重个性化指导。

(1)经上级医院的早孕门诊、专科门诊等相关门诊明确诊断,有合并症、并发症者留在上级医院进行健康管理。对不适宜生育者,及时终止妊娠。排除疾病或经治疗已痊愈者,转回社区卫生服务机构继续后续健康管理。

(2)出现阴道大出血、妊娠剧吐及腹痛等危急征象的孕妇,需紧急转诊至上级医疗机构。做好转诊前准备(紧急处理、联络落实上级医疗卫生机构)、转诊时的安全保障工作和转诊后 2 周内的随访等。

二、孕中期健康管理服务内容

孕 13~27 周末称孕中期,孕 13 周以后,胎儿逐渐长大,母体为适应胎儿的生长发育需要和为分娩做好准备,各个系统和器官均发生一系列适应性的变化,开展定期的、有连贯性的孕期保健服务,对保护孕妇的身心健康和胎儿的生长发育具有重要意义。

孕妇居住地的乡(镇)卫生院、社区卫生服务中心承担孕中期的 2 次产前随访服务,提供孕中期的基本保健,提供服务的时间分别在孕 16~20 周和孕 21~24 周。

表 6-4　孕产妇妊娠风险评估表

评估分级	孕产妇相关情况
绿色（低风险）	孕妇基本情况良好，未发现妊娠合并症、并发症
黄色（一般风险）	1. 基本情况 1.1 年龄≥35 岁或≤18 岁 1.2 BMI>25kg/m² 或<18.5kg/m² 1.3 生殖道畸形 1.4 骨盆狭小 1.5 不良孕产史（各类流产≥3 次、早产、围产儿死亡、出生缺陷、异位妊娠、滋养细胞疾病等） 1.6 瘢痕子宫 1.7 子宫肌瘤或卵巢囊肿≥5cm 1.8 盆腔手术史 1.9 辅助生殖妊娠 2. 妊娠合并症 2.1 心脏病（经心内科诊治无须药物治疗、心功能正常） 2.1.1 先天性心脏病（不伴有肺动脉高压的房间隔缺损、室间隔缺损、动脉导管未闭，法洛四联症修补术后无残余心脏结构异常等） 2.1.2 心肌炎后遗症 2.1.3 心律失常 2.1.4 无合并症的轻度的肺动脉狭窄和二尖瓣脱垂 2.2 呼吸系统疾病（经呼吸内科诊治无须药物治疗、肺功能正常） 2.3 消化系统疾病（肝炎病毒携带：表面抗原阳性、肝功能正常） 2.4 泌尿系统疾病（肾脏疾病：目前病情稳定、肾功能正常） 2.5 内分泌系统疾病（无须药物治疗的糖尿病、甲状腺疾病、催乳素瘤等） 2.6 血液系统疾病 2.6.1 妊娠合并血小板减少（血小板计数 50×10^9/L~100×10^9/L）但无出血倾向 2.6.2 妊娠合并贫血（血红蛋白 60~110g/L） 2.7 神经系统疾病（癫痫：单纯部分性发作和复杂部分性发作；重症肌无力：眼肌型等） 2.8 免疫系统疾病（无须药物治疗，如系统性红斑狼疮、IgA 肾病、类风湿关节炎、干燥综合征、未分化结缔组织病等） 2.9 尖锐湿疣、淋病等性传播疾病 2.10 吸毒史 2.11 其他 3. 妊娠并发症 3.1 双胎妊娠 3.2 先兆早产 3.3 胎儿宫内生长受限 3.4 巨大胎儿 3.5 妊娠高血压疾病（除外红色、橙色） 3.6 妊娠肝内胆汁淤积症 3.7 胎膜早破 3.8 羊水过少 3.9 羊水过多 3.10 ≥36 周胎位不正 3.11 低置胎盘 3.12 妊娠剧吐

评估分级	孕产妇相关情况
橙色（较高风险）	1. 基本情况 1.1 年龄≥40 岁 1.2 BMI≥28kg/m² 2. 妊娠合并症 2.1 较严重心血管系统疾病 2.1.1 心功能 II 级，轻度左心功能障碍或射血分数 40%~50% 2.1.2 需药物治疗的心肌炎后遗症、心律失常等 2.1.3 瓣膜性心脏病（轻度二尖瓣狭窄瓣口>15mm²，主动脉瓣狭窄跨瓣压差<50mmHg，无合并症的轻度肺动脉狭窄，二尖瓣脱垂，二叶式主动脉瓣疾病，马方综合征无主动脉扩张） 2.1.4 主动脉疾病（主动脉直径<45mm），主动脉缩窄矫治术后 2.1.5 经治疗后稳定的心肌病 2.1.6 各种原因的轻度肺动脉高压（<50mmHg） 2.1.7 其他 2.2 呼吸系统疾病 2.2.1 哮喘 2.2.2 脊柱侧弯 2.2.3 胸廓畸形等伴轻度肺功能不全 2.3 消化系统疾病 2.3.1 原因不明的肝功能异常 2.3.2 仅需要药物治疗的肝硬化、肠梗阻、消化道出血等 2.4 泌尿系统疾病（慢性肾脏疾病伴肾功能不全代偿期，肌酐超过正常值上限） 2.5 内分泌系统疾病 2.5.1 需药物治疗的糖尿病、甲状腺疾病、催乳素瘤 2.5.2 肾性尿崩症（尿量超过 4 000ml/d）等 2.6 血液系统疾病 2.6.1 血小板减少（血小板计数 30×10⁹/L~50×10⁹/L） 2.6.2 重度贫血（血红蛋白 60~110g/L） 2.6.3 凝血功能障碍无出血倾向 2.6.4 易栓症（如抗凝血酶缺乏症、蛋白 C 缺乏症、蛋白 S 缺乏症、抗磷脂综合征、肾病综合征等） 2.7 免疫系统疾病（应用小剂量激素，如强的松 5~10mg/d，6 个月以上，无临床活动表现，如系统性红斑狼疮、重症 IgA 肾病、类风湿关节炎、干燥综合征、未分化结缔组织病等） 2.8 恶性肿瘤治疗后无转移无复发 2.9 智力障碍 2.10 精神病缓解期 2.11 神经系统疾病 2.11.1 癫痫（失神发作） 2.11.2 重症肌无力（病变波及四肢骨骼肌和延髓部肌肉）等 2.12 其他 3. 妊娠并发症 3.1 三胎及以上妊娠 3.2 Rh 血型不合 3.3 瘢痕子宫（距末次子宫手术间隔<18 个月） 3.4 瘢痕子宫伴中央性前置胎盘或伴有可疑胎盘植入 3.5 各类子宫手术史（如剖宫产、子宫角妊娠、子宫肌腺瘤切除术等）≥2 次 3.6 双胎、羊水过多伴发心肺功能减退 3.7 重度子痫前期、慢性高血压合并子痫前期 3.8 原因不明的发热 3.9 产后抑郁症、产褥期中暑、产褥感染等 3.10 未足月胎膜早破 3.11 中央性前置胎盘

评估分级	孕产妇相关情况
红色（高风险）	1. 妊娠合并症 1.1 严重心血管系统疾病 1.1.1 各种原因引起的肺动脉高压（≥50mmHg），如房间隔缺损、室间隔缺损、动脉导管未闭等 1.1.2 复杂先天性心脏病（法洛四联症、艾森门格综合征等）和未手术的发绀型心脏病（经皮动脉血氧饱和度<90%）；肺动脉下心室旷置术（Fontan 循环术）后 1.1.3 心脏瓣膜病（瓣膜置换术后；中重度二尖瓣狭窄，瓣口<1.5cm²；主动脉瓣狭窄，跨瓣压差≥50mmHg；马方综合征等） 1.1.4 各类心肌病 1.1.5 感染性心内膜炎 1.1.6 急性心肌炎 1.1.7 风湿性心脏病风湿活动期 1.1.8 妊娠高血压心脏病 1.1.9 其他 1.2 呼吸系统疾病（哮喘反复发作、肺纤维化、胸廓或脊柱严重畸形等影响肺功能者） 1.3 消化系统疾病（重型肝炎、肝硬化失代偿、严重消化道出血、急性胰腺炎、肠梗阻等影响孕产妇生命的疾病） 1.4 泌尿系统疾病（急性、慢性肾脏疾病伴高血压；肾功能不全，肌酐超过正常值上限的 1.5 倍） 1.5 内分泌系统疾病 1.5.1 糖尿病并发肾病 V 级、严重心血管病、增生性视网膜病变或玻璃体积血、周围神经病变等 1.5.2 甲状腺功能亢进并发心脏病、感染、肝功能异常、精神异常等疾病 1.5.3 甲状腺功能减退引起相应系统功能障碍，基础代谢率在正常平均值 50% 以下 1.5.4 催乳素瘤出现视力减退、视野缺损、偏盲等压迫症状 1.5.5 尿崩症（中枢性尿崩症伴有明显的多饮、烦渴、多尿症状，或者合并有其他垂体功能异常） 1.5.6 嗜铬细胞瘤等 1.6 血液系统疾病 1.6.1 再生障碍性贫血 1.6.2 血小板减少（血小板计数<30×10⁹/L）或进行性下降或伴有出血倾向 1.6.3 重度贫血（血红蛋白≤40g/L） 1.6.4 白血病 1.6.5 凝血功能障碍伴有出血倾向（如先天性凝血因子缺乏、低纤维蛋白原血症等） 1.6.6 血栓栓塞性疾病（如下肢深静脉血栓、颅内静脉窦血栓等） 1.7 免疫系统疾病活动期，如系统性红斑狼疮、重症 IgA 肾病、类风湿关节炎、干燥综合征、未分化结缔组织病等 1.8 精神病急性期 1.9 恶性肿瘤 1.9.1 孕期发现的恶性肿瘤 1.9.2 治疗后复发或发生远处转移 1.10 神经系统疾病 1.10.1 脑血管畸形及手术史 1.10.2 癫痫全身发作 1.10.3 重症肌无力（病变发展至延脑肌、肢带肌、躯干肌和呼吸肌） 1.11 吸毒 1.12 其他严重内科、外科疾病等 2. 妊娠并发症 2.1 三胎及以上妊娠伴发心肺功能减退 2.2 凶险性前置胎盘，胎盘早剥 2.3 红色预警范畴疾病产后尚未稳定
紫色（传染病）	所有妊娠合并传染病，如病毒性肝炎、梅毒、HIV 感染及艾滋病、结核病、重症感染性肺炎、特殊病毒感染（如 H1N7 病毒、寨卡病毒等）

注：除紫色标识孕妇可能伴有其他颜色外，如同时存在不同颜色分类，按照较高风险的分级标识。

（一）孕中期健康教育与指导

内容包括营养与生活方式指导、心理保健指导、体重管理指导、产前筛查及产前诊断意义宣教、早产认识和预防、妊娠糖尿病筛查等。

孕中期应加强营养，摄入富含蛋白质、微量元素（铁、钙、锌、碘、硒、钾）和维生素的饮食；重视BMI监测和管理，避免体重增长过多或过少；保持充足的睡眠，建议孕妇每天睡眠10小时左右，卧床时宜左侧卧位；避免重体力劳动；注意个人卫生，勤洗澡、更衣；情绪波动时多与家人和朋友沟通，必要时向专业人员咨询。

（二）第2、3次产前随访服务

内容包括询问与观察孕妇的健康状况和心理状况，了解有无异常感觉或出现特殊情况；测量血压、体重，测量宫高、腹围，听胎心，绘制妊娠图，尿常规；孕20~24周胎儿系统超声筛查，筛查胎儿的严重畸形；填写第2~5次产前随访服务记录表（表6-5）。

（三）未发现异常（高危）孕妇的管理

内容包括进行孕期的生活方式、营养、心理、运动等常规指导；告知和督促孕妇进行预防出生缺陷的产前筛查和产前诊断，在孕15~20周知情选择进行产前血清学筛查，在孕16~24周进行产前超声筛查。

（四）发现异常（高危）孕妇的管理

孕妇出现体重和宫高增长过快，腹痛，阴道出血，日常体力活动即出现疲劳、心悸、气短、上腹痛，肝功能异常，高血压，水肿，蛋白尿，心悸，多食，消瘦，畏寒，多汗等情况需转至上级医院产科及相关专科门诊诊治，针对问题进行处理。转出后要2周内随访落实诊治情况，同时加强指导。明确有产科并发症和各种合并症者，继续留在上级医院监测管理、治疗，排除异常或疾病已控制者转回社区继续随访管理，不宜继续妊娠者，适时终止妊娠。

三、孕晚期健康管理服务内容

孕28~40周末称为孕晚期，提供服务的时间分别是孕28~36周、37~40周。孕晚期胎儿生长迅速，孕妇腹部增大迅速，定期对孕妇及胎儿进行监护和保健服务，能够及早发现异常情况，通过加强管理，及时诊治，对减少并发症、合并症的发生，保护母子健康具有重要意义。

（一）孕晚期健康教育与指导

1. 孕晚期营养及生活方式的指导 加强营养，保证睡眠，注意卫生，适当活动；控制食盐摄入，不宜过重劳动，禁止同房；学会自我家庭监护，能数胎动、体重管理等；做好产前心理安慰，感情支持，稳定孕妇情绪，使其愉快度过分娩期。

2. 自我监护指导 孕晚期应注重体重管理，掌握每周体重增长的情况，如果连续两周增长过多或过少，应去医院检查。胎动监测是孕妇自我评价胎儿宫内状况的简便经济的有效方法。一般孕20周开始自觉胎动，胎动夜间和下午较为活跃。胎动在胎儿睡眠周期消失，持续20~49分钟。孕28周以后，胎动计数<10次/2h或减少50%者提示有胎儿缺氧可能，应及时进一步检查。

3. 孕期并发症、合并症防治指导 孕妇出现腹痛、阴道流血、阴道流水、水肿、头晕头痛视物不清、心慌气短夜间不能平卧、血压≥140/90mmHg、胎动异常等异常情况，要记录第1次时间，并及时到医院就诊。

4. 分娩方式指导 促进自然分娩，让孕妇了解分娩是一个正常生理过程，自然分娩有利于胎儿出生后建立正常呼吸及产妇产后身体恢复；帮助孕妇了解分娩的技巧，在分娩过程中的支持措施有陪伴分娩和无痛分娩，解除孕妇分娩恐惧心理；产妇具备自然分娩的条件时，应积极引导产妇选用自然、安全、对母婴都有利的自然分娩的方式。

5. 母乳喂养指导 母乳是婴儿健康生长发育的最佳食物，可以增加婴儿的免疫力，增进了母子

表 6-5　第 2~5 次产前随访服务记录表

姓名：   编号□□□-□□□□□

项目		第 2 次	第 3 次	第 4 次	第 5 次
(随访/督促)日期					
孕周					
主诉					
体重/kg					
产科检查	宫底高度/cm				
	腹围/cm				
	胎位				
	胎心率/ (次·min^{-1})				
血压/mmHg		/	/	/	/
血红蛋白/(g·L^{-1})					
尿蛋白					
其他辅助检查*					
分类		1 未见异常　　□ 2 异常＿＿＿＿	1 未见异常　　□ 2 异常＿＿＿＿	1 未见异常　　□ 2 异常＿＿＿＿	1 未见异常　　□ 2 异常＿＿＿＿
指导		1 生活方式 2 营养 3 心理 4 运动 5 其他＿＿＿	1 生活方式 2 营养 3 心理 4 运动 5 自我监护 6 母乳喂养 7 其他＿＿＿＿	1 生活方式 2 营养 3 心理 4 运动 5 自我监测 6 分娩准备 7 母乳喂养 8 其他＿＿＿＿	1 生活方式 2 营养 3 心理 4 运动 5 自我监测 6 分娩准备 7 母乳喂养 8 其他＿＿＿＿
转诊		1 无　2 有　　□ 原因：＿＿＿＿＿ 机构及科室：＿＿＿	1 无　2 有　　□ 原因：＿＿＿＿＿ 机构及科室：＿＿＿	1 无　2 有　　□ 原因：＿＿＿＿＿ 机构及科室：＿＿＿	1 无　2 有　　□ 原因：＿＿＿＿＿ 机构及科室：＿＿＿
下次随访日期					
随访医生签名					

注：本表引自《国家基本公共卫生服务规范(第三版)》。填表说明：

1. 孕周　此次随访时的孕周数。
2. 主诉　填写孕妇自述的主要症状和不适。
3. 体重　填写此次测量的体重。
4. 产科检查　按照要求进行产科检查，填写具体数值。
5. 血红蛋白、尿蛋白　填写血红蛋白值、尿蛋白检测结果。
6. 其他辅助检查　若有，填写此处。
7. 分类　根据此次随访的情况，对孕妇进行分类，若发现异常，写明具体情况。
8. 指导　可以多选，未列出的其他指导请具体填写。
9. 转诊　若有需转诊的情况，具体填写。
10. 下次随访日期　根据孕妇情况确定下次随访日期，并告知孕妇。
11. 随访医生签名　随访完毕，核查无误后医生签名。
12. 第 2~5 次产前随访服务，应该在确定好的有助产技术服务资质的医疗卫生机构进行相应的检查，并填写相关结果；没有条件的基层医疗卫生机构督促孕妇前往有资质的机构进行相关随访，注明督促日期，无须填写相关记录。
13. 若失访，在随访日期处写明失访原因；若死亡，写明死亡日期和死亡原因。

感情,防止产后出血等情况。纯母乳喂养是只给婴儿喂母乳,不给其他任何的液体和固体食物,孩子出生后要坚持纯母乳喂养 6 个月。产后 1 小时内应开始母乳喂养,皮肤早接触,早吸吮,按需哺乳;指导孕妇掌握哺乳的技巧,正确哺乳姿势和正确的含接姿势。

(二)第 4、5 次产前随访服务

常规询问胎动、阴道出血、宫缩、饮食、运动情况;分娩前准备情况(33~36 周);胎动、宫缩、见红等(37~41 周)。测量血压、体质量,评估孕妇体质量增加是否合理;子宫底高度;胎心率测定;胎位检查;血常规、尿常规;超声检查胎儿生长发育情况、羊水量、胎位、胎盘位置等,并填写第 2~5 次产前随访服务记录表。

(三)未发现异常(高危)孕妇的管理

产前随访服务时进行个人卫生、运动、营养和心理保健指导,并开展产妇自我监护方法、促进自然分娩、母乳喂养以及孕期并发症、合并症防治指导;提倡丈夫参与和家庭支持;督促落实孕 24 周后到有助产资质的医疗卫生机构进行产前检查,落实分娩地点。

(四)发现异常(高危)孕妇的管理

发现体重和宫高增长过快或不增长,腹痛的阴道出血,日常体力活动即出现疲劳、心悸、气短、上腹痛、肝功能异常、高血压、水肿、蛋白尿,皮肤瘙痒或轻度黄疸,中度贫血,血小板减少及异常胎位的孕妇都需及时转至上级医院产科及相关门诊诊断,针对问题进行处理;转出 2 周内随访落实结果,同时督促高危孕产妇增加随访次数,加强指导。

第三节 产褥期健康管理

产褥期(puerperium)指从胎盘娩出至产妇全身各器官除乳腺外恢复到非孕状态所需的一段时期,通常为 6 周。在此期间产妇要适应全身各系统所发生的明显变化如子宫复原、血容量恢复正常以及乳汁分泌等,还要担负起哺育新生儿的责任,身心负担都比较重。产褥期的健康管理对产妇顺利康复,新生儿健康成长和母乳喂养的成功均具有重要意义。产褥期健康管理服务主要包括产褥期保健指导、产后访视及产后 42 天健康检查服务。

一、产褥期保健指导

1. **一般保健指导** 产妇居住环境应安静、舒适、清洁,保持空气流通及合适的室温。产妇要有充足的睡眠时间,经常变换卧床姿势。经阴道自然分娩的产妇,产后 6~12 小时内即可起床轻微活动;于产后第 2 天可在室内随意走动,根据身体状况,逐步增加活动范围和时间,同时做好个人卫生避免产褥感染。

2. **母乳喂养指导** 母乳喂养指导包括正确的喂奶姿势、正确的含接姿势、喂奶方法、按需哺乳、判断婴儿是否吃到了足够乳汁、哺乳期乳房护理的指导,还包括母乳喂养常见问题的处理的指导,如乳头皲裂、乳管阻塞并有痛性肿块、奶不足、婴儿吐奶和溢奶等。

3. **心理保健** 产后抑郁是产褥期常见的心理问题,家人、亲人应给予产妇多一些心理关爱,为产妇创造良好的休养环境。精心为产妇准备清淡营养的产后饮食,使产妇感受到亲人关爱,有利于产妇身心健康。产妇可尽早开始适度的运动,保持充足的睡眠,进行自我心理的调适,适应角色的改变,多做一些自己喜欢做的事情。如出现较严重的产后抑郁症状,要及时找专科医生诊治,不要轻视抑郁症的危害。

4. **乳母营养指导** 乳母的膳食营养要注意增加能量摄入,补充优质蛋白,摄入充足的脂肪,保证无机盐的供给,保证充足的水分摄入。做到膳食多样化,搭配合理,摄入量充足,满足母体自身和哺乳期对营养的需要。

5. 新生儿护理指导　新生儿十分娇嫩,免疫能力低,应当为新生儿营造一个清洁、安静、空气新鲜的环境。母乳喂养、充足的睡眠、注意保暖和预防感染是新生儿护理中的重点。督促听力筛查有问题的新生儿进行复查。梅毒和 HIV 感染母亲所生儿童应复查和追踪。

6. 新生儿免疫接种指导　预约婴儿预防接种及满月时转儿童保健门诊随访管理。

> **知识链接**
>
> ### 母乳喂养的时间及方法
>
> 　　哺乳是一种自然行为,每次一般为 20~30 分钟,根据哺乳的环境,可采用摇篮式、环抱式、交叉式和侧卧式等姿势进行,以母婴舒服的体位进行哺乳。
>
> 　　哺乳前,母亲应洗手并用温开水清洁乳房及乳头。哺乳时,母亲及新生儿均应选择最舒适位置,一手拇指放在乳房上方,余四指放在乳房下方,将乳头和大部分乳晕放入新生儿口中,用手扶托乳房,防止乳房堵住新生儿鼻孔。让新生儿吸空一侧乳房后,再吸吮另一侧乳房。哺乳后佩戴合适棉质乳罩。每次哺乳后,应将新生儿抱起轻拍背部 1~2 分钟,排出胃内空气以防吐奶。乳汁确实不足时,应及时补充配方乳。

二、产后访视

　　乡(镇)卫生院、村卫生室和社区卫生服务中心(站)在收到分娩医院转来的产妇分娩信息后,应于出院后 3~7 天内到产妇家中进行产后访视,如有需要,可根据情况增加一次。产后访视的服务主要包括新生儿及产妇的观察和检查。

　　1. 新生儿　观察新生儿一般情况、面色、精神、呼吸、哭声和吸吮情况;测体温、称体重、听心肺、检查头颅部、口、眼、鼻、耳、脐部及臀部有无感染;边检查边询问有关病史,询问新生儿出生孕周、出生体重、有无窒息、免疫规划、出院后的喂养、睡眠、大小便、新生儿的听力、视力和代谢性疾病筛查结果等情况。

　　2. 产妇　观察产妇的一般情况、精神状态;询问本次分娩过程、分娩方式、胎产次、会阴切开或腹部伤口情况、有无产后出血、感染等异常情况;测量体温,必要时测量血压;检查乳房、乳头、乳量;查子宫底高度、有无压痛,腹部以及会阴伤口;观察恶露的量、色、性状;观察产妇喂奶的全过程。

　　3. 访视记录　访视结束,应将观察结果和检查结果详细完整地记录在产后访视记录表上(表6-6),同时在母子健康手册的相关项目内作记录。

三、产后 42 天健康检查服务

　　产后 42 天是产褥期的结束,通过对产妇进行一次全面的健康检查,确定母亲身体是否已经恢复正常,如一切正常,产妇可以结案,如发现异常应当转院治疗。

　　1. 观察和询问　询问产后康复及母乳喂养情况观察母亲的情绪和神态,对患有糖尿病,肝病,心脏病,肾病等内科合并症者,了解其相关疾病的症状是否缓解或存在。

　　2. 一般体检　测量血压、称体重、查心、肺、肝、脾等脏器有无异常,乳房和乳头有无炎症,剖宫产者注意观察腹部伤口愈合情况,有无硬结或异常隆起。妇科检查观察会阴伤口愈合情况,有无阴道前壁或后壁膨出、子宫脱垂等。阴道窥器检查观察阴道分泌物的量、色、味,宫颈有无裂伤。双合诊检查扪清子宫是否恢复至非孕状态,输卵管、卵巢有无炎症、包块,若发现异常可 B 超进一步检查。

表 6-6　产后访视记录表

姓名：　　　　　　　　　　　　　　　　　　　　　　　　　　编号□□□-□□□□□

随访日期			年　　月　　日		
分娩日期	年　　月　　日		出院日期	年　　月　　日	
体温/℃					
一般健康情况					
一般心理状况					
血压/mmHg					
乳房	1 未见异常　2 异常＿＿＿＿＿＿＿＿＿＿				□
恶露	1 未见异常　2 异常＿＿＿＿＿＿＿＿＿＿				□
子宫	1 未见异常　2 异常＿＿＿＿＿＿＿＿＿＿				□
伤口	1 未见异常　2 异常＿＿＿＿＿＿＿＿＿＿				□
其他					
分类	1 未见异常　2 异常＿＿＿＿＿＿＿＿＿＿				□
指导	1 个人卫生 2 心理 3 营养 4 母乳喂养 5 新生儿护理与喂养 6 其他＿＿＿＿＿＿				□/□/□/□/□
转诊	1 无　2 有 原因：＿＿＿＿＿＿＿＿＿＿＿＿＿＿ 机构及科室：＿＿＿＿＿＿＿＿＿＿				□
下次随访日期					
随访医生签名					

填表说明：

1. 本表为产妇出院后一周内由医务人员到产妇家中进行产后检查时填写。
2. 一般健康状况　对产妇一般情况进行检查，具体描述并填写。
3. 一般心理状况　评估产妇是否有产后抑郁的症状。
4. 血压　测量产妇血压，填写具体数值。
5. 乳房、恶露、子宫、伤口　对产妇进行检查，若有异常，具体描述。
6. 分类　根据此次随访情况，对产妇进行分类，若为其他异常，具体写明情况。
7. 指导　可以多选，未列出的其他指导请具体填写。
8. 转诊　若有需转诊的情况，具体填写。
9. 随访医生签名　随访完毕，核查无误后随访医生签名。

3. 实验室检查　针对有异常情况者建议去专科门诊进行有必要的实验室检查。如有妊娠高血压疾病的产妇应予检查尿蛋白；孕期有贫血或产后有出血者，应复查血常规；糖尿病患者复查血糖，做 OGTT。

4. 进行产妇营养、心理健康、婴儿喂养及科学避孕指导。

5. 检查结束,应将观察结果和检查结果详细完整记录在产后 42 天健康检查记录表上(表6-7),同时在母子健康手册的相关项目内作记录。

表 6-7　产后 42 天健康检查记录表

姓名：_____　　　　　　　　　　　　　　　　　　编号□□□-□□□□□

随访日期	年　　　月　　　日		
分娩日期	年　　月　　日	出院日期	年　　月　　日
一般健康情况			
一般心理状况			
血压/mmHg			
乳房	1 未见异常　2 异常_____		□
恶露	1 未见异常　2 异常_____		□
子宫	1 未见异常　2 异常_____		□
伤口	1 未见异常　2 异常_____		□
其他			
分类	1 已恢复　2 未恢复_____		□
指导	1 心理保健 2 性保健与避孕 3 婴儿喂养 4 产妇营养 5 其他_____		□/□/□/□/□
处理	1 结案 2 转诊 原因:_____ 机构及科室:_____		□
随访医生签名			

填表说明:
1. 一般健康状况　对产妇一般情况进行检查,具体描述并填写。
2. 一般心理状况　评估是否有产后抑郁的症状。
3. 血压　如有必要,测量产妇血压,填写具体数值。
4. 乳房、恶露、子宫、伤口　对产妇进行检查,若有异常,具体描述。
5. 分类　根据此次随访情况,对产妇进行分类,若为未恢复,具体写明情况。
6. 指导　可以多选,未列出的其他指导请具体填写。
7. 处理　若产妇已恢复正常,则结案。若有需转诊的情况,具体填写。
8. 随访医生签名　检查完毕,核查无误后检查医生签名。
9. 若失访,在随访日期处写明失访原因;若死亡,写明死亡日期和死亡原因。

第四节　孕产妇健康管理服务规范

一、服务对象

辖区内常住的孕产妇。

二、服务内容

（一）孕早期健康管理

孕 13 周前为孕妇建立母子健康手册，并进行第 1 次产前检查。

1. 进行孕早期健康教育和指导。

2. 孕 13 周前由孕妇居住地的乡（镇）卫生院、社区卫生服务中心建立母子健康手册。

3. 孕妇健康状况评估　询问既往史、家族史、个人史等，观察体态、精神等，并进行一般体检、妇科检查和血常规、尿常规、血型、肝功能、肾功能、乙型肝炎，有条件的地区建议进行血糖、阴道分泌物、梅毒血清学试验、HIV 抗体检测等实验室检查。

4. 开展孕早期生活方式、心理和营养保健指导，特别要强调避免致畸因素和疾病对胚胎的不良影响，同时告知和督促孕妇进行产前筛查和产前诊断。

5. 根据检查结果填写"第 1 次产前检查服务记录表"，对具有妊娠危险因素和可能有妊娠禁忌证或严重并发症的孕妇，及时转诊到上级医疗卫生机构，并在 2 周内随访转诊结果。

（二）孕中期健康管理

1. 进行孕中期（孕 16~20 周、21~24 周各一次）健康教育和指导。

2. 孕妇健康状况评估　通过询问、观察、一般体格检查、产科检查、实验室检查对孕妇健康和胎儿的生长发育状况进行评估，识别需要做产前诊断和需要转诊的高危重点孕妇。

3. 对未发现异常的孕妇，除了进行孕期的生活方式、心理、运动和营养指导外，还应告知和督促孕妇进行预防出生缺陷的产前筛查和产前诊断。

4. 对发现有异常的孕妇，要及时转至上级医疗卫生机构。出现危急征象的孕妇，要立即转上级医疗卫生机构，并在 2 周内随访转诊结果。

（三）孕晚期健康管理

1. 进行孕晚期（孕 28~36 周、37~40 周各一次）健康教育和指导。

2. 开展孕产妇自我监护方法、促进自然分娩、母乳喂养以及孕期并发症、合并症防治指导。

3. 对随访中发现的高危孕妇应根据就诊医疗卫生机构的建议督促其酌情增加随访次数。随访中若发现有高危情况，建议其及时转诊。

（四）产后访视

乡（镇）卫生院、村卫生室和社区卫生服务中心（站）在收到分娩医院转来的产妇分娩信息后应于产妇出院后 1 周内到产妇家中进行产后访视，进行产褥期健康管理，加强母乳喂养和新生儿护理指导，同时进行新生儿访视。

1. 通过观察、询问和检查，了解产妇一般情况、乳房、子宫、恶露、会阴或腹部伤口恢复等情况。

2. 对产妇进行产褥期保健指导，对母乳喂养困难、产后便秘、痔疮、会阴或腹部伤口等问题进行处理。

3. 发现有产褥感染、产后出血、子宫复旧不佳、妊娠合并症未恢复者以及产后抑郁等问题的产妇，应及时转至上级医疗卫生机构进一步检查、诊断和治疗。

4. 通过观察、询问和检查了解新生儿的基本情况。

（五）产后 42 天健康检查

1. 乡（镇）卫生院、社区卫生服务中心为正常产妇做产后健康检查，异常产妇到原分娩医疗卫生机构检查。

2. 通过询问、观察、一般体检和妇科检查，必要时进行辅助检查对产妇恢复情况进行评估。

3. 对产妇应进行心理保健、性保健与避孕、预防生殖道感染、纯母乳喂养 6 个月、产妇和婴幼营养等方面的指导。

三、服务流程

孕产妇的健康管理服务流程，见图 6-1。

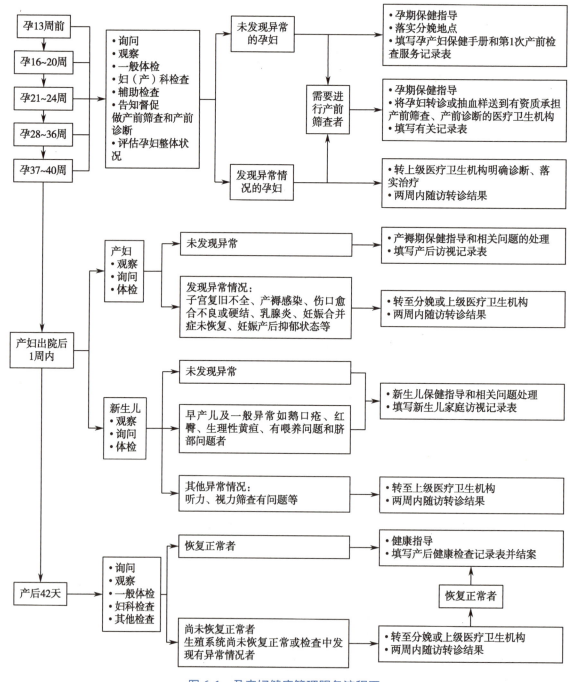

图 6-1　孕产妇健康管理服务流程图

本图引自《国家基本公共卫生服务规范（第三版）》。

四、服务要求

1. 开展孕产妇健康管理的乡(镇)卫生院和社区卫生服务中心应当具备服务所需的基本设备和条件。

2. 按照国家孕产妇保健有关规范要求,进行孕产妇全程追踪与管理工作,从事孕产妇健康管理服务工作的人员应取得相应的执业资格,并接受过孕产妇保健专业技术培训。

3. 加强与村(居)委会、妇联相关部门的联系,掌握辖区内孕产妇人口信息。

4. 加强宣传,在基层医疗卫生机构公示免费服务内容,使更多的育龄妇女愿意接受服务,提高早孕建册率。

5. 每次服务后及时记录相关信息,纳入孕产妇健康档案。

6. 积极运用中医药方法(如饮食起居、情志调摄、食疗药膳、产后康复等),开展孕期、产褥期、哺乳期保健服务。

7. 有助产技术服务资质的基层医疗卫生机构在孕中期和孕晚期对孕产妇各进行 2 次随访。没有助产技术服务资质的基层医疗卫生机构督促孕产妇前往有资质的机构进行相关随访。

五、工作指标

1. 早孕建册率=辖区内孕 13 周之前建册并进行第 1 次产前检查的产妇人数/该地该时间段内活产数×100%。

2. 产后访视率=辖区内产妇出院后 28 天内接受过产后访视的产妇人数/该地该时间内活产数×100%。

六、孕产妇健康管理相关表格

孕产妇健康管理相关表格包括孕产妇妊娠风险筛查表、第 1 次产前检查服务记录表、孕产妇妊娠风险评估表、第 2~5 次产前随访服务记录表、产后访视记录表、产后 42 天健康检查记录表,具体内容见前文。

(胡晓江)

思考题

1. 请以高龄孕产妇为服务对象,分析其孕期健康管理服务的具体内容。
2. 试述孕妇在妊娠不同阶段应开展的健康教育与指导内容。

ER 6-3

练习题

第七章 | 老年人健康管理服务

教学课件

思维导图

学习目标

1. 掌握老年人健康管理服务规范，包括服务对象、服务内容、服务流程、服务要求及工作指标。

2. 熟悉老年人生活自理能力评估方法；老年人健康体检项目。

3. 了解老年人身心健康状况和常患病特点；医养结合服务内容。

4. 学会对老年人进行健康管理服务；能够对失能老年人提供医养结合服务。

5. 具备关爱老年人、尊重老年人、服务老年人的职业素养；认识到尊老敬老是中华民族的传统美德，爱老助老是全社会的共同责任。

我国将年龄在 60 岁及以上的人群划分为老年人。立足我国人口老龄化新形势，健康服务是老年人群突出的需求。促进健康老龄化是积极应对人口老龄化的长久之计。得益于基本公共卫生服务多措施、多手段、多视角、多维度的逐步推进，老年健康政策进一步健全、老年健康服务供给持续强化、老年健康宣传教育广泛开展，城乡社区获得健康管理服务的 65 岁及以上老年人数量不断增长。在本章节的学习中，学生应树立广泛开展敬老、养老、助老宣传教育活动的意识，尊重、关心、积极帮助老年人。

第一节　老年人健康管理概述

情境导入

患者，男，66 岁，身高 170cm，体重 92kg，高血压 5 年，不规律服药，平日喜欢烟酒；近日出现头晕，视物模糊，食欲欠佳；今晨下楼晨练时，不慎跌倒，在小区内被人扶起后，尚能行走，自觉乏力、头晕，随后被送至社区卫生服务中心。

工作任务：

1. 你若作为该社区卫生服务中心的医生，请思考应对患者进行哪些方面的健康管理。

2. 如果在检查结果中，患者舒张压为 100mmHg。请思考下一步如何应对。

一、老年人身心变化

人体生长发育在 30 岁达到高峰，从 30 岁之后人体内的组织结构和生理功能会逐渐出现退行性变化。由于先天遗传因素和后天环境、疾病、营养、运动等因素的不同影响，机体的生理功能、组织结构的衰老速度是不同的，而且存在个体差异。

（一）老年人的生理变化

1. 解剖形态改变　机体组织细胞数量减少、内脏器官萎缩、重量减轻是导致生理功能减退的基础，表现在身高、体重、胸围、腰围、皮下脂肪厚度、皮肤弹性、体表面积、脊柱变形程度、老年斑、白发数量、脱发程度指标的变化。

2. 感觉器官和周围神经功能下降　视觉、听觉、嗅觉、味觉、皮肤感觉功能减退。

3. 生理功能衰退

（1）**心血管系统**：老年人心肌纤维逐渐萎缩、舒张和收缩功能下降；心脏瓣膜肥厚硬化、弹性降低，冠状动脉血流量减少，心脏收缩功能下降，心输出量减少；传导系统的退行性改变，容易出现各种心律失常。

（2）**神经系统**：随着年龄增长，脑细胞数量明显减少、脑细胞不同程度萎缩，神经细胞和神经递质减少，神经传导速度降低，动作迟缓，甚至出现认知功能障碍。

（3）**呼吸系统**：老年人支气管黏膜萎缩，肺容量、肺活量、最大通气量降低、呼吸功能明显减退，反射性咳嗽功能下降，气管分泌物不易排出，易发生肺部感染。

（4）**消化系统**：老年人牙龈萎缩、牙齿松动，胃腺体萎缩，胃蛋白酶和胃酸分泌减少，食欲减退；胃肠道蠕动功能减退，易发生消化不良、便秘、大便失禁等。

（5）**内分泌系统**：随着年龄的增长，胰岛功能减退，胰岛素分泌减少，同时老年人对胰岛素反应能力降低易患糖尿病；甲状腺腺体萎缩明显，甲状腺滤泡缩小，结缔组织增生，导致甲状腺功能减退，分泌甲状腺素减少，从而引起老年人代谢降低、耐寒力差及活动能力下降。

（6）**泌尿系统**：老年人肾脏逐渐萎缩、肾血管硬化，肾小球滤过率下降，对水电解质调节功能降低；易发生水钠潴留、从而导致心力衰竭及肺水肿；还易出现夜尿、尿急、尿频甚至尿失禁等健康问题。

（7）**肌肉骨骼运动系统**：肌纤维变细、弹性降低、收缩力减弱；骨骼中有机成分减少，无机盐增多，致使骨骼弹性和韧性降低、骨量减少、骨质疏松、易骨折。

（8）**免疫系统**：老年人的免疫系统功能逐渐减退，防御能力低下，患感染性疾病、恶性肿瘤等的风险在逐渐增加，容易出现疲劳、免疫紊乱、过敏反应不耐受等免疫衰老的表现。

（二）老年人的心理变化

现代社会人均寿命普遍延长，有些老年人年纪虽大，仍然思维敏捷、动作稳健，情绪乐观。同时有些老年人，心理负担沉重、难以适应日常交往，随着年龄和时间的推移，容易出现认知功能、情绪、人格和行为变化。

1. 认知能力变化　步入老年期后，老年人学习新东西、接受新事物能力减退，学习易受干扰。老年人会经历一定程度的记忆损失，使他们在日常生活中遇到困难。此外，老年人的注意力和集中力也可能减弱，这可能会影响到他们的工作和社交活动。

2. 情感与意志变化　步入老年期后，老年人出现躯体疾病及社会角色的转变，将影响老年人情感意志方面的改变，如过于固执、谨慎、怀旧和焦虑不安等。他们可能会对生活中的挫折和变化产生更强烈的反应。

3. 社会角色变化　随着退休和子女成家立业，老年人在一段时间内容易感到无所适从、空虚和失去价值感，感到不适应。

4. 生活目标和期望的变化　随着年龄的增长，老年人重新评估自己的生活目标和期望，可能会更加关注健康、休闲和亲情，而减少对事业和经济成功的追求。

5. 自我认同感的变化　随着身体和认知能力的下降，老年人会对自己的能力和价值产生怀疑。他们会觉得自己不再是社会的重要成员，从而导致自尊心受损。

6. 应对策略的变化　面对心理变化，老年人会采取不同的应对策略。例如，他们可能会寻求家人和朋友的支持,以缓解孤独感和焦虑;或者参加兴趣小组和社区活动,以保持社会联系和积极参与生活。

老年人的心理变化是一个复杂的过程,需要我们关注、理解、支持和关爱,帮助老年人度过这一阶段,实现身心健康和晚年幸福。

中国健康老年人标准

《中国健康老年人标准》(WS/T 802—2022)从躯体健康、心理健康和社会健康三个维度将中国老年人的健康状态划分为不同的状态。

其中,健康老年人应满足9大标准:生活自理或基本自理;重要脏器的增龄性改变未导致明显的功能异常;影响健康的危险因素控制在与其年龄相适应的范围内;营养状况良好;认知功能基本正常;乐观积极,自我满意;具有一定的健康素养,保持良好生活方式;积极参与家庭和社会活动;社会适应能力良好。

该标准适用于医疗卫生机构、养老服务机构人员对60周岁及以上中国老年人健康状态的评估。

(三) 老年人患病特点

老年人患病后常会出现头晕、头痛、心悸、胸闷、胸痛、慢性咳嗽等症状。老年人常见疾病有糖尿病、高血压、冠心病、慢性阻塞性肺疾病、白内障、骨质疏松症、前列腺增生、肿瘤等,主要特点为:

1. 多种疾病同时存在 老年人全身各系统生理功能均有不同程度的退化,防御及代谢功能普遍降低,常同时患有多种疾病。当老年人多种疾病并存时,大多无典型症状,常以一种疾病的特异性表现为主,而且容易干扰另一种疾病的诊断,同时给鉴别诊断造成困难。

2. 不易获得完整的病史 老年人的记忆力减退、敏感性下降、语言表达困难和听力障碍,医生在采集病史时需要耐心细致,还要与家属核对病史的可靠性。

3. 临床表现及体征不典型 老年人的感受性降低,有时疾病发展到严重程度,患者尚无症状或症状不典型,如肺炎患者的典型表现为咳嗽、咳痰、发热等,而老年患者却没有此类症状,有的仅表现为厌食、精神萎靡,感染严重时也常常仅有低热表现。

4. 个体差异大 由于老化过程的个体差异大,老年人患病后表现及对药物的反应大于年轻人,在参照疾病对应的基层指南治疗的同时也要特别强调个体化处理方法。

5. 诊断困难 老年人如出现脑供血不足、脑萎缩,容易引起意识障碍和精神症状,会增加早期诊断的困难。

6. 并发症多 由于老年患者免疫力低下,抗病能力与修复能力弱,常导致病程长,容易并发各种疾病。如长期卧床者可引起坠积性肺炎、肌肉萎缩、骨质疏松、压疮等。

阿尔茨海默病

阿尔茨海默病是一种起病隐匿的进行性发展的神经系统退行性疾病。临床上以记忆障碍、失语、失用、失认、视觉空间技能损害、执行功能障碍、精神行为改变及日常生活能力下降等表现为特征。多数病例为散发,晚发型发病年龄在60岁及以上,5%~15%有家族史。本病女性发病率约是男性的2倍,可能与女性的平均寿命更长有关。在65~74岁老年人中,约4%患有此病,而 85 岁以上则约 30%。在发达国家,随着老年人口的增长,其患病率相应上升。临床治疗以胆碱酯酶抑制药及谷氨酸受体阻断药为主要治疗药物。

二、老年保健策略

为了最大限度地延长老年期独立生活自理的时间,缩短功能丧失及在生活上依赖他人的时段,使老年人的躯体、心理和社会三方面经常处于最佳状态,达到延长健康预期寿命,提高老年人生命质量的目的,进而实现健康老龄化,针对老年人的特点和权益,我国的老年保健策略可归纳为六个"有所"。

(一)老有所医

老有所医指老年人的医疗有保障,解决老年人的健康问题,提高老年人的生活质量。大多数老年人的健康状况随着年龄的增长而下降,健康问题和疾病逐渐增多,导致老年人生活质量下降。要改善老年人口的医疗状况,就必须首先解决好医疗保障问题,通过深化医疗保健制度的改革,逐步实现社会化的医疗保险,运用立法的手段和国家、集体、个人合理分担的原则,将大多数的公民纳入这一体系当中,真正实现"老有所医"。

(二)老有所养

老有所养指老年人的生活有保障。家庭养老仍然是我国老年人养老的主要方式,但是由于家庭养老功能的逐渐弱化,养老必然由家庭转向社会,特别是社会福利保健机构。建立完善的社区老年服务设施和机构,增加养老资金的投入,确保老年人的基本生活和服务保障,将成为老年人安度幸福晚年的重要方面。

(三)老有所乐

老有所乐指老年人要有丰富的文化娱乐生活。国家、集体和社区都有责任为老年人的"所乐"提供条件,积极引导老年人正确和科学地参与社会文化活动,提高身心健康水平和文化修养。老有所乐的内容十分广泛。如社区内可建立老年活动站,开展琴棋书画、阅读欣赏、体育文娱活动,饲养鱼虫花草,组织观光旅游,参与社会活动等。

(四)老有所学

老年大学为老年人提供了一个再学习的机会,也为老年人的社会交往创造了有利条件。老年学员通过一段时间的学习,精神面貌发生了很大改观,生活变得充实而活跃,身体健康状况也有明显改善。因此,受到老年人的欢迎。老年人可根据自己的兴趣爱好,选择学习内容,如医疗保健、少儿教育、绘画、烹调等,这些知识又给老有所为创造了条件,有助于其潜能的发挥。

(五)老有所为

老有所为可分为两类。一是直接参与社会发展,将自己的知识和经验直接用于社会活动中,如从事各种技术咨询服务、医疗保健服务、人才培养等;二是间接参与社会发展,如献计献策,社会公益活动、编史或写回忆录、参加家务劳动、支持子女工作等。老有所为可能将在一定程度上缓和人口老龄化导致的劳动力缺乏的问题;同时可能也为老年人增加了个人收入,对提高其自身生活质量起到了积极作用。

(六)老有所教

老有所教指老年人的教育及精神生活。获得科学的教育和维持良好的精神状态对提高老年人生活质量有积极作用。因此全社会有责任对老年人进行科学的教育,帮助老年人建立健康的、丰富的、高品位的精神文化生活。老有所教既能够丰富老有所养的内涵、强化老有所医的效果、增强老有所学的推力、开发老有所为的潜力,又能提升老有所乐的层次和品位。

三、老年人健康管理与医养结合服务管理

（一）老年人健康管理与医养结合服务管理的意义

1. 提高老年人生活质量　随着人口老龄化的加剧，老年人的健康问题日益突出。医养结合服务管理能够为老年人提供全方位的健康管理，帮助他们预防疾病、延缓衰老，从而提高他们的生活质量和心理健康水平，增加幸福感。

2. 延缓老年人衰老过程　通过科学的健康管理和服务，预防和处理老年综合征，如跌倒、痴呆、失眠、抑郁等，降低老年人患病和失能的风险，延缓衰老过程，使他们能够更好地享受晚年生活。

3. 促进健康老龄化　鼓励和支持老年人积极参与社会活动，推动老年人健康观念的转变，提倡积极健康的生活方式，为全社会营造有利于老年人健康长寿的环境。

4. 保障老年人权益　维护老年人的合法权益，确保他们在医养结合过程中享有平等、公正、透明的待遇和服务，保证其基本生活和医疗服务需求得到满足。

5. 减轻家庭负担　传统的家庭养老模式往往需要子女照顾老年人的日常生活和医疗需求，医养结合服务管理可以分担家庭养老的压力，让子女更加安心地工作和生活。

6. 促进社会和谐　老年人的健康状况直接关系到社会和谐。医养结合服务管理有助于提高老年人的健康水平，减少因病致贫、因病返贫的现象，维护社会和谐。

7. 优化医疗资源配置　通过健康管理和医养结合，可以实现医疗资源的共享，使老年人在家门口就能享受到专业的医疗服务，可降低老年人的疾病发生率和医疗费用支出，实现医疗资源的合理配置和高效利用，提高医疗服务质量和效益。

8. 推动养老产业发展　医养结合服务的发展可以带动养老产业的创新和升级，为养老产业提供更广阔的市场空间，促进养老产业的健康发展。

（二）老年人健康管理与医养结合服务实施策略

老年人健康管理与医养结合服务的实施以老年人健康体检为抓手，切实做好老年人健康管理服务，注重上级医院或医联体牵头医院对基层医疗卫生机构的技术指导和质量控制，同时建立体检报告分析和结果反馈机制，加强后续服务的针对性，以期建立以老年群体为中心，医养协同发展的老年人健康与医养结合管理模式，为老年人提供更加优质、高效的健康养老服务，为助力我国老龄事业的发展作贡献。老年人健康管理与医养结合服务实施策略主要包括以下几个方面的内容：

1. 政策支持　政府应加大对老年人健康与医养结合管理的政策支持力度，制定相关政策法规，明确各方责任和义务，保障老年人的合法权益。

2. 人才培养　加强养老服务人才队伍建设，培养一批具备专业知识和技能的养老服务人员，提高养老服务水平。

3. 资源整合　整合各类医疗、养老资源，建立健全老年人健康与医养结合服务管理平台，实现资源共享和优化配置。

4. 服务创新　根据老年人的不同需求，创新服务项目和服务方式，提供个性化、差异化的健康服务管理。

5. 信息化建设　加大信息化建设投入，完善老年人健康与医养结合管理信息平台，实现信息资源的共享和互联互通。

6. 社会参与　鼓励社会力量参与老年人健康与医养结合服务，形成政府、社会、市场、家庭共同参与的多元化服务体系。

第二节 老年人健康管理服务规范

老年人健康管理服务规范指在为老年人开展健康管理过程中,为规范服务行为,保障老年人合法权益,提高服务质量而制定的一套标准。该规范明确了服务对象、服务内容、服务流程、服务要求和考核等方面的内容。

一、服务对象

老年人健康管理服务的对象为辖区内 65 岁及以上常住居民,即居住在辖区内半年及以上的户籍或非户籍居民。

二、服务内容

每年为 65 岁及以上老年人提供至少 1 次健康管理服务,其具体内包括生活方式和健康状况评估、体格检查、辅助检查和健康指导四个方面。

(一)生活方式和健康状况评估

1. 通过询问了解其基本健康、体育锻炼、饮食、吸烟、饮酒、慢性病常见症状、既往所患疾病、治疗及目前用药和生活自理能力等情况。

2. 老年人健康状态自评。通过老年人生活自理能力评估表,对老年人生活自理能力进行评估判断,见表 7-1。该表为自评表,根据表中进餐、梳洗、穿衣、如厕、活动五个方面进行评估。对各方面进行评分汇总后,0~3 分者为可自理,4~8 分者为轻度依赖,9~18 分者为中度依赖,≥19 分者为不能自理。

表 7-1 老年人生活自理能力评估表

评估事项、内容与评分	程度等级				
	可自理	轻度依赖	中度依赖	不能自理	判断评分
进餐:使用餐具将饭菜送入口、咀嚼、吞咽等活动	独立完成	—	需要协助,如切碎、搅拌食物等	完全需要帮助	
评分	0	0	3	5	
梳洗:梳头、洗脸、刷牙、剃须、洗澡等活动	独立完成	能独立地洗头、梳头、洗脸、刷牙、剃须等;洗澡需要协助	在协助下和适当的时间内,能完成部分梳洗活动	完全需要帮助	
评分	0	1	3	7	
穿衣:穿衣裤、袜子、鞋子等活动	独立完成	—	需要协助,在适当的时间内完成部分穿衣	完全需要帮助	
评分	0	0	3	5	
如厕:小便、大便等活动及自控	不需协助,可自控	偶尔失禁,但基本上能如厕或使用便具	经常失禁,在很多提示和协助下尚能如厕或使用便具	完全失禁,完全需要帮助	
评分	0	1	5	10	
活动:站立、室内行走、上下楼梯、户外活动	独立完成所有活动	借助较小的外力或辅助装置能完成站立、行走、上下楼梯等	借助较大的外力才能完成站立、行走,不能上下楼梯	卧床不起,活动完全需要帮助	
评分	0	1	5	10	
总得分					

3. 老年人认知功能粗筛方法　告诉被检查者"我将要说三件物品的名称(如铅笔、卡车、书),请您立刻重复"。过 1 分钟后请其再次重复。如被检查者无法立即重复或 1 分钟后无法完整回忆三件物品名称为认知功能粗筛阳性,需进行智力状态检查,如应用简易智力状态检查量表(MMSE),见表 7-2。

表 7-2　简易智力状态检查量表

说明:
1. 共 20 项,每项回答正确得 1 分,回答错误或答不知道评 0 分,量表总分范围为 0~30 分
2. 测验成绩与文化水平密切相关。划分标准:文盲>17 分,小学>20 分,初中及以上>24 分
3. 方法简便,适合用于社区和基层,主要用途为检出需进一步诊断的对象

定向力(括号中每一问回答正确记 1 分):	
1~5. 现在是(星期几)(几号)(几月)(什么季节)(哪一年)	5 分
6~10. 我们现在在哪里(省市)(区或县)(街道或乡)(什么地方)(第几层楼)	5 分
记忆力:	
现在我要说三样东西的名称,在我讲完之后,请您重复说一遍	
请您记住这三样东西,因为几分钟后要再问您的。(请仔细说清楚,每一样东西一秒)	
"皮球""国旗""树木"	
11. 请您把这三样东西说一遍(以第一次答案记分,每说对一样记 1 分)	3 分
注意力和计算力:	
12. 请您算一算 100 减去 7,然后从所得的数目再减去 7,如此一直地计算下去,请您将每减一个 7 后的答案告诉我,直到我说"停"为止(若错了,但下一个答案是对的,那么只记一次错误)	
93,86,79,72,65	5 分
回忆力:	
13. 现在请您说出刚才我让您记住的那三样东西	
"皮球""国旗""树木"	3 分
语言能力:	
14.(出示手表)这个东西叫什么	1 分
15.(出示铅笔)这个东西叫什么	1 分
16. 现在我要说一句话,请您跟着我清楚地重复一遍	
"四十四只石狮子"	1 分
17. 我给您一张纸请您按我说的去做,现在开始	
"用右手拿着这张纸,用两只手将它对折起来,放在您的大腿上"(不要重复说明,也不要示范)	3 分
18. 请您念一念这句话,并且按上面的意思去做	
"闭上您的眼睛"	1 分
19. 您给我写一个完整的句子(句子必须有主语、动词、有意义)	1 分
记下所叙述句子的全文	
20. 这是一张图,请您在同一张纸上照样把它画下来	
(对:两个五边形的图案,交叉处又有个小四边形)	1 分

评分参考:
　分数 27~30 分:正常。分数<27 分:认知功能障碍。其中 21~26 分为轻度;10~20 分为中度;0~9 分为重度

4. 老年人情感状态粗筛方法　询问被检查者"你经常感到伤心或抑郁吗"或"你的情绪怎么样"。如回答"是"或"我想不是十分好",为情感状态粗筛阳性,建议转诊至上级医疗机构,由专科医生结合临床表现进一步诊治。

（二）体格检查

体格检查指根据居民健康体检表内容进行一般状况、脏器功能检查等,包括体温、脉搏、呼吸、血压、身高、体重、腰围、皮肤、浅表淋巴结、肺部、心脏、腹部等常规体格检查,并对口腔、视力、听力和运动功能等进行粗测判断。

（三）辅助检查

辅助检查包括血常规、尿常规、肝功能(血清谷草转氨酶、血清谷丙转氨酶和总胆红素)、肾功能(血清肌酐和血尿素氮)、空腹血糖、血脂(总胆固醇、甘油三酯、低密度脂蛋白胆固醇、高密度脂蛋白胆固醇)、心电图和腹部 B 超(肝胆胰脾)检查。

（四）健康指导

1. 告知评价结果　对发现已确诊的高血压和 2 型糖尿病等患者同时开展相应的慢性病患者健康管理,将慢性病患者作为重点管理人群,建议申请家庭医生签约服务。

2. 对患有其他疾病的(非高血压或糖尿病)老年人,应及时治疗或转诊。

3. 对体检发现有异常的老年人建议定期复查或向上级医疗机构转诊。

4. 进行健康生活方式以及疫苗接种、骨质疏松预防、防跌倒措施、意外伤害预防和自救、认知和情感等健康指导。

5. 生活方式指导

(1)**膳食指导**:根据《中国居民膳食指南(2022 年版)》,普及中国营养学会推荐的膳食指导原则。

(2)**戒酒**:宣传过量饮酒的危害,对患有慢性肝病或肝损害者建议禁酒,并进行戒酒的干预指导。

(3)**戒烟**:进行吸烟有害健康的宣传,建议吸烟的老年戒烟,并协助制订戒烟计划。

(4)**肥胖**:对老年人进行体重评估,指导老年人合理控制体重,开展体重管理。

6. 心理健康指导　普及心理健康的重要性,告知长期精神压力和精神抑郁是引起高血压、糖尿病、冠心病和肿瘤的重要原因之一,普及培养健康心理的方法。

三、服务流程

基层医疗卫生服务机构通过辖区派出所和社区(村委会)掌握辖区内常住老年人相关信息,建立老年人常住底册,准备健康档案记录表,包括个人基本信息表、健康体检表。预约健康体检时间和地点。具体服务流程见图 7-1。

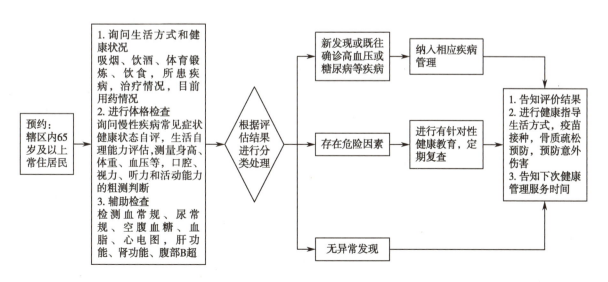

图 7-1　老年人健康管理服务流程图

本图引自《国家基本公共卫生服务规范(第三版)》。

1. 准备工作　根据预约人数决定参加查体医生与护士数量,建议每单元(一上午或一下午)中护士、医生、老年人比例为 1:1:10。提醒老年人在查体前 7 天低脂饮食,尽量素食(肉食有可能影响粪便隐血结果);查体当天在家留晨尿标本,装在干净的容器(基层医疗卫生服务机构负责提供)内带到基层医疗卫生服务机构;查体当天空腹来基层医疗卫生服务机构,采血后方可进食。健康查体每年一次,实行预约制。

2. 健康评估　按照老年人健康管理服务内容,对老年人进行健康评估。老年人完成整个健康评估,需要分两次进行。第一次为完成健康查体并留取相应辅助检查标本;第二次为了解健康评估结果,接受服务人员对其进行健康教育指导与处理。

3. 分类处理　签约家庭医生对照评估结果进行分类处理。新发现或既往确认高血压或糖尿病等患者,纳入相应疾病管理,发现问题需转诊的老年人,基层医生需在两周内随访(可预约老年人到基层医疗卫生服务机构随访或电话随访)并将随访结果记录在个人健康档案中;存在危险因素者每 3 个月随访一次,了解老年人的症状变化、健康危险因素干预情况,进行有针对性的个体化健康教育,开具健康教育处方,定期复查;无异常发现者按常规管理模式进行。

4. 健康指导　告知老年人体检评价结果,告知或预约下一次健康管理服务的时间。

四、服务要求

开展老年人健康服务管理的乡(镇)卫生院和社区卫生服务中心应当具备服务内容所需的基本条件和设备。定期对设施设备进行检查和维护,确保其正常运行。

1. 加强与村居委会、派出所等相关部门的联系,掌握辖区内老年人口信息变化。

2. 加强宣传,告知服务内容,使更多的老年居民愿意接受服务。注重与 65 岁及以上老年人健康管理、医养结合、家庭医生签约服务等工作的衔接,避免服务项目的重复。

3. 预约 65 岁及以上居民到乡(镇)卫生院、村卫生室、社区卫生服务中心(站)接受健康管理。对行动不便、卧床居民可提供预约上门健康检查。

4. 每次健康检查后及时将相关信息记入健康档案,具体内容详见《城乡居民健康档案管理服务规范》中的健康体检表。对于已纳入相应慢病健康管理的老年人,本次健康管理服务可作为一次随访服务。

5. 积极应用中医药方法为老年人提供养生保健、疾病防治等健康指导。

五、工作指标

老年人健康管理的工作指标主要是看本年度辖区内接受健康管理人数的多少,具体的指标用老年人健康管理率来表示。

1. 年内接受健康管理服务人数　指从年初到统计时间点,在基层医疗卫生机构接受健康管理的 65 岁及以上常住居民数。

2. 接受健康管理服务　指 65 岁及以上老年人建立健康档案、接受健康体检,进行健康指导、填写完整健康体检表。

老年人健康管理率=年内接受健康管理服务人数/年内辖区内 65 岁及以上常住居民数× 100%。

第三节　老年人医养结合服务管理规范

医养结合就是把专业的医疗技术检查和康复训练、日常学习、日常饮食、生活养老等专业相融合。以医疗为保障,以康复为支撑,边医边养、综合治疗。"医"主要就是重大疾病早期识别、必要的检查、治疗、康复训练,包括有关疾病转归、评估观察、有关检查、功能康复、诊疗护理、重大疾病早期干预以及临终关怀等医疗技术上的服务。"养"包括生理和心理上的护理、用药和安全、日常饮食照护、功能训练、日常学习、日常活动、危重生命体征、身体状况分析、体重营养定期监测等服务。

一、服务目标

1. 为全国 65 岁及以上老年人提供医养结合服务,提高老年人生活质量和健康水平。

2. 为全国 65 岁及以上失能老年人开展健康评估与健康服务,提高失能老年人的生活质量。

二、服务对象和范围

1. 服务对象为全国 65 岁及以上老年人。

2. 服务范围包括全国 31 个省(自治区、直辖市)。

三、服务内容

1. 为 65 岁及以上老年人提供医养结合服务 基层医疗卫生机构结合历次老年人健康体检结果,每年对辖区内 65 岁及以上居家养老的老年人进行 2 次医养结合服务,内容包含血压测量、末梢血血糖检测、康复指导、护理技能指导、保健咨询、营养改善指导 6 个方面。对高龄、失能、行动不便的老年人上门进行服务。

2. 为 65 岁及以上失能老年人提供健康评估与健康服务 基层医疗卫生机构从老年人能力(具体包括日常生活活动能力、精神状态与社会参与能力、感知觉与沟通能力)和老年综合征罹患等维度,每年对辖区内提出申请的 65 岁及以上失能老年人上门进行健康评估,并对符合条件的失能老年人及照护者年内提供至少 1 次的健康服务工作,健康服务的具体内容包括康复护理指导、心理支持等。同时,基层医疗卫生机构将开展健康评估与健康服务的失能老年人信息录入信息系统,做好数据信息的及时更新、上报等工作。

四、项目组织实施

(一)组织机制

国家卫生健康委员会制定项目管理规范,对全国的项目服务实施情况进行监督,同时根据实际情况适时对规范进行修订;省级卫生健康行政部门结合当地实际情况,制定本地区的项目管理和服务规范,并对本地区的项目服务实施情况进行管理;县级卫生健康行政部门指导基层医疗卫生机构完成项目工作任务,对其进行考核,并接受上级卫生健康行政部门的考核。基层医疗卫生机构是承担服务任务的重要主体,对辖区内 65 岁及以上老年人提供医养结合服务,为 65 岁及以上失能老年人健康评估和健康服务,按照规定合理使用和管理经费,接受县级卫生健康行政部门考核。

(二)项目实施条件

对老年人进行医养结合服务及对失能老年人进行健康评估与健康服务的基层医疗卫生机构人员,应是专业医护人员。

(三)项目经费保障

资金使用对象为基层医疗卫生机构,包含 65 岁及以上老年人医养结合服务经费、失能老年人上门健康评估与健康服务经费。各地要严格执行相关规定,加强资金监管,并落实督导、培训等工作经费,保障项目顺利实施。

(四)信息化应用

将 65 岁及以上老年人医养结合服务信息纳入国家基本公共卫生服务管理平台,进行信息化管理。建立失能老年人健康评估与健康服务信息系统,录入失能老年人健康评估服务信息。

（五）其他要求

1. 要按照自愿的原则组织实施项目,项目实施过程中要充分尊重老年人的自主意愿,并注重与65岁及以上老年人健康管理、家庭医生签约服务等工作的衔接,避免服务项目的重复。

2. 支持指导一级及以上医疗卫生机构开设方便老年人挂号,就医等便利服务的绿色通道,设置老年人就诊服务处,配置明显标识,配备专兼职人员进行引导服务,配备轮椅等必需的转运工具,为老年人就医提供便利服务。

3. 要积极组织开展针对基层医疗卫生机构医养结合与失能老年人健康评估服务人员及照护者的技能培训,不断提升基层医养结合与失能老年人健康评估服务人员及照护者的服务水平。

五、项目考核指标

（一）65 岁及以上老年人医养结合服务率

指标定义:年内辖区内接受医养结合服务的65岁及以上老年人人数占辖区内老年人总数的比例。

测算公式:65岁及以上老年人医养结合服务率=年内辖区内65岁及以上老年人中接受两次医养结合服务的人数/辖区内65岁及以上老年人总数×100%。

（二）65 岁及以上失能老年人健康服务率

指标定义:年内辖区内接受健康服务的失能老年人人数占辖区内接受健康评估的65岁及以上失能老年人总数的比例。

测算公式:失能老年人健康服务率=年内辖区内接受健康服务的失能老年人人数/辖区内接受健康评估的失能老年人人数×100%。

六、项目考核与评估

（一）考核对象

省级、地市级考核的对象为辖区各级卫生健康行政部门。县级考核的对象主要包括县级卫生健康行政部门、基层医疗卫生机构。

（二）考核内容

1. 项目组织管理情况　主要包括对项目的重视程度、组织协调力度、管理制度的制定与落实等。

2. 项目资金管理情况　主要包括各级卫生健康行政部门补助资金拨付、工作经费安排等情况,基层医疗卫生机构的预算执行、财务管理等情况。

3. 各项工作任务完成情况　主要包括2项指标的完成数量。

（三）考核办法

考核一般采取听取汇报、查阅资料、现场核查、问卷调查、电话调查、入户访谈等形式进行。电话调查可委托第三方开展,也可以根据实际情况,由考核组同步实施。

（张　瑜）

思考题

1. 如何对老年人生活自理能力进行评估(内容和等级)?
2. 以你在社区服务中心工作的角度,谈谈如何构建医养结合的养老模式?
3. 如何按照国家基本公共卫生服务规范要求完成老年人健康管理服务?

ER 7-3
练习题

第八章 | 慢性病患者健康管理服务

教学课件　　思维导图

学习目标

　　1. 掌握高血压的分类与危险分层标准,2 型糖尿病的诊断标准,以及慢性病患者健康管理的服务内容和服务流程。

　　2. 熟悉慢性病的诊断性评估、生活方式干预、药物治疗及治疗方案。

　　3. 了解慢性病社区预防策略,慢性病患者管理的工作指标。

　　4. 具备对慢性病患者健康管理的能力,协助做好慢性病患者的筛查及转诊工作。

　　5. 树立健康管理服务的系统理念,培养辩证、创新思维模式。

　　慢性非传染性疾病是严重威胁居民健康的一类疾病,已经成为影响国家经济社会发展的公共卫生问题。党的二十大报告提出,促进优质医疗资源扩容和区域均衡布局,坚持预防为主,加强重大慢性病健康管理,提高基层防病治病和健康管理能力。

　　为了进一步加强慢性病患者健康管理,我国建立了由综合性医疗机构、二级医院与基层医疗卫生机构组成的城市医疗集团慢性病管理创新工作模式,实行上下联动、分层分级管理。对患有高血压、2 型糖尿病等多种慢性病患者,实行协同服务,实现多病共管,为提高对慢性病患者的服务质量和服务效率产生了积极的影响。

　　2009 年起,国家基本公共卫生服务项目就将高血压和 2 型糖尿病纳入慢性病患者健康管理服务项目。2015 年起,国家依托家庭医生签约制度推动高血压和 2 型糖尿病患者的基层首诊、基本诊疗与防治管理试点的分级诊疗制度,为实现由"以治病为中心"向"以人民健康为中心"转变,促进全生命周期健康管理,提高居民健康期望寿命,为推进健康中国建设奠定了坚实的基础。

第一节　高血压临床诊疗技术

情境导入

　　患者,女,60 岁,体重 64kg,身高 1.60m,现已退休,体型肥胖,有高血压家族史。去年体检时发现血压升高,当时血压测量值为 172/110mmHg。此后,患者常就诊于当地医疗机构,并开始规律服用抗高血压药,近一年来,血压维持在 130~150/90~100mmHg,自述无其他不适。

工作任务:

1. 你若作为基层医疗卫生机构的医务工作者,请判断患者当前的高血压分级情况。

2. 针对患者的情况,请写出抗高血压药治疗的内容。

3. 除药物治疗外,请列出对高血压患者进行生活方式干预的内容。

一、高血压概述

高血压（hypertension）是一种常见的慢性病，是以体循环动脉压升高为主要临床表现的心血管综合征，可分为原发性高血压和继发性高血压。原发性高血压又称高血压病，是心脑血管疾病最重要的危险因素，常与其他心血管危险因素共存，可损伤重要脏器，如心、脑、肾的结构和功能，最终导致多器官衰竭。继发性高血压指由某些确定的疾病或病因引起的血压升高，约占所有高血压的5%。通常情况下，高血压指的是原发性高血压。

自20世纪50年代以来，我国进行了7次较大规模的成人血压普查。《中国高血压防治指南（2024年修订版）》显示，高血压患病率呈现持续上升趋势，特别是中青年人群及农村地区的患病率上升更为显著。同时，我国高血压患者的知晓率、治疗率和控制率虽有改善，但总体相对较低。

高血压的发病危险因素包括遗传、年龄、不良生活方式（如高钠、低钾膳食、吸烟、过量饮酒等）、超重和肥胖以及心理社会因素等。为进一步降低高血压患病率，提高其治疗率和控制率，《中国高血压防治指南（2024年修订版）》《中国高血压临床实践指南（2024）》《国家基层高血压防治管理指南2020版》发布，强调了在接受临床药物治疗的同时，应加强膳食营养和科学运动等生活方式的干预。

二、高血压诊断

（一）高血压定义与危险分层

1.高血压定义与分类 高血压定义为：根据诊室测量的血压值，采用经核准的汞柱式或电子血压计，正确测量安静休息坐位时上臂肱动脉部位血压，在未使用抗高血压药的情况下，一般需非同日测量3次血压值收缩压均≥140mmHg和/或舒张压均≥90mmHg。患者既往有高血压史，正在使用抗高血压药，血压虽然正常，也诊断为高血压。也可参考家庭自测血压收缩压≥135mmHg和/或舒张压≥85mmHg和24小时动态血压收缩压平均值≥130mmHg和/或舒张压≥80mmHg，白天收缩压平均值≥135mmHg和/或舒张压平均值≥85mmHg，夜间收缩压平均值≥120mmHg和/或舒张压平均值≥70mmHg来诊断高血压。一般来说，左、右上臂的血压相差<10~20mmHg。

根据血压升高水平，进一步将高血压分为1~3级。单纯收缩期高血压为收缩压≥140mmHg和舒张压<90mmHg。单纯舒张期高血压为收缩压<140mmHg和舒张压≥90mmHg。

若首诊收缩压≥180mmHg和/或舒张压≥110mmHg，无明显症状者，排除其他可能的诱因，并安静休息后复测仍达此标准，即可确诊高血压，建议立即给予药物治疗；伴有急性症状者建议立即转诊。

2.心血管危险分层 高血压患者可分为低危、中危、高危和很高危，具体危险分层标准根据血压升高水平、其他心血管危险因素、2型糖尿病、靶器官损害以及并发症情况进行综合判断。

（二）高血压诊断性评估

高血压诊断性评估的内容包括确立血压水平分类和危险分层，评估心血管疾病发病风险、靶器官损害及相关临床情况，做出病因的鉴别诊断，进一步指导诊断与治疗。

1.病史采集

（1）**现病史**：询问患者本次就诊原因，首次发现或诊断高血压的时间、血压最高水平及诊断场所。是否接受过抗高血压药治疗，如有需要说明既往及目前使用的抗高血压药种类、名称、剂量、疗效及有无不良反应。

（2）**相关病史及家族史**：既往是否有糖尿病、脑卒中、冠心病、心力衰竭、心房颤动、血脂异常、肾脏疾病、周围血管病等及相关治疗情况；是否有心脑血管疾病的家族史。

（3）**排除继发性高血压的线索**：是否有肾炎史或贫血史；有无肌无力、发作性软瘫；有无阵发性头痛、心悸、多汗等症状；有无打鼾伴呼吸暂停。

（4）**生活方式及心理社会因素。**

2.临床表现

(1)**症状**:常见症状有头晕、头痛、颈项板紧、疲劳、心悸、胸闷、气短、视物模糊、鼻出血等。

(2)**体征**:高血压体征一般较少。检查血压、心率、心律、身高、体重、腰围,确认有无下肢水肿等。

3.辅助检查

(1)**基本项目**:血常规、尿常规、血液生化、心电图等。

(2)**推荐项目**:24小时动态血压、超声心动图、颈动脉超声、尿白蛋白/肌酐比、胸部X线、眼底、血同型半胱氨酸等。

4.并发症 在高血压患者中,靶器官是否有损害是高血压并发症诊断评估的重要内容,特别是检出无症状性亚临床靶器官损害。

三、高血压治疗

(一)治疗原则

1.**降压达标** 血压控制在目标值以下。

2.**平稳降压** 长期生活方式干预和药物治疗。

3.**综合干预管理** 选择抗高血压药时应综合考虑高血压伴随合并症情况;对于心血管疾病患者及具有某些危险因素的患者,如:高盐高脂饮食、吸烟、糖耐量受损和/或空腹血糖受损、血脂异常、腹型肥胖等,应考虑给予抗血小板及降脂治疗,以降低心血管疾病再发和死亡风险。

(二)降压目标

1.一般高血压患者,血压降至140/90mmHg以下。

2.合并糖尿病、冠心病、心力衰竭、慢性肾脏疾病伴有蛋白尿的患者,如能耐受,血压应降至130/80mmHg以下。

3.65~79岁的患者血压降至150/90mmHg,如能耐受,血压可进一步降至140/90mmHg以下。

4.80岁及以上的患者血压降至150/90mmHg以下。

(三)生活方式干预

健康生活方式是慢性病管理最有效最常用的方式。目前比较明确的、可改变的高血压危险因素包括超重或肥胖、高盐饮食、长期过量饮酒、吸烟等。生活方式干预是高血压的基础治疗,可以提高药物疗效,减少药物用量,降低药物副作用。

1.**饮食干预** 提倡坚持食用富含水果、蔬菜、全谷物和低钠低脂乳制品。

(1)**限盐**:食用替代盐。建议每人每天钠盐摄入量在5g以下,烹调时尽可能使用定量盐勺。注意隐形盐的摄入(如咸菜、鸡精、酱油等)。

(2)**补钾**:采用低钠富钾饮食。增加富含钾食物(如新鲜蔬菜、水果和豆类)的摄入。钾摄入不足、钾钠摄入比值较低,也是我国高血压发病的重要危险因素。

(3)**合理营养平衡膳食**:合理膳食模式可有效降低居民高血压、心血管疾病的发病风险。

2.**运动干预** 高血压患者进行合理的有氧运动可有效降低血压,建议以中等强度有氧运动为主(如步行、慢跑、游泳、八段锦、太极拳等)。高危患者运动前需进行评估,不推荐老年人剧烈运动。

3.**减压干预** 对高血压患者进行压力管理,减轻精神压力,保持心情愉悦。

4.**减重干预** 建议超重和肥胖的高血压患者进行减重。

5.**戒烟限酒** 不吸烟、彻底戒烟、避免被动吸烟。饮酒者降低酒精摄入,最好戒酒,避免酗酒。

6.**管理睡眠** 增加有效睡眠时间和/或提高睡眠质量。

(四)药物治疗

1.**抗高血压药的使用原则** 小剂量、长效、联合、个体化、遵从医嘱。

2.**抗高血压药选择** 常用抗高血压药包括利尿药、β受体阻断药、钙通道阻滞剂(CCB)、血管紧张素转换酶抑制药（ACEI）、血管紧张素Ⅱ受体阻断药（ARB）5类。新的抗高血压药有血管紧张素受体脑啡肽酶抑制药（ARNI）。

3. 无合并症高血压药物治疗方案 根据高血压患者的危险因素、靶器官损害以及合并临床疾病情况，合理使用药物，选择单一用药或联合用药，见图8-1。

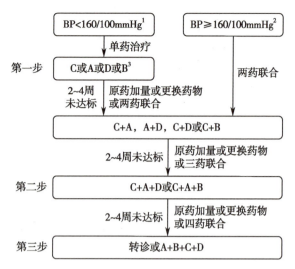

图 8-1　无合并症高血压药物治疗流程图

本图来源《国家基层高血压防治管理指南2020版》。[1]BP<160/100mmHg：收缩压<160mmHg且舒张压<100mmHg；[2]BP≥160/100mmHg：收缩压≥160mmHg和/或舒张压≥100mmHg；[3]B类药物适用于心率偏快者。注意每次调整治疗后均需观察2~4周，看达标情况（除非出现不良反应等不耐受或需紧急处理的情况）。A为血管紧张素转换酶抑制药/血管紧张素Ⅱ受体阻断药；B为β受体阻断药；C为二氢吡啶类钙通道阻滞剂；D为利尿药，常用噻嗪类利尿药。

四、高血压社区预防策略

高血压社区预防策略指的是建立由基层医疗卫生机构的全科医生、护士、公共卫生人员等组成的管理团队，鼓励上级医疗卫生机构专科医生（含中医类别医生）加入团队给予专业指导。通过家庭医生签约服务的方式，实现辖区居民高血压筛查及高血压患者的规范服务。

（一）一级预防

高血压的一级预防指消除高血压的病因，通过改善不良生活方式和饮食习惯等措施，预防高血压的发生。

1. 开展健康教育宣传活动 提高居民对高血压的认知和预防意识，提高人们对高血压危害的认知，帮助居民树立正确的健康观和价值观。

2. 推广平衡膳食模式 坚持食物多样、植物性食物为主、动物性食物为辅、少油盐糖、保持水分平衡。

3. 提倡适量体育锻炼 鼓励养成每天运动的习惯，坚持每天多做一些消耗能量的活动，保持标准体重，避免过度肥胖。

4. 倡导健康生活方式 宣传戒烟限酒，改善工作环境，合理安排工作和休息时间，避免过度劳累和长时间的坐姿。

5. 建立居民健康档案 进行入户走访，筛查高危人群，对高危人群进行规范化管理。

> **知识链接**
>
> ### 高血压的早期发现渠道
>
> 早期发现高血压主要通过个案发现和集中发现两种渠道实现，通过早期发现高血压，患者积极控制不良生活习惯，能够有效控制高血压。
>
> 1. 个案发现渠道　个案发现也是日常发现渠道，主要有：
>
> （1）诊疗发现：将35岁以上就诊患者测血压工作列为门诊诊疗常规，是日常发现患者的主要渠道。
>
> （2）家庭访视：利用上门服务等机会收集其他医疗机构确诊的高血压患者。
>
> 2. 集中发现渠道
>
> （1）建档发现：通过建立健康档案、基线调查等途径发现确诊的高血压患者。
>
> （2）高危人群筛查：根据高危人群界定条件和特点，对符合条件的对象进行血压监测，是早期发现的主要手段。

（3）体检发现：通过定期医疗体检或其他形式的体检发现高血压患者。

（4）主动检测：通过健康教育和宣传，促使高危人群甚至一般人群主动检测血压来检出患者。

（5）义诊活动：通过开展义诊活动检测血压来检出血压异常患者。

（二）二级预防

高血压的二级预防是早发现、早诊断、早治疗。

1. 建立慢性病管理流程　建立高血压患者的慢性病管理机制，包括诊断方法、治疗方案、定期随访、长期管理、生活方式指导等，帮助患者控制病情。

2. 建立高血压筛查机制　提倡居民定期体检，基层医疗卫生机构对辖区内 35 岁及以上常住居民，每年为其免费测量 1 次血压（非同日 3 次测量）。非高危人群每年至少测量 1 次血压，高危人群每半年测量 1 次血压。每年至少 1 次了解血脂、血糖水平，进行心脑血管疾病的筛查，及时发现和治疗并发症。

3. 保障基本抗高血压药　高血压患者在全科医生团队的指导下进行药物治疗，规范使用五大类抗高血压药，及时有效控制血压水平。

4. 进行个体化的健康指导　记录患者现有不健康行为生活方式和危险因素，有针对性地进行健康教育和健康生活方式指导。

5. 加强心理支持和心理健康管理，提高患者的治疗依从性。

6. 加强基层医疗卫生机构与上级医院、社会组织等协同合作　将专科医生和社会工作者加入全科医生团队，通过"医防融合"，共同开展高血压的健康管理工作。

（三）三级预防

高血压的三级预防指已经确诊的高血压患者应该正规口服抗高血压药，评估危险因素，减少并发症的发生，减轻后遗症，尽量恢复劳动能力和生活自理能力。

1. 家庭照护指导　全科医生团队加强对高血压患者家庭的照护指导，帮助家庭成员掌握高血压患者的护理知识，提高家庭照护能力。

2. 定期随访　血压达标患者至少每 3 个月随访 1 次；血压未达标患者，2~4 周随访 1 次。符合转诊条件的建议按照转诊要求操作。随访时询问上次随访至今是否有新诊断的合并症，每次随访均应查体，进行生活方式评估并给出建议，了解服药依从性及不良反应情况，必要时调整治疗方案。

3. 康复治疗　包括物理治疗、康复护理、心理治疗等。康复治疗可以解决患者存在的功能障碍，提高生活质量。

4. 药物治疗　患者要坚持定时服药，不随意更改或停止药物。全科医生和/或专科医生了解患者就诊和药物使用情况，评价药物治疗效果，根据治疗效果调整用药方案。进行药物综合干预管理，除抗高血压药外，要考虑给予阿司匹林及他汀类等药物，以降低心血管疾病再发及死亡风险。

5. 年度评估　所有患者每年应进行一次年度评估，可与随访相结合。除了进行常规体格检查外，每年至少一次测量体重和腰围。进行辅助检查，包括血常规、尿常规、血液生化、心电图。有条件者可选做：动态血压、超声心动图、颈动脉超声、尿白蛋白/肌酐比、胸部 X 线、眼底检查等。

五、高血压转诊

（一）初诊转诊建议

符合以下任意一条者即应转诊：

1. 血压显著升高收缩压 ≥180mmHg 和/或舒张压 ≥110mmHg，经短期处理仍无法控制。

2. 怀疑新出现心、脑、肾并发症或其他严重临床情况。

3. 妊娠期和哺乳期妇女。

4. 发病年龄<30岁。

5. 伴蛋白尿或血尿。

6. 非利尿剂或小剂量利尿剂引起的低血钾（血钾<3.5mmol/L）。

7. 阵发性血压升高，伴头痛、心慌、多汗。

8. 双上肢收缩压差异>20mmHg。

9. 因诊断需要到上级医院进一步检查。

（二）随访转诊建议

符合以下任意一条者即应转诊：

1. 至少3种抗高血压药（包括一种利尿剂）足量使用，血压仍未达标。

2. 血压明显波动并难以控制。

3. 怀疑与抗高血压药相关且难以处理的不良反应。

4. 随访过程中发现严重临床疾病或心、脑、肾损害而难以处理。

（三）急救车转诊建议

符合以下任意一条者建议急救车转诊：

1. 意识丧失或模糊。

2. 血压≥180/110mmHg伴剧烈头痛、呕吐，或突发言语障碍和/或肢体瘫痪。

3. 血压显著升高伴持续性胸背部剧烈疼痛。

4. 血压升高伴下肢水肿、呼吸困难或不能平卧。

5. 胸闷、胸痛持续至少10分钟，伴大汗，心电图示至少两个导联ST段抬高，应以最快速度转诊，确诊为急性ST段抬高型心肌梗死后，考虑溶栓或行急诊冠状动脉介入治疗。

6. 其他影响生命体征的严重情况，如意识淡漠伴血压过低或测不出、心率过慢或过快，突发全身严重过敏反应等。

第二节　高血压患者健康管理服务规范

一、服务对象

健康管理的服务对象为辖区内35岁及以上常住居民中高血压患者。

二、服务内容

（一）筛查

1. 对辖区内35岁及以上常住居民，每年为其免费测量1次血压（非同日3次测量）。

2. 对第一次发现收缩压≥140mmHg和/或舒张压≥90mmHg的居民在去除可能引起血压升高的因素后预约其复查，非同日3次测量血压均高于正常，可初步诊断为高血压。建议转诊到有条件的上级医院确诊并取得治疗方案，2周内随访转诊结果，对已确诊的高血压患者纳入健康管理。对可疑继发性高血压患者，及时转诊。

3. 如有以下六项指标中的任一项高危因素，建议每半年至少测量1次血压，并接受医务人员的生活方式指导：

（1）血压高值（收缩压130~139mmHg和/或舒张压85~89mmHg）。

（2）超重或肥胖，和/或腹型肥胖。

超重：28kg/m² >BMI≥24kg/m²；肥胖：BMI≥28kg/m²。

腰围：男≥90cm（2.7尺），女≥85cm（2.6尺）为腹型肥胖。

（3）高血压家族史（一、二级亲属）。

（4）长期膳食高盐。

（5）长期过量饮酒（每天饮白酒≥100mL）。

（6）年龄≥55岁。

（二）随访评估

对高血压患者，每年要提供至少4次面对面的随访。

1. 测量血压并评估是否存在危急情况　如出现收缩压≥180mmHg和/或舒张压≥110mmHg；意识改变、剧烈头痛或头晕、恶心呕吐、视物模糊、眼痛、心悸、胸闷、喘憋不能平卧及处于孕期或哺乳期同时血压高于正常等危急情况之一，或存在不能处理的其他疾病时，须在处理后紧急转诊。对于紧急转诊者，乡（镇）卫生院、村卫生室、社区卫生服务中心（站）应在2周内主动随访转诊情况。

2. 若不需紧急转诊　询问上次随访到此次随访期间的症状。

3. 测量体重、心率　计算BMI。

4. 询问患者疾病情况和生活方式　包括心脑血管疾病、糖尿病、吸烟、饮酒、运动、摄盐情况等。

5. 了解患者服药情况

（三）分类干预

1. 对血压控制满意（一般高血压患者血压降至140/90mmHg以下；≥65岁老年高血压患者的血压降至150/90mmHg以下，如果能耐受，可进一步降至140/90mmHg以下；一般糖尿病或慢性肾脏病患者的血压目标可以在140/90mmHg基础上再适当降低），以及无药物不良反应、无新发并发症或原有并发症无加重的患者，预约下一次随访时间。

2. 对第一次出现血压控制不满意或出现药物不良反应的患者，结合其服药依从性，必要时增加现用药物剂量、更换或增加不同类的抗高血压药，2周内随访。

3. 对连续两次出现血压控制不满意或药物不良反应难以控制以及出现新的并发症或原有并发症加重的患者，建议其转诊到上级医院，2周内主动随访转诊情况。

4. 对所有患者进行有针对性的健康教育，与患者一起制订生活方式改进目标并在下一次随访时评估进展。告诉患者出现哪些异常时应立即就诊。

（四）健康体检

对高血压患者，每年进行1次较全面的健康检查，可与随访相结合。内容包括体温、脉搏、呼吸、血压、身高、体重、腰围、皮肤、浅表淋巴结、心脏、肺部、腹部等常规体格检查，并对口腔、视力、听力和运动功能等进行判断。具体内容参照《居民健康档案管理服务规范》中的健康体检表。

三、服务流程

（一）高血压筛查流程图

根据目标人群的特点，《国家基本公共卫生服务规范(第三版)》推荐了高血压筛查流程，见图8-2。

（二）高血压患者随访流程图

针对辖区内确诊的高血压患者，《国家基本公共卫生服务规范(第三版)》推荐了高血压患者随访流程，见图8-3。

四、服务要求

1. 高血压患者的健康管理由医生负责应与门诊服务相结合，对未能按照管理要求接受随访的患者，乡（镇）卫生院、村卫生室、社区卫生服务中心（站）医务人员应主动与患者联系，保证管理的连续性。

2. 随访包括预约患者到门诊就诊、电话追踪和家庭访视等方式。

3. 乡（镇）卫生院、村卫生室、社区卫生服务中心（站）可通过本地区社区卫生诊断和门诊服务等

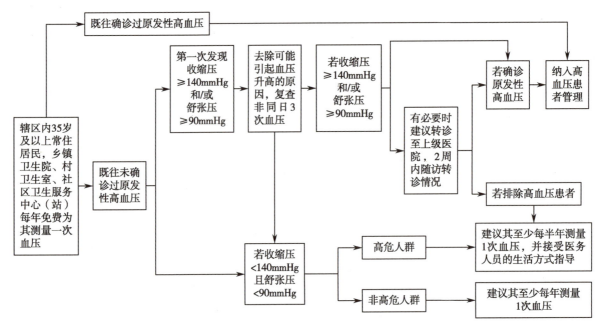

图 8-2　高血压筛查流程图

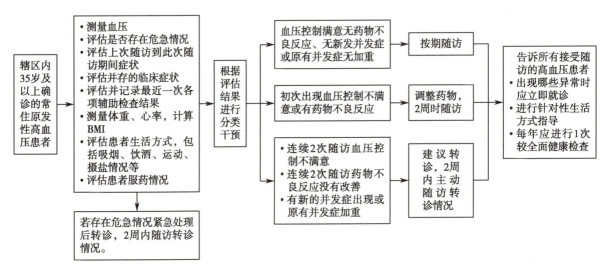

图 8-3　高血压患者随访流程图

途径筛查和发现高血压患者。有条件的地区,对人员进行规范培训后,可参考我国高血压防治指南对高血压患者进行健康管理。

4.发挥中医药在改善临床症状、提高生活质量、防治并发症中的特色和作用,积极应用中医药方法开展高血压患者健康管理服务。

5.加强宣传,告知服务内容,使更多的患者和居民愿意接受服务。

6.每次提供服务后及时将相关信息记入患者的健康档案。

五、工作指标

1.高血压患者规范管理率=按照规范要求进行高血压患者健康管理的人数/年内已管理的高血压患者人数×100%。

2.管理人群血压控制率=年内最近一次随访血压达标人数/年内已管理的高血压患者人数×100%。

注:最近一次随访血压指的是按照规范要求最近一次随访的血压,若失访则判断为未达标,

血压控制指收缩压<140mmHg和舒张压<90mmHg（65岁及以上患者收缩压<150mmHg和舒张压<90mmHg），即收缩压和舒张压同时达标。

六、高血压患者随访服务相关表格

内容见表8-1。

表8-1 高血压患者随访服务记录表

姓名：　　　　　　　　　　　　　　　　　　　　　　　　　　　　　编号□□□-□□□□□

	随访日期	年　月　日	年　月　日	年　月　日	年　月　日
	随访方式	1门诊 2家庭 3电话 □	1门诊 2家庭 3电话 □	1门诊 2家庭 3电话 □	1门诊 2家庭 3电话 □
症状	1 无症状 2 头痛头晕 3 恶心呕吐 4 眼花耳鸣 5 呼吸困难 6 心悸胸闷 7 鼻出血不止 8 四肢发麻 9 下肢水肿	□/□/□/□/□/□/□ 其他：	□/□/□/□/□/□/□ 其他：	□/□/□/□/□/□/□ 其他：	□/□/□/□/□/□/□ 其他：
体征	血压/mmHg				
	体重/kg	/	/	/	/
	BMI/ （kg·m⁻²）	/	/	/	/
	心率/ （次·min⁻¹）				
	其他				
生活方式指导	日吸烟量/支	/	/	/	/
	日饮酒量/ml	/	/	/	/
	运动	次/周　min/次 次/周　min/次	次/周　min/次 次/周　min/次	次/周　min/次 次/周　min/次	次/周　min/次 次/周　min/次
	摄盐情况 （咸淡）	轻/中/重　轻/中/重	轻/中/重　轻/中/重	轻/中/重　轻/中/重	轻/中/重　轻/中/重
	心理调整	1良好 2一般 3差 □	1良好 2一般 3差 □	1良好 2一般 3差 □	1良好 2一般 3差 □
	遵医行为	1良好 2一般 3差 □	1良好 2一般 3差 □	1良好 2一般 3差 □	1良好 2一般 3差 □
	辅助检查*				
	服药依从性	1规律 2间断 3不服药 □	1规律 2间断 3不服药 □	1规律 2间断 3不服药 □	1规律 2间断 3不服药 □
	药物不良反应	1无 2有 □	1无 2有 □	1无 2有 □	1无 2有 □
	此次随访分类	1控制满意 2控制不满意 3不良反应 4并发症 □	1控制满意 2控制不满意 3不良反应 4并发症 □	1控制满意 2控制不满意 3不良反应 4并发症 □	1控制满意 2控制不满意 3不良反应 4并发症 □
用药情况	药物名称1				
	用法用量	每日　次　每次	每日　次　每次	每日　次　每次	每日 次　每次
	药物名称2				
	用法用量	每日　次　每次	每日　次　每次	每日　次　每次	每日 次　每次
	药物名称3				
	用法用量	每日　次　每次	每日　次　每次	每日　次　每次	每日 次　每次
	其他药物				
	用法用量	每日　次　每次	每日　次　每次	每日　次　每次	每日 次　每次
转诊	原因				
	机构及科别				
	下次随访日期				
	随访医生签名				

注:本表引自《国家基本公共卫生服务规范(第三版)》。填表说明:

1. 本表为高血压患者在接受随访服务时由医生填写每年的健康体检后填写健康体检表。若失访,在随访日期处写明失访原因;若死亡,写明死亡日期和死亡原因。

2. 体征 体重指数(BMI)=体重(kg)/身高的平方(m²)。体重和体重指数斜线前填写目前情况,斜线后填写下次随访时应调整到的目标。如果是超重或是肥胖的高血压患者,要求每次随访时测量体重并指导患者控制体重;正常体重人群可每年测量一次体重及体重指数。如有其他阳性体征,请填写在"其他"一栏。

3. 生活方式指导 在询问患者生活方式时,同时对患者进行生活方式指导,与患者共同制订下次随访目标。

(1)日吸烟量:斜线前填写目前吸烟量,不吸烟填"0",吸烟者写出每天的吸烟量"××支",斜线后填写吸烟者下次随访目标吸烟量"××支"。

(2)日饮酒量:斜线前填写目前饮酒量,不饮酒填"0",饮酒者写出每天的饮酒量相当于白酒"××ml",斜线后填写饮酒者下次随访目标饮酒量相当于白酒"××ml"(啤酒/10=白酒量,红酒/4=白酒量,黄酒/5=白酒量)。

(3)运动:填写每周几次,每次多少分钟。即"××次/周,××min/次"横线上填写目前情况,横线下填写下次随访时应达到的目标。

(4)摄盐情况:斜线前填写目前摄盐的咸淡情况。根据患者饮食的摄盐情况,按咸淡程度在列出的"轻、中、重"之一上划"√"分类,斜线后填写患者下次随访目标摄盐情况。

(5)心理调整:根据医生印象选择对应的选项。

(6)遵医行为:指患者是否遵照医生的指导去改善生活方式。

4. 辅助检查 记录患者上次随访到这次随访之间在各医疗机构进行的辅助检查结果。

5. 服药依从性 "规律"为按医嘱服药,"间断"为未按医嘱服药,频次或数量不足,"不服药"即为医生开了处方,但患者未使用此药。

6. 药物不良反应 如果患者服用的抗高血压药有明显的药物不良反应,具体描述哪种药物,何种不良反应。

7. 此次随访分类 根据此次随访时的分类结果,由随访医生在4种分类结果中选择一项在"□"中填上相应的数字。"控制满意"指血压控制满意,无其他异常,"控制不满意"指血压控制不满意,无其他异常,"不良反应"指存在药物不良反应。"并发症"指出现新的并发症或并发症出现异常。如果患者并存几种情况,填写最严重的一种情况,同时结合上次随访情况确定患者下次随访时间,并告知患者。

8. 用药情况 根据患者整体情况,为患者开具处方,并填写在表格中,写明用法、用量。同时记录其他医疗卫生机构为其开具的处方药。

9. 转诊 如果转诊要写明转诊的医疗机构及科室类别,如××市人民医院心内科。并在原因一栏写明转诊原因。

10. 下次随访日期 根据患者此次随访分类,确定下次随访日期,并告知患者。

11. 随访医生签名 随访完毕,核查无误后随访医生签署其姓名。

第三节 2 型糖尿病临床诊疗技术

情境导入

患者,男,57 岁,体重 58kg,身高 1.65m,技术工人,平时饮食习惯不规律,缺乏运动,每天吸烟 2 包;近期有口渴、多饮、体重下降等症状,到社区卫生服务中心慢性病门诊就诊,查血糖为 9.64mmol/L,有糖尿病家族史;次日口服葡萄糖耐量试验空腹血糖 10.36mmol/L,1 小时血糖 13.82mmol/L,2 小时血糖 14.50mmol/L。

工作任务:

1. 你若作为基层医疗卫生机构的医务人员,请诊断该患者患有什么疾病。

2. 请思考需要采取哪些措施来控制血糖。

一、2 型糖尿病概述

2 型糖尿病(diabetes mellitus type 2)是一种常见的、多发的内分泌和代谢性疾病,是一组由多病因引起以慢性高血糖为特征的代谢性疾病,是由于胰岛素分泌和/或利用缺陷所引起。长期碳水化合物、脂肪、蛋白质代谢紊乱可引起多系统损害,导致眼、肾、神经、心脏、血管等组织器官慢性进行性病变、功能减退及衰竭。病情严重或应激时可发生急性严重代谢紊乱,如糖尿病酮症酸中毒、高渗高血糖综合征。通常情况下,糖尿病指的是 2 型糖尿病。

自 1980 年以来,我国进行了 8 次糖尿病流行病学调查,糖尿病患病率呈现持续上升。我国成年人糖尿病知晓率、治疗率和控制率总体处于较低水平,糖尿病防治管理面临巨大挑战。

研究发现,糖尿病是我国导致失明、肾衰竭、心脑血管事件和截肢的主要病因,疾病负担沉重。为进一步加强糖尿病早期发现和综合管理,预防和控制糖尿病并发症,降低其致残率和死亡率,《中国 2 型糖尿病防治指南(2020 年版)》《国家基层糖尿病防治管理指南(2022)》发布,为 2 型糖尿患者实施综合管理提供了遵循。

二、2 型糖尿病诊断

(一)诊断线索

诊断线索:①三多一少症状。②糖尿病各种急慢性并发症或伴发疾病首诊的患者。③高危人群:糖调节受损,年龄 ≥45 岁,超重或肥胖,2 型糖尿病的一级亲属,妊娠糖尿病,多囊卵巢综合征,长期接受抗抑郁症药治疗等。重视 45 岁以上健康体检或因各种疾病、手术住院时常规排查糖尿病。

(二)诊断标准

1.糖代谢状态分类标准,见表 8-2。

表 8-2 糖代谢状态分类表

糖代谢分类	静脉血浆葡萄糖/(mmol·L⁻¹)	
	空腹血糖	糖负荷后 2h 血糖
正常血糖(NGR)	<6.1	<7.8
空腹血糖受损(IFG)	≥6.1,<7.0	<7.8
糖耐量减低(IGT)	<7.0	≥7.8,<11.1
糖尿病(DM)	≥7.0	≥11.1

注:本表引自《中国 2 型糖尿病防治指南(2020 年版)》。IFG 和 IGT 统称为糖调节受损,也称糖尿病前期。空腹血糖正常参考范围下限通常为 3.9mmol/L。

2.糖尿病诊断标准,见表 8-3。

表 8-3 糖尿病诊断标准表

诊断标准	静脉血浆葡萄糖或 HbAlc 水平
典型糖尿病症状	
加上随机血糖	≥11.1mmol/L
或加上空腹血糖	≥7.0mmol/L
或加上 OGTT 2h 血糖	≥11.1mmol/L
或加上 HbAlc	≥6.5%
无糖尿病典型症状者,须改日复查确认	

注:本表引自《国家基层糖尿病防治管理指南(2022)》。OGTT 为口服葡萄糖耐量试验;HbA1c 为糖化血红蛋白;典型糖尿病症状包括烦渴多饮、多尿、多食、不明原因体重下降;随机血糖指不考虑上次用餐时间,一天中任意时间的血糖,不能用来诊断空腹血糖受损或糖耐量减低;空腹状态指至少 8h 没有进食。推荐在采用标准化检测方法且有严格质量控制的医疗机构,可以将HbA1c≥6.5% 作为糖尿病的补充诊断标准。

(三)糖尿病诊断性评估

1.**病史采集** 详细询问有无糖尿病典型症状、并发症和伴随疾病的临床表现,了解既往治疗方案和血糖控制情况,既往高血压、心脑血管疾病、血脂异常等合并症情况,了解糖尿病家族史情况,生活方式包括吸烟、饮酒、运动、饮食情况等。

2. 体格检查 检测身高、体重、BMI、腰围、血压、128Hz音叉震动觉检查、10g尼龙单丝压力觉检查、踝反射、足外观、足背动脉搏动及视力等。

3. 辅助检查 空腹血糖、餐后2小时血糖、甘油三酯(TG)、总胆固醇(TC)、低密度脂蛋白胆固醇(LDL-C)、高密度脂蛋白胆固醇(HDL-C)、肝功能、肾功能、尿常规、心电图和神经病变相关检查等。如有条件者推荐做HbA1c、GA、尿白蛋白/肌酐比值(UACR)、眼底检查等。

三、2型糖尿病治疗

(一)治疗原则

2型糖尿病治疗应遵循综合管理的原则,包括控制高血糖、高血压、血脂异常、超重肥胖、高凝状态等心血管多重危险因素,达到降糖、降压、调脂,实现"三高共管"。在生活方式干预的基础上进行必要的药物治疗,以提高糖尿病患者的生存质量和延长预期寿命。糖尿病治疗的"五驾马车"一般指控制饮食、适当运动、药物治疗、血糖监测以及健康教育,五者缺一不可。

(二)治疗目标

2型糖尿病是综合治疗,包括糖尿病教育、血糖监测、生活方式管理(医学营养治疗和运动治疗)、降血糖药物。配合降血压、调节血脂、抗血小板聚集等。

综合控制目标是2型糖尿病的理想控制目标,见表8-4。

表8-4 中国2型糖尿病综合控制目标表

指标	目标值
毛细血管血糖/(mmol·L^{-1})	
空腹	4.4~7.0
非空腹	<10.0
HbA1c/%	<7.0
血压/mmHg	<130/80
总胆固醇/(mmol·L^{-1})	<4.5
高密度脂蛋白胆固醇/(mmol·L^{-1})	
男性	>1.0
女性	>1.3
甘油三酯/(mmol·L^{-1})	<1.7
低密度脂蛋白胆固醇/(mmol·L^{-1})	
未合并动脉粥样硬化性心血管疾病	<2.6
合并动脉粥样硬化性心血管疾病	<1.8
BMI/(kg·m^{-2})	<24.0

注:本表引自《国家基层糖尿病防治管理指南(2022)》。

(三)生活方式干预

1. 控制体重 超重/肥胖患者减重的目标是3~6个月减轻体重5%~10%。消瘦者应通过合理的营养计划达到并长期维持标准体重。

2. 合理膳食 减少精制碳水化合物(如白米饭、面食、饼干等)和含糖饮料的摄入,以全谷物或杂豆类替代1/3精白米、面等主食。提倡选择低血糖负荷的食品。糖尿病患者容易缺乏维生素B

族、维生素C、维生素D以及铬、锌、硒、镁、铁、锰等多种微量营养素,可根据营养评估结果给予适量补充。控制总能量,达到能量平衡,膳食营养均衡,满足患者对营养素的需求。

3. 适量运动 提倡中等强度的有氧运动。伴有急性并发症或严重慢性并发症时,不应采取运动治疗。可增加日常身体活动,减少静坐时间。

4. 戒烟戒酒 避免被动吸烟,有饮酒习惯的应当戒酒。

5. 限盐 食盐摄入量限制在5g/d以内,合并高血压的患者可进一步限制摄入量。限制摄入含盐高的食物,如味精、酱油、咸菜、调味酱。

6. 心理平衡 规律作息,减轻精神压力,保持心情愉悦。

(四)药物治疗

2型糖尿病药物治疗包括三大类。

1. 非胰岛素促泌剂 双胍类降血糖药、α-糖苷酶抑制剂和噻唑烷二酮类(TZDs)。

2. 胰岛素促泌剂 胰岛素促泌剂包括磺脲类和格列奈类药物。

3. 胰岛素 胰岛素是控制高血糖的重要和有效手段。2型糖尿病患者经过生活方式和口服降血糖药联合治疗3个月,若血糖仍未达控制目标,应及时起用胰岛素治疗。

(五)药物治疗方案

根据2型糖尿病患者病情制订个性化方案,生活方式干预是2型糖尿病的基础治疗措施,应贯穿于始终,见图8-4。

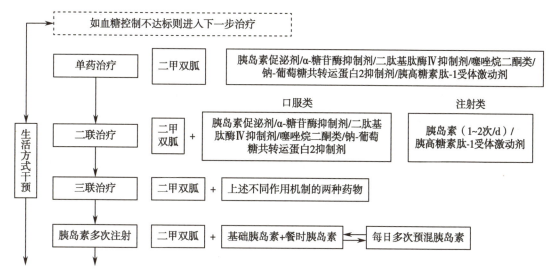

图8-4 基层2型糖尿病患者降糖治疗路径

本图引自《国家基层糖尿病防治管理指南(2022)》。

四、2型糖尿病社区预防策略

(一)一级预防

一级预防的目标是控制糖尿病的危险因素,预防2型糖尿病的发生。

1. 健康教育 提高人群对糖尿病防治的知晓度与参与度,倡导合理膳食、控制体重、适量运动、限盐、戒烟、限酒、心理平衡的健康生活方式,提高社区人群整体的防治意识。

2. 生活方式干预 增加蔬菜摄入量、减少酒精和单糖的摄入,鼓励超重或肥胖患者减轻体重,增加日常活动量,以中等强度运动为主。

3. 定期检查 检查血糖,提高糖尿病的检出率,密切关注心血管危险因素(如吸烟、高血压、血脂异常),并给予适当干预措施。

(二)二级预防

二级预防的目标是早发现、早诊断、早治疗 2 型糖尿病患者,预防并发症的发生。

1. 高危人群筛查 通过建立居民健康档案、基本公共卫生服务及机会性筛查(健康体检、其他疾病诊疗时),早期发现糖尿病,提高糖尿病及其并发症的防治水平。

2. 血糖控制 对于新诊断、年轻、无严重并发症或合并症的 2 型糖尿病患者,建议及早严格控制血糖。

3. 控制危险因素 定期检测血糖水平、血压、血脂等指标,及时发现并控制异常情况。

4. 药物治疗 没有明显血管并发症但心血管风险高危或极高危的 2 型糖尿病患者,采取降糖、降压、调脂及合理应用阿司匹林治疗,预防心血管事件和糖尿病微血管病变的发生。

(三)三级预防

三级预防的目标是延缓 2 型糖尿病患者并发症的进展,降低致残率和死亡率,强调 2 型糖尿病的规范治疗和疾病的管理,改善生活质量和延长寿命。

1. 控制血糖、血压和血脂 按照分层管理的原则,对于病程较长、年龄较大、已有心血管疾病的 2 型糖尿病患者,采取降糖、降压、调脂、抗血小板治疗等综合管理措施,以降低心血管事件、微血管并发症进展及死亡的风险。

2. 及时转诊治疗 若出现严重慢性并发症,推荐到相关专科治疗。

3. 保持良好心理健康 保持积极的心态,学会应对压力和焦虑,寻求支持和帮助,有助于预防 2 型糖尿病并发症的发生和发展。

4. 年度评估 所有 2 型糖尿病患者每年应进行一次年度评估,可与随访相结合。

五、2 型糖尿病筛查

半数以上的 2 型糖尿病患者在疾病的早期无明显临床表现,筛查可使这些患者得以早期发现和治疗,有助于提高 2 型糖尿病及其并发症的防治效率。

(一)筛查方式

空腹静脉血浆葡萄糖检查作为常规筛查方法,但可能有漏诊。如条件允许,应尽可能行 OGTT 检查。

(二)筛查对象

具有下列任何一个及以上危险因素者,为 2 型糖尿病高危人群:

1. 有糖尿病前期(IGT、IFG 或二者同时存在)史。

2. 年龄≥40 岁。

3. 超重(BMI≥24kg/m²)和/或中心型肥胖(男性腰围≥90cm,女性腰围≥85cm)。

4. 一级亲属中有糖尿病家族史。

5. 缺乏体力活动者。

6. 有巨大胎儿分娩史或有妊娠糖尿病病史的女性。

7. 有多囊卵巢综合征(PCOS)病史的女性。

8. 有黑棘皮病者。

9. 有高血压史,或正在接受降压治疗者。

10. 高密度脂蛋白胆固醇<0.90mmol/L 和/或甘油三酯>2.22mmol/L,或正在接受调脂治疗者。

11. 有动脉粥样硬化性心血管疾病(ASCVD)史。

12. 有类固醇类药物使用史。

13. 长期接受抗精神病药或抗抑郁药治疗。

14. 糖尿病风险评分总分≥25 分(表 8-5)。

表 8-5 中国糖尿病风险评分表

评分指标	分值	评分指标	分值
年龄/岁		男性 80.0~84.9,女性 75.0~79.9	5
20~24	0	男性 85.0~89.9,女性 80.0~84.9	7
25~34	4	男性 90.0~94.9,女性 85.0~89.9	8
35~39	8	男性≥95.0,女性≥90.0	10
40~44	11	收缩压/mmHg	
45~49	12	<110	0
50~54	13	110~119	1
55~59	15	120~129	3
60~64	16	130~139	6
65~74	18	140~149	7
BMI/(kg·m^{-2})		150~159	8
<22.0	0	≥160	10
22.0~23.9	1	糖尿病家族史(父母、同胞、子女)	
24.0~29.9	3	无	0
≥30.0	5	有	6
腰围/cm		性别	
男性<75.0、女性<70.0	0	女性	0
男性 75.0~79.9,女性 70.0~74.9	3	男性	2

注:本表引自《中国 2 型糖尿病防治指南(2020 年版)》。

六、2 型糖尿病转诊指征

(一)诊断困难和特殊患者

1. 初次发现血糖异常,临床分型不明确者。

2. 妊娠和哺乳期妇女血糖异常者。

(二)治疗困难

1. 原因不明或经基层医生处理后仍反复发生低血糖者。

2. 血糖、血压、血脂长期治疗不达标者。

3. 血糖波动较大,基层处理困难,无法平稳控制者。

4. 出现严重降糖药物不良反应难以处理者。

(三)并发症严重需紧急转诊

1. 糖尿病急性并发症 严重低血糖或高血糖伴或不伴有意识障碍(糖尿病酮症;疑似糖尿病酮症酸中毒、高渗性非酮症高血糖性昏迷或乳酸性酸中毒)。

2. 糖尿病慢性并发症 (视网膜病变、肾脏病、神经病变、糖尿病足或周围血管病变)的筛查、治疗方案的制订和疗效评估在社区处理有困难者。

3. 糖尿病慢性并发症导致严重靶器官损害需要紧急救治者(急性心脑血管病,糖尿病肾病导致的肾功能不全或大量蛋白尿,糖尿病视网膜病变导致的严重视力下降,糖尿病外周血管病变导致的间歇性跛行和缺血性疼痛、糖尿病足溃疡或严重足畸形等)。

2 型糖尿病患者足部护理

糖尿病足病指糖尿病患者足部出现感染、溃疡或组织的破坏,通常伴有下肢神经病变和/或周围动脉病变,是糖尿病致残的主要原因之一。

1. 水疱　2 型糖尿病患者由于血液循环不足,导致足部保护性软组织变薄,同时脚部皮肤也会变得干燥,容易造成足部起水疱。因此,洗脚时的水温要合适。不要用热水袋、电热器等物品直接保暖足部,选择面料柔软的袜子和适合自己脚型的鞋子,这样可以有效减少水疱的产生。如果出现水疱则不能刺破,避免伤口发生细菌感染。

2. 擦伤、割伤和扎伤　2 型糖尿病患者足部发生损伤时,轻微的皮肤瘙痒或裂开的伤口都可能造成细菌感染,应该立即使用指定的消毒剂彻底清洁伤口。严重的割伤或扎伤必须有专业人员的特别护理。为了减少脚部受继发性细菌感染的危险,脚癣等疾病应积极用药治疗。因此,使用润肤露滋润足部的皮肤非常重要,以防干燥及瘙痒而抓挠,导致皮肤破损而感染。

第四节　2 型糖尿病患者健康管理服务规范

一、服务对象

辖区内 35 岁及以上常住居民中 2 型糖尿病患者。

二、服务内容

(一)筛查

对工作中发现的 2 型糖尿病高危人群进行有针对性的健康教育,建议每年至少测量 1 次空腹血糖,并接受医务人员的健康指导。

(二)随访评估

对确诊的 2 型糖尿病患者,每年提供 4 次免费空腹血糖检测,至少进行 4 次面对面随访。

1. 测量空腹血糖和血压　评估是否存在危急情况,如出现血糖≥16.7mmol/L 或血糖≤3.9mmol/L;收缩压≥180mmHg 和/或舒张压≥110mmHg;意识或行为改变、呼气有烂苹果样丙酮味、心悸、出汗、食欲减退、恶心、呕吐、多饮、多尿、腹痛、有深大呼吸、皮肤潮红;持续性心动过速(心率超过 100次/min);体温超过 39℃或有其他的突发异常情况,如视力突然骤降、孕期及哺乳期血糖高于正常值等危险情况之一,或存在不能处理的其他疾病时,须在处理后紧急转诊。对于紧急转诊者,乡(镇)卫生院、村卫生室、社区卫生服务中心(站)应在 2 周内主动随访转诊情况。

2. 若不需紧急转诊　询问上次随访到此次随访期间的症状。

3. 测量体重　计算体质量指数(BMI),检查足背动脉搏动。

4. 询问患者疾病情况和生活方式　包括心脑血管疾病、吸烟、饮酒、运动、主食摄入情况等。

5. 了解患者服药情况

(三)分类干预

1. 对血糖控制满意(空腹血糖值<7.0mmol/L),无药物不良反应、无新发并发症或原有并发症无加重的患者,预约下一次随访。

2. 对第一次出现空腹血糖控制不满意(空腹血糖值≥7.0mmol/L)或药物不良反应的患者,结合其服药依从情况进行指导,必要时增加现有药物剂量、更换或增加不同类的降血糖药物,2 周时随访。

3. 对连续两次出现空腹血糖控制不满意或药物不良反应难以控制以及出现新的并发症或原有并发症加重的患者,建议其转诊到上级医院,2周内主动随访转诊情况。

4. 对所有的患者进行针对性的健康教育,与患者一起制订生活方式改进目标并在下一次随访时评估进展。告诉患者出现哪些异常时应立即就诊。

(四)健康体检

1. **体检时间** 对确诊的2型糖尿病患者,每年进行1次较全面的健康体检,体检可与随访相结合。

2. **体检内容** 包括体温、脉搏、呼吸、血压、空腹血糖、身高、体重、腰围、皮肤、浅表淋巴结、心脏、肺部、腹部等常规体格检查,并对口腔、视力、听力和运动功能等进行判断。具体内容参照《居民健康档案管理服务规范》中的健康体检表。

三、服务流程

针对辖区内确诊的2型糖尿病患者,《国家基本公共卫生服务规范(第三版)》推荐了2型糖尿病患者随访流程,见图8-5。

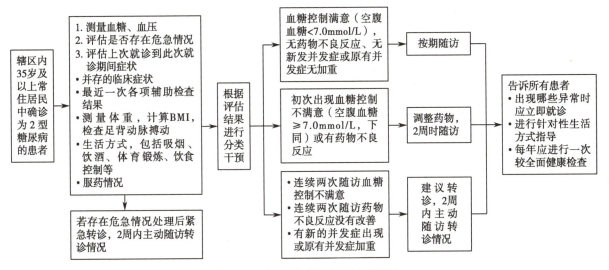

图8-5 2型糖尿病患者随访流程图

四、服务要求

1. 2型糖尿病患者的健康管理由医生负责,应与门诊服务相结合,对未能按照健康管理要求接受随访的患者,乡(镇)卫生院、村卫生室、社区卫生服务中心(站)应主动与患者联系,保证管理的连续性。

2. 随访包括预约患者到门诊就诊、电话追踪和家庭访视等方式。

3. 乡(镇)卫生院、村卫生室、社区卫生服务中心(站)要通过本地区社区卫生诊断和门诊服务等途径筛查和发现2型糖尿病患者,掌握辖区内居民2型糖尿病的患病情况。

4. 发挥中医药在改善临床症状、提高生活质量、防治并发症中的特色和作用,积极应用中医药方法开展2型糖尿病患者健康管理服务。

5. 加强宣传,告知服务内容,使更多的患者愿意接受服务。

6. 每次提供服务后及时将相关信息记入患者的健康档案。

五、工作指标

1. 2型糖尿病患者规范管理率=按照规范要求进行2型糖尿病患者健康管理的人数/年内已管理的2型糖尿病患者人数×100%。

2. 管理人群血糖控制率=年内最近一次随访空腹血糖达标人数/年内已管理的2型糖尿病患者

人数×100%。

注:最近一次随访血糖指的是按照规范要求最近一次随访的血糖,若失访则判断为未达标,空腹血糖达标指空腹血糖<7mmol/L。

六、2型糖尿病患者随访相关表格及填写说明

内容见表8-6。

表8-6　2型糖尿病患者随访服务记录表

姓名:　　　　　　　　　　　　　　　　　　　　　　　　　　　　　　　　编号□□□-□□□□□

随访日期					
随访方式		1门诊 2家庭 3电话　□	1门诊 2家庭 3电话　□	1门诊 2家庭 3电话　□	1门诊 2家庭 3电话　□
症状	1 无症状 2 多饮 3 多食 4 多尿 5 视物模糊 6 感染 7 手脚麻木 8 下肢水肿 9 体重明显下降	□/□/□/□/□/□/□ 其他:	□/□/□/□/□/□/□ 其他:	□/□/□/□/□/□/□ 其他:	□/□/□/□/□/□/□ 其他:
体征	血压/mmHg				
	体重/kg	/	/	/	/
	BMI/(kg·m⁻²)	/	/	/	/
	足背动脉搏动	1 触及正常　　　　　□ 2 减弱(双侧　左侧　右侧) 3 消失(双侧　左侧　右侧)	1 触及正常　　　　　□ 2 减弱(双侧　左侧　右侧) 3 消失(双侧　左侧　右侧)	1 触及正常　　　　　□ 2 减弱(双侧　左侧　右侧) 3 消失(双侧　左侧　右侧)	1 触及正常　　　　　□ 2 减弱(双侧　左侧　右侧) 3 消失(双侧　左侧　右侧)
	其他				
生活方式指导	日吸烟量	/　　　支	/　　　支	/　　　支	/　　　支
	日饮酒量	/　　　ml	/　　　ml	/　　　ml	/　　　ml
	运动	次/周　min/次 次/周　min/次	次/周　min/次 次/周　min/次	次/周　min/次 次/周　min/次	次/周　min/次 次/周　min/次
	主食/(g·d⁻¹)	/	/	/	/
	心理调整	1 良好　2 一般　3 差　□	1 良好　2 一般　3 差　□	1 良好　2 一般　3 差　□	1 良好　2 一般　3 差　□
	遵医行为	1 良好　2 一般　3 差　□	1 良好　2 一般　3 差　□	1 良好　2 一般　3 差　□	1 良好　2 一般　3 差　□
辅助检查	空腹血糖值	mmol/L	mmol/L	mmol/L	mmol/L
	其他检查*	糖化血红蛋白___% 检查日期:___月___日 _____	糖化血红蛋白___% 检查日期:___月___日 _____	糖化血红蛋白___% 检查日期:___月___日 _____	糖化血红蛋白___% 检查日期:___月___日 _____
服药依从性		1 规律　2 间断　3 不服药	1 规律　2 间断　3 不服药	1 规律　2 间断　3 不服药	1 规律　2 间断　3 不服药
药物不良反应		1 无　2 有　　　　□	1 无　2 有　　　　□	1 无　2 有　　　　□	1 无　2 有　　　　□
低血糖反应		1 无　2 偶尔　3 频繁　□	1 无　2 偶尔　3 频繁　□	1 无　2 偶尔　3 频繁　□	1 无　2 偶尔　3 频繁　□
此次随访分类		1 控制满意　2 控制不满意 3 不良反应　4 并发症　□	1 控制满意　2 控制不满意 3 不良反应　4 并发症　□	1 控制满意　2 控制不满意 3 不良反应　4 并发症　□	1 控制满意　2 控制不满意 3 不良反应　4 并发症　□
用药情况	药物名称1				
	用法用量	每日　次　每次	每日　次　每次	每日　次　每次	每日　次　每次
	药物名称2				
	用法用量	每日　次　每次	每日　次　每次	每日　次　每次	每日　次　每次
	药物名称3				
	用法用量	每日　次　每次	每日　次　每次	每日　次　每次	每日　次　每次
	胰岛素	种类: 用法和用量:	种类: 用法和用量:	种类: 用法和用量:	种类: 用法和用量:
转诊	原因				
	机构及科别				
下次随访日期					
随访医生签名					

注:本表引自《国家基本公共卫生服务规范(第三版)》。填表说明:

1. 本表为 2 型糖尿病患者在接受随访服务时由医生填写,每年的健康体检填写健康体检表。若失访,在随访日期处写明失访原因;若死亡,写明死亡日期和死亡原因。

2. 体征 体重指数(BMI)=体重(kg)/身高的平方(m²)。体重和体重指数斜线前填写目前情况,斜线后填写下次随访时应调整到的目标。如果是超重或是肥胖的患者,要求每次随访时测量体重并指导患者控制体重;正常体重人群可每年测量一次体重及体重指数。如有其他阳性体征,请填写在“其他”一栏。

3. 生活方式指导 在询问患者生活方式时,同时对患者进行生活方式指导,与患者共同制订下次随访目标。

(1)日吸烟量:斜线前填写目前吸烟量,不吸烟填“0”,吸烟者写出每天的吸烟量“××支”;斜线后填写吸烟者下次随访目标吸烟量“××支”。

(2)日饮酒量:斜线前填写目前饮酒量,不饮酒填“0”,饮酒者写出每天的饮酒量相当于白酒“××ml”;斜线后填写饮酒者下次随访目标饮酒量相当于白酒“××ml”(啤酒/10=白酒量,红酒/4=白酒量,黄酒/5=白酒量)。

(3)运动:填写每周几次,每次多少分钟。即“××次/周,××min/次”。横线上填写目前情况,横线下填写下次随访时应达到的目标。

(4)主食:根据患者的实际情况估算主食(米饭、面食、饼干等淀粉类食物)的摄入量。为每天各餐的合计量。斜线前后同上。

(5)心理调整:根据医生印象选择对应的选项。

(6)遵医行为:指患者是否遵照医生的指导去改善生活方式。

4. 辅助检查 为患者进行空腹血糖检查,记录检查结果、若患者在上次随访到此次随访之间到各医疗机构进行过糖化血红蛋白(控制目标为 7%,随着年龄的增长标准可适当放宽)或其他辅助检查,应如实记录。

5. 服药依从性 “规律”为按医嘱服药,“间断”为未按医嘱服药,频次或数量不足,“不服药”即为医生开了处方,但患者未使用此药。

6. 药物不良反应 如果患者服用的降血糖药有明显的药物不良反应,具体描述哪种药物,何种不良反应。

7. 低血糖反应 根据上次随访到此次随访之间患者出现的低血糖反应情况。

8. 此次随访分类 根据此次随访时的分类结果,由责任医生在 4 种分类结果中选择一项在“□”中填上相应的数字。“控制满意”指血糖控制满意,无其他异常;“控制不满意”指血糖控制不满意,无其他异常;“不良反应”指存在药物不良反应;“并发症”指出现新的并发症或并发症出现异常。如果患者同时存在几种情况,填写最严重的一种情况,同时结合上次随访情况确定患者下次随访时间,并告知患者。

9. 用药情况 根据患者整体情况,为患者开具处方,并填写在表格中,写明用法、用量。同时记录其他医疗卫生机构为其开具的处方药。

10. 转诊 如果转诊要写明转诊的医疗机构及科室类别,如××市人民医院内分泌科,并在原因一栏写明转诊原因。

11. 下次随访日期 根据患者此次随访分类,确定下次随访日期,并告知患者。

12. 随访医生签名 随访完毕,核查无误后随访医生签署其姓名。

(洪 阳 丁 一)

思考题

1. 请结合自身思考可以从哪些方面加强慢性病的自我管理。
2. 请简述高血压高危人群的防治策略。
3. 请简述 2 型糖尿病患者智慧健康管理领域新技术。
4. 试论述慢性病患者健康管理服务的随访评估内容。

ER 8-3

练习题

第九章 | 严重精神障碍患者管理服务

教学课件

思维导图

学习目标

1. 掌握严重精神障碍患者管理服务规范,严重精神障碍的报告、危险性评估、分类干预。
2. 熟悉严重精神障碍的概念、三级预防,基层医疗卫生机构的职责。
3. 了解严重精神障碍的分型、诊断标准。
4. 学会对严重精神障碍患者开展管理服务。
5. 具有踏实、认真、严谨、耐心的工作态度,以及尊重、爱护严重精神障碍患者的职业素养。

严重精神障碍的发病率和致残率较高,具有治疗难度大、治愈率低、反复发作等特点。作为公共卫生的复杂问题,严重精神障碍给患者、家庭和社会带来了巨大的经济和精神负担,甚至对社会安全可能构成严重威胁。

在严重精神障碍患者的发现、治疗、管理、服务中,应充分发挥基层医疗卫生服务机构在社区管理工作中的作用,采取预防为主、防治结合、重点干预、广泛覆盖的方法,提供连续性服务,帮助严重精神障碍患者及其家属获得均等化的基本公共卫生服务,从而达到提高严重精神障碍的防治效果,达成促进严重精神障碍患者康复、回归社会的目的。通过本章的学习,学生应具有帮助精神障碍患者的职业情感。

情境导入

患者,男,30岁,因工作不顺心出现无故发呆、傻笑、骂人、持刀伤人行为,睡眠减少,并认为有人要加害于他,被送往精神卫生医疗机构住院治疗,被诊断为精神分裂症。患者住院治疗6个月后,带药出院,回家休养。近日,社区医生对该患者进行随访。患者能按时主动服药,在家属的监督下生活能够自理,但不愿意参加其他家务劳动,拒绝与外界多接触,很少出门,经常因为一些琐事与家属发生争执,没有打砸行为。

工作任务:
1. 你若作为社区医生,请思考如何对该患者目前的病情进行评估。
2. 请思考如何开展该患者的管理服务。

第一节　严重精神障碍概述

一、概念

(一) 精神障碍

精神障碍(mental disorder)又可称精神疾病或心理障碍,指由各种原因引起的感知、情感和思维等精神活动的紊乱或者异常,导致患者明显的心理痛苦或者社会适应等功能损害。

(二)严重精神障碍

严重精神障碍(severe mental disorders)又称重性精神障碍,指精神疾病症状严重,导致患者社会适应等功能严重损害、对自身健康状况或者客观现实不能完整认识,或者不能处理自身事务的精神障碍。发病时,患者会丧失对疾病的自知力或者对行为的控制力,并可能导致危害公共安全、他人或自身人身安全的行为。长期严重精神障碍患者可能出现严重的社会功能损害。

二、分型与诊断标准

(一)严重精神障碍的分型

目前,纳入国家基本公共卫生服务项目管理和救治救助管理的严重精神障碍主要包括六种。

1. 精神分裂症 是一组病因未明、慢性迁延的严重精神障碍,以认知、思维、情感、行为等多方面的精神活动异常为主要特征;多在青壮年时期起病,除意识障碍和智能障碍较少见外,临床表现可出现各种精神症状,包括感知觉障碍、思维障碍、情感障碍、注意障碍、意志和行为障碍、自知力障碍等;多起病隐匿,病程迁延,呈反复发作、加重或恶化,部分患者最终出现精神衰退和精神残疾,不同患者及同一患者所处疾病不同阶段的临床表现差异性较大。

2. 分裂情感障碍 又称分裂情感性障碍,指一组精神分裂症和情感性精神障碍两种病同时存在或交替发生,症状又同样典型,常有反复发作的精神疾病。典型的精神分裂症症状(如幻觉、妄想、思维形式障碍及被动体验等)与典型的抑郁发作(如情绪低落、兴趣丧失、精力减退)或躁狂发作(如情绪高涨、躯体和精神活动的增加)或混合发作,相伴出现。

该病常反复发作,症状必须持续 1 个月以上;WHO《国际疾病分类第十一次修订本》(ICD-11)将其分为三型,即躁狂型、抑郁型、混合型;美国精神病学会《精神障碍诊断与统计手册(第 5 版)》(DSM-5)将其分为两型,有躁狂发作者为双向型,只有抑郁发作者为抑郁型。

3. 偏执性精神病 即妄想性障碍,是一组病因未明,以发展成一种或一整套相互关联的系统妄想(妄想症状持续 3 个月及以上)为主要表现的精神病性障碍。持久妄想性障碍的妄想内容常为被害、夸大、嫉妒、疑病等。妄想发作时没有抑郁、躁狂及混合发作的心境障碍,也没有其他精神分裂症的特征性症状。患者人格保持完整,除了与妄想或妄想系统直接相关的行为和态度外,情感、言语和行为均正常。该病起病隐匿,病程演进缓慢,甚至可持续终生。

4. 双相情感障碍 即双相障碍,是一类既有躁狂发作或轻躁狂发作,又有抑郁发作的常见精神障碍。躁狂发作时,表现为情感高涨、言语活动增多、精力充沛等症状;抑郁发作时,表现为情绪低落、言语活动减少、兴趣或愉快感丧失等症状。

该病常与焦虑共症状。共病物质滥用,也可出现幻觉、妄想或紧张等精神病性症状。该病病程多形演变,发作性、循环往复性、混合迁延性、潮起潮落式的病程。间歇期或长或短,可能出现社会功能损害。多次反复发作之后,会出现发作频率加快、病情越发复杂等现象。

5. 癫痫所致精神障碍 即癫痫性精神障碍,是一组反复发作的脑异常放电导致的精神障碍,由于累及的部位和病理生理改变不同,导致的精神症状各异。癫痫发作前、发作时、发作间期、发作后患者可能会出现一些精神症状。继发性癫痫和长期、严重的癫痫患者还会出现记忆衰退、注意困难和判断能力下降等。

癫痫所致精神障碍可分为发作性精神障碍和持续性精神障碍。前者可能出现一定时间内的感觉、知觉、记忆、思维等障碍,心境恶劣,精神运动性发作,短暂精神分裂症样发作;发作具有突然性、短暂性及反复发作性的特点。后者为分裂症样障碍,可有人格改变、智能损害等。

6. 精神发育迟缓伴发精神障碍 即智力发育障碍、智力障碍,指先天或围生期或生长发育成熟(18 岁)以前,大脑的发育由于各种致病因素(如遗传、中毒、感染、头部外伤、内分泌异常或缺氧等)

作用于机体,影响大脑结构或/和功能的发育,所造成的精神发育迟缓或不完全,其临床特征是智力低下与社会适应能力欠缺。

根据缺陷程度不同,精神发育迟缓可分为轻度、中度、重度和极重度。中度以上的患者常有其他躯体发育缺陷或代谢障碍。精神发育迟缓的病程一般为非进行性,随着年龄增长可有不同程度的好转。

(二) 严重精神障碍的诊断标准

严重精神障碍的致病因素及发病机制尚未明确,是生物、心理、社会等因素共同作用的结果。在精神医学实践工作中,只有 10% 左右的精神障碍病例的病因、病理改变相对明确,其余病例则病因不明。因此,精神障碍缺乏特异的病因学诊断方法。目前,影响最大的精神疾病两大分类系统分别是 ICD-11 与 DSM-5,它们主要按照症状学分类原则,兼顾可能的病因学、病理生理特征进行分类。

精神障碍的诊断标准由内涵标准和排除标准两部分组成。其中内涵标准又包括症状学、病程标准、病情严重程度、社会功能损害等指标。其中症状学指标是最基本的,又分为必备症状和伴随症状。

以 ICD-11 精神分裂症的诊断标准为例:

1. 症状学及病程标准　在持续至少一个月的精神病性发作期的大多数时间内(或大多数日子里的某些时间),存在下述第(1)项中的综合征、症状和病症至少一条,和/或下述第(2)项中的症状和病症至少两条。

(1)至少存在下述中的一条

1)思维鸣响、思维被插入或被夺及思维被广播。

2)被控制、被影响或被动妄想,明显地与躯体或肢体运动、特殊思维、行为或感觉有关;妄想性知觉。

3)言语幻觉,对患者的行为持续不断地评论或声音,对患者进行相互讨论或来自躯体某些部分的言语性幻觉。

4)其他持久的与文化不相应和完全不可能的妄想。

(2)至少存在下述中的两条

1)任何形式的持久的幻觉,每天发生,至少一个月;并伴有短暂的或未充分形成的无明显情感内容的妄想;或伴有持久的超价观念。

2)思维过程中断或插入无关语,导致言语不连贯或不切题,或语词新作。

3)紧张症行为,如兴奋、特殊姿势或蜡样屈曲、违拗、缄默和木僵。

4)"阴性"症状如显著的情感淡漠、言语贫乏,及情绪反应迟钝或不适切(必须明确这些情况不是由于抑郁或抗精神病药物引起)。

2. 排除标准　需除外的疾病包括:

(1)分裂型障碍:特征是在行为、外表和言语中具有持久的模式,伴随认知和感知扭曲,不寻常的信仰以及人际关系能力下降。症状可能包括收缩或不恰当的影响和快感缺失(阴性分裂型);可能出现偏执的想法,参照的想法或其他精神病症状,包括任何形式的幻觉(阳性分裂型),但是强度或持续时间未满足精神分裂症、分裂情感性精神障碍或妄想症的诊断要求。

(2)急性短暂性精神障碍:特征是在没有其他精神障碍病史的个体中,在没有前驱症状的情况下出现精神病症状的急性发作,并且在 2 周内达到其最大严重性。发病通常与社会和职业功能迅速恶化有关。症状可能包括妄想、幻觉、思维过程紊乱、混乱或迷惑、情感和情绪失调。可能存在紧张性精神运动障碍。每天,甚至 1 天之内,症状通常会在性质和强度方面迅速变化。这段时间不超过 3 个月,最常见的是从几天到 1 个月。

需要强调的是,诊断标准仅仅是工具,可靠的病史、仔细的体格查体及神经系统检查,尤其是精神状态的检查,以及必要的实验室检查等辅助检查,是正确使用诊断标准,作出正确诊断的必要条件。

三、严重精神障碍的报告管理

(一) 基层医疗卫生机构的职责

《严重精神障碍管理治疗工作规范(2018版)》指出,充分发挥各级卫生健康行政部门、精神卫生防治技术管理机构(以下简称精防机构)、精神卫生医疗机构(含精神专科医院和综合医院精神/心理科)、基层医疗卫生机构在严重精神障碍患者管理治疗工作中的作用,明确各自职责、任务和工作流程,提高防治效果。基层医疗卫生机构包括乡(镇)卫生院、村卫生室和社区卫生服务中心(站)。主要职责:

1. 承担《国家基本公共卫生服务规范(第三版)》中严重精神障碍患者管理服务内容,包括登记严重精神障碍患者信息并建立居民健康档案,对患者进行随访管理、分类干预、健康体检等。

2. 配合政法、公安部门开展严重精神障碍疑似患者筛查,将筛查结果报告县级精防机构。

3. 接受精神卫生医疗机构技术指导,及时转诊病情不稳定患者。

4. 在上级精防机构的指导下开展辖区患者应急处置,协助精神卫生医疗机构开展应急医疗处置。

5. 组织开展辖区精神卫生健康教育、政策宣传活动。

6. 优先为严重精神障碍患者开展家庭医师签约服务。

知识链接

精神行为异常识别清单

基层医疗卫生机构人员配合政法、公安等部门,每季度与村(居)民委员会联系,了解常住人口中重点人群的情况,参考精神行为异常识别清单,开展疑似严重精神障碍患者筛查。精神行为异常识别清单包括:

1. 曾在精神科住院治疗。

2. 因精神异常而被家人关锁。

3. 无故冲动,伤人、毁物,或无故离家出走。

4. 行为举止古怪,在公共场合蓬头垢面或赤身露体。

5. 经常无故自语自笑,或说一些不合常理的话。

6. 变得疑心大,认为周围人都针对他或者迫害他。

7. 变得过分兴奋话多(说个不停)、活动多、爱惹事、到处乱跑等。

8. 变得冷漠、孤僻、懒散,无法正常学习、工作和生活。

9. 有过自杀行为或企图。

对于符合上述清单中1项或以上症状的,应当进一步了解该人的姓名、住址等信息,填写精神行为异常线索调查复核登记表,将发现的疑似患者报县级精防机构,并建议其至精神卫生医疗机构进行诊断。

(二) 报告

《中华人民共和国精神卫生法》规定,实行严重精神障碍发病报告制度。为贯彻落实上述规定,2013年国家卫生和计划生育委员会印发《严重精神障碍发病报告管理办法(试行)》。该办法要求:

1. 国家建立重性精神疾病信息管理系统(以下简称信息系统),严重精神障碍发病信息是该信息系统的组成部分。

2. 医疗机构应当对符合《中华人民共和国精神卫生法》规定,即已经发生危害他人安全的行为,或者有危害他人安全的危险的情形并经诊断结论、病情评估表明为严重精神障碍的患者,进行严重精神障碍发病报告。

3. 具有精神障碍诊疗资质的医疗机构是严重精神障碍发病报告的责任报告单位;精神科执业医师是严重精神障碍发病报告的责任报告人,精神科执业医师首次诊断严重精神障碍患者后,应当将患者相关信息及时报告前款规定的负责信息报告工作的科室。

4. 责任报告单位在严重精神障碍患者确诊后 10 个工作日内将相关信息录入信息系统,不具备网络报告条件的责任报告单位应当在 10 个工作日内将患者相关信息书面报送所在地的县级精防机构。县级精防机构接到不具备网络报告条件的责任报告单位报送的患者相关信息,应在 5 个工作日内录入信息系统。

5. 严重精神障碍患者出院的,责任报告单位应当在患者出院后 10 个工作日内将出院信息录入信息系统。不具备网络报告条件的责任报告单位应当在 10 个工作日内将患者出院信息书面报送所在地的县级精防机构。县级精防机构收到不具备网络报告条件的责任报告单位报送的出院信息,应当在 5 个工作日内录入信息系统。

6. 县级精防机构应当在严重精神障碍患者出院后 15 个工作日内,将患者出院信息通知患者所在地基层医疗卫生机构。

7. 基层医疗卫生机构应当在 5 个工作日内接收由精神卫生医疗机构转来的"严重精神障碍患者报告卡"或出院信息单。对本辖区患者,及时建立或补充居民个人健康档案(含个人基本信息表、严重精神障碍患者个人信息补充表),10 个工作日内录入信息系统。对于住址不明确或有误的患者,5 个工作日内联系辖区派出所民警协助查找,仍无法明确住址者将信息转至县级精防机构。

(三)随访管理

在精神科医生的指导下,由基层医疗卫生机构精防人员对患者开展随访服务。随访形式包括面访(预约患者到门诊就诊、家庭访视等)和电话随访。随访内容包括危险性评估、精神症状、服药情况、药物不良反应、社会功能、康复措施、躯体情况、生活事件等。

1. 危险性评估 开展严重精神障碍患者的危险性评估有助于预测患者的冲动、伤人风险,有助于控制危险因素、早诊早治、规范化治疗和分类管理,降低患者肇事肇祸滋事率。严重精神障碍患者危险性评估可分为 6 个等级,分别是 0~5 级。

(1)0 级:无符合以下 1~5 级中的任何行为。

(2)1 级:口头威胁,喊叫,但没有打砸行为。

(3)2 级:打砸行为,局限在家里,针对财物,能被劝说制止。

(4)3 级:明显打砸行为,不分场合,针对财物,不能接受劝说而停止。

(5)4 级:持续的打砸行为,不分场合,针对财物或人,不能接受劝说而停止(包括自伤、自杀)。

(6)5 级:持械针对人的任何暴力行为,或者纵火、爆炸等行为,无论在家里还是公共场合。

2. 分类干预 根据患者的危险性评估分级、社会功能状况、精神症状评估、自知力判断,以及患者是否存在药物不良反应或躯体疾病情况对患者开展分类干预,依据病情变化及时调整随访周期。

3. 居家患者药物治疗 严重精神障碍属于慢性病。精神科执业医师应当按照相关疾病治疗指南,遵循安全、早期、适量、全程、有效、个体化原则开具药物治疗处方。患者应当坚持急性期、巩固期和维持期全程治疗,在巩固期和维持期坚持抗精神病药物治疗对降低病情复发风险具有重要价值。

四、严重精神障碍的三级预防

为减轻精神障碍造成的疾病负担,应积极开展严重精神障碍的健康管理,其中三级预防策略是精神障碍管理的有效措施。

（一）一级预防

严重精神障碍的一级预防作为最积极、最主动的预防措施，主要是针对病因开展预防干预。具体措施包括：

1. 开展公民精神卫生健康教育，普及精神卫生知识，提升公众精神卫生保健素养。

2. 加强精神卫生的遗传咨询，提倡优生优育，禁止近亲结婚，降低出生缺陷发生率。

3. 提供多渠道心理咨询服务，提高公众心理保健能力。

4. 做好危机事件的心理辅导，积极开展灾后心理援助与干预。

5. 开展精神障碍的流行病学调查研究，为精神障碍病因预防提供循证依据。

（二）二级预防

严重精神障碍的二级预防是在寻找诊断指标基础上，通过高危人群筛查，早期发现和早期治疗患者的健康管理策略。应做好以下二级预防工作：

1. 开展严重精神障碍诊断方法和治疗药物的科学研究，寻找早期筛查指标，确保严重精神障碍的早期诊断和及时有效治疗。

2. 加强公众特别是高危人群的精神卫生健康教育和健康促进工作，普及严重精神障碍二级预防知识，减轻严重精神障碍的社会歧视，提高心理卫生咨询可及性，提高患者就医主动性和服药依从性。

3. 提升医务人员严重精神障碍的诊疗水平，做好医务人员严重精神障碍诊疗培训。

（三）三级预防

严重精神障碍患者的三级预防是通过综合干预措施，最大限度地做好患者的康复训练，促进患者社会功能恢复，减少功能残疾，延缓疾病衰退进程，提高患者生活质量的有效措施。康复服务的内容包括自理能力训练、独立生活能力训练、服药训练、复发征兆识别、社交能力训练、职业康复训练、心理康复训练等。

知识链接

严重精神障碍患者的康复

应对严重精神障碍患者开展康复训练，指导患者家属协助患者进行相关康复训练，进而提高患者服药依从性、复发先兆识别能力，逐步具备生活、社交和职业技能，提高患者生活质量，促进其回归社会。

1. 服药训练　包括药物治疗重要性和复发严重性教育，熟悉所服的药物名称、剂量，了解药物不良反应等。

2. 复发先兆识别　包括帮助患者和家属掌握复发先兆表现。如患者病情平稳后又出现失眠，食欲减退，烦躁不安，敏感多疑，遇小事易发脾气，不愿与人沟通等。出现上述表现时，患者和家属应当及时与精防人员联系，或尽早至精神卫生医疗机构就诊。

3. 生活技能训练　包括个人生活能力（个人卫生、家务劳动、乘坐交通工具、购物等）和家庭生活技能（与家人一起吃饭、聊天、看电视，关心和支持家人，参与家庭事务的讨论等）训练。

4. 社交能力训练　包括主动问候，接打电话，合理安排闲暇时间，处理生活矛盾等。

5. 职业康复训练　包括工作适应性训练、职业技能训练等。

第二节　严重精神障碍患者管理服务规范

一、服务对象

严重精神障碍患者管理的服务对象为辖区内常住居民中诊断明确、在家居住的严重精神障碍患者,主要包括精神分裂症、分裂情感障碍、偏执性精神病、双相情感障碍、癫痫所致精神障碍、精神发育迟缓伴发精神障碍。

二、服务内容

(一) 患者信息管理

在将严重精神障碍患者纳入管理时,需由家属提供或直接转自原承担治疗任务的专业医疗卫生机构的疾病诊疗相关信息,同时为患者进行一次全面评估,为其建立居民健康档案,并按照要求填写严重精神障碍患者个人信息补充表。

(二) 随访评估

对应管理的严重精神障碍患者每年至少随访4次,每次随访应对患者进行危险性评估;检查患者的精神状况,包括感觉、知觉、思维、情感和意志行为、自知力等;询问和评估患者的躯体疾病、社会功能情况、用药情况及各项实验室检查结果等;按要求填写严重精神障碍患者随访服务记录表。

(三) 分类干预

根据患者的危险性评估分级、社会功能状况、精神症状评估、自知力判断,以及患者是否存在药物不良反应或躯体疾病情况对患者进行分类干预。

1. 病情不稳定患者　若危险性为3~5级或精神症状明显、自知力缺乏、有严重药物不良反应或严重躯体疾病,对症处理后立即转诊到上级医院。必要时报告当地公安部门,2周内了解其治疗情况。对于未能住院或转诊的患者,联系精神专科医师进行相应处置,并在居委会人员、民警的共同协助下,2周内随访。

2. 病情基本稳定患者　若危险性为1~2级,或精神症状、自知力、社会功能状况至少有一方面较差,首先应判断是病情波动或药物疗效不佳,还是伴有药物不良反应或躯体症状恶化,分别采取在规定剂量范围内调整现用药物剂量和查找原因对症治疗的措施,2周时随访,若处理后病情趋于稳定者,可维持目前治疗方案,3个月时随访;未达到稳定者,应请精神专科医师进行技术指导,1个月时随访。

3. 病情稳定患者　若危险性为0级,且精神症状基本消失,自知力基本恢复,社会功能处于一般或良好,无严重药物不良反应,躯体疾病稳定,无其他异常,继续执行上级医院制订的治疗方案,3个月时随访。

4. 每次随访根据患者病情的控制情况,对患者及其家属进行有针对性的健康教育和生活技能训练等方面的康复指导,对家属提供心理支持和帮助。

(四) 健康体检

在患者病情许可的情况下,征得监护人与(或)患者本人同意后,每年进行1次健康检查,可与随访相结合。内容包括一般体格检查、血压、体重、血常规(含白细胞分类)、转氨酶、血糖、心电图。

三、服务流程

严重精神障碍患者健康管理服务流程,见图9-1。

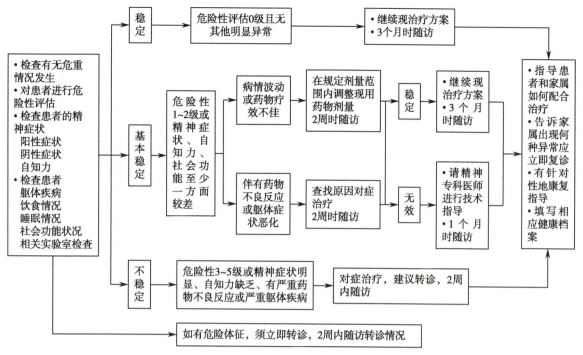

图 9-1　严重精神障碍患者健康管理服务流程图

本图引自《国家基本公共卫生服务规范(第三版)》。

四、服务要求

1. 配备接受过严重精神障碍管理培训的专(兼)职人员,开展《国家基本公共卫生服务规范(第三版)》规定的健康管理工作。

2. 与相关部门加强联系,及时为辖区内新发现的严重精神障碍患者建立健康档案并根据情况及时更新。

3. 随访包括预约患者到门诊就诊、电话追踪和家庭访视等方式。

4. 加强宣传,鼓励和帮助患者进行社会功能康复训练,指导患者参与社会活动,接受职业训练。

五、工作指标

严重精神障碍患者规范管理率=年内辖区内按照规范要求进行管理的严重精神障碍患者人数/年内辖区内登记在册的确诊严重精神障碍患者人数×100%。

《健康中国行动 2021—2022 年考核实施方案》中明确,到 2030 年我国严重精神障碍患者管理率要达到 85%。

六、管理服务规范表格及说明

1. 严重精神障碍患者个人信息补充表,见表 9-1。
2. 严重精神障碍患者随访服务记录表,见表 9-2。

表 9-1 严重精神障碍患者个人信息补充表

姓名：　　　　　　　　　　　　　　　　　　　　　　　　　编号□□□-□□□□□

监护人姓名		与患者关系	
监护人住址		监护人电话	
辖区村(居)委会联系人、电话			
户别	1 城镇　2 农村		□
就业情况	1 在岗工人　2 在岗管理者　3 农民　4 下岗或无业　5 在校学生　6 退休 7 专业技术人员　8 其他　9 不详		□
知情同意	1 同意参加管理 0 不同意参加管理 签字： 签字时间　　　　　　年　　　月　　　日		□
初次发病时间	年　　　月　　　日		
既往主要症状	1 幻觉　2 交流困难　3 猜疑　4 喜怒无常　5 行为怪异　6 兴奋话多 7 伤人毁物　8 悲观厌世　9 无故外走　10 自语自笑　11 孤僻懒散　12 其他 □/□/□/□/□/□/□/□/□/□/□/		
既往关锁情况	1 无关锁　2 关锁　3 关锁已解除		□
既往治疗情况	门诊	1 未治　2 间断门诊治疗　3 连续门诊治疗 首次抗精神病药治疗时间　　　　　　年　　　月　　　日	□
	住院	曾住精神专科医院/综合医院精神专科　　　　　　次	
目前诊断情况	诊断　　　　　　确诊医院　　　　　　确诊日期		
最近一次治疗效果	1 临床痊愈　2 好转　3 无变化　4 加重		□
危险行为	1 轻度滋事　　　　　　次　2 肇事　　　　　　次 3 肇祸　　　　　　次　4 其他危害行为　　　　　　次 5 自伤　　　　　　次　6 自杀未遂　　　　　　次 7 无 □/□/□/□/□/□/□/		
经济状况	1 贫困，在当地贫困线标准以下　2 非贫困		□
专科医生意见(如果有请记录)			
填表日期	年　　月　　日	医生签字	

注：本表引自《国家基本公共卫生服务规范(第三版)》。填表说明：

1. 对于严重精神障碍患者，在建立居民健康档案时，除填写个人基本信息表外，还应填写此表。在随访中发现个人信息有所变更时，要及时变更。

2. 监护人姓名　法律规定的、目前行使监护职责的人。

3. 监护人住址及监护人电话　填写患者监护人目前的居住地址及可以随时联系的电话。

4. 初次发病时间　患者首次出现精神症状的时间，尽可能准确，可只填写到年份。

5. 既往主要症状　根据患者从第一次发病到填写此表之时的情况，填写患者曾出现过的主要症状。

6. 既往关锁情况　关锁指出于非医疗目的，使用某种工具(如绳索、铁链、铁笼等)限制患者的行动自由。

7. 既往治疗情况　根据患者接受的门诊和住院治疗情况填写。首次抗精神病药治疗时间，尽可能准确，可只填写到年份。若未住过精神专科医院或综合医院精神科，填写"0"，住过院的填写次数。

8. 目前诊断情况　填写患者目前所患精神疾病的诊断名称，并填写确诊医院名称和日期。

9. 临床痊愈　指精神症状消失，自知力恢复。

10. 危险行为　根据患者从第一次发病到填写此表之时的情况，若未发生过，填写"0"；若发生过，填写相应的次数。

　轻度滋事指公安机关出警但仅作一般教育等处理的案情。如患者打、骂他人或者扰乱秩序，但没有造成生命财产损害的，属于此类。

　肇事指患者的行为触犯了《中华人民共和国治安管理处罚法》但未触犯《中华人民共和国刑法》，如患者有行凶伤人毁物等，但未导致被害人轻、重伤的。

　肇祸指患者的行为触犯了《中华人民共和国刑法》，属于犯罪行为的。

11. 经济状况　指患者经济状况。贫困指低保户。

12. 专科医生意见　指建档时由家属提供或患者原治疗医疗机构提供的精神专科医生的意见。如没有相关信息则填写"不详"。

表 9-2 严重精神障碍患者随访服务记录表

姓名：　　　　　　　　　　　　　　　　　　　　　　　　　　　　编号□□□-□□□□□

随访日期	年　　　月　　　日	
本次随访形式	1 门诊　2 家庭访视　3 电话	□
若失访,原因	1 外出打工　2 迁居他处　3 走失　4 连续 3 次未到访　5 其他	□
如死亡,日期和原因	死亡日期　　　　　　　　　　　　　　年　　　月　　　日	
	死亡原因　1 躯体疾病 ①传染病和寄生虫病　②肿瘤　③心脏病　④脑血管病 ⑤呼吸系统疾病　⑥消化系统疾病　⑦其他疾病　⑧不详 2 自杀　3 他杀　4 意外　5 精神疾病相关并发症　6 其他	□ □
危险性评估	0(0级)　1(1级)　2(2级)　3(3级)　4(4级)　5(5级)	□
目前症状	1 幻觉　2 交流困难　3 猜疑　4 喜怒无常　5 行为怪异　6 兴奋话多　7 伤人毁物 8 悲观厌世　9 无故外走　10 自语自笑　11 孤僻懒散　12 其他 　□/□/□/□/□/□/□/□/□/□/□	
自知力	1 自知力完全　2 自知力不全　3 自知力缺失	□
睡眠情况	1 良好　2 一般　3 较差	□
饮食情况	1 良好　2 一般　3 较差	□
社会功能情况	个人生活料理　1 良好　2 一般　3 较差	□
	家务劳动　　　1 良好　2 一般　3 较差	□
	生产劳动及工作　1 良好　2 一般　3 较差　9 此项不适用	□
	学习能力　　　1 良好　2 一般　3 较差	□
	社会人际交往　1 良好　2 一般　3 较差	□
危险行为	1 轻度滋事　　　次　2 肇事　　　次　3 肇祸　　　次　4 其他危害行为　　　次 5 自伤　　　次　6 自杀未遂　　　次　7 无	□
两次随访期间关锁情况	1 无关锁　2 关锁　3 关锁已解除	□
两次随访期间住院情况	0 未住院　1 目前正在住院　2 曾住院,现未住院 末次出院时间　　　　　　年　　　月　　　日	□
实验室检查	1 无　2 有	□
用药依从性	1 按医嘱规律用药　2 间断用药　3 不用药　4 医嘱勿须用药	□
药物不良反应	1 无　2 有　　　　　　　9 此项不适用	□
治疗效果	1 痊愈　2 好转　3 无变化　4 加重　9 此项不适用	□
是否转诊	1 否　2 是 转诊原因: 转诊至机构及科室:	□
用药情况	药物 1:　　　　　　　用法:每日(月)　　　次　　每次剂量　　　mg	
	药物 2:　　　　　　　用法:每日(月)　　　次　　每次剂量　　　mg	
	药物 3:　　　　　　　用法:每日(月)　　　次　　每次剂量　　　mg	
用药指导	药物 1:　　　　　　　用法:每日(月)　　　次　　每次剂量　　　mg	
	药物 2:　　　　　　　用法:每日(月)　　　次　　每次剂量　　　mg	
	药物 3:　　　　　　　用法:每日(月)　　　次　　每次剂量　　　mg	
康复措施	1 生活劳动能力　2 职业训练　3 学习能力　4 社会交往　5 其他　□/□/□/□	
本次随访分类	1 不稳定　2 基本稳定　3 稳定	□
下次随访日期	年　　　　月　　　日　　　　随访医生签名	

注:本表引自《国家基本公共卫生服务规范(第三版)》。填表说明:

1.目前症状 填写从上次随访到本次随访期间发生的情况。

2.自知力 指患者对其自身精神状态的认识能力。自知力完全指患者精神症状消失,真正认识到自己有病,能透彻认识到哪些是病态表现,并认为需要治疗。自知力不全指患者承认有病,但缺乏正确认识和分析自己病态表现的能力。自知力缺失指患者否认自己有病。

3.危险行为 填写从上次随访到本次随访期间发生的情况。若未发生过,填写"0";若发生过,填写相应的次数。

4.实验室检查 记录从上次随访到此次随访期间的实验室检查结果,包括在上级医院或其他医院的检查。

5.用药依从性 "规律"为按医嘱用药;"间断"为未按医嘱用药,用药频次或数量不足;"不用药"为医生开了处方,但患者未使用此药;"医嘱无须用药"为医生认为不需要用药。

6.药物不良反应 如果患者服用的药物有明显的药物不良反应,应具体描述哪种药物,以及何种不良反应。

7.本次随访分类 根据从上次随访到此次随访期间患者的总体情况进行选择。

8.是否转诊 根据患者此次随访的情况,确定是否要转诊,若给出患者转诊建议,填写转诊医院的具体名称。

9.用药情况 填写患者实际使用的抗精神病药物名称、用法和用量。

10.用药指导 根据患者的总体情况,填写医生开具的患者需要使用的抗精神病药物名称、用法和用量。

11.康复措施 根据患者此次随访的情况,给出应采取的康复措施,可以多选。

12.下次随访日期 根据患者的情况确定下次随访时间,并告知患者和家属。

(胡仕坤)

思考题

1.发现严重精神障碍患者后如何报告?

2.试判断严重精神障碍患者出现持刀伤人行为属于危险性评估的几级?

3.如何进行严重精神障碍患者的分类干预?

4.如何在社区构建严重精神障碍患者管理体系?

ER 9-3

练习题

第十章 | 肺结核患者健康管理服务

教学课件

思维导图

学习目标

1. 掌握肺结核的流行病学与社区预防；肺结核患者健康管理服务规范。
2. 熟悉肺结核的概念、分类及诊断标准；肺结核的治疗。
3. 了解肺结核患者规范化管理的困难与挑战。
4. 学会对肺结核患者及高危人群开展健康教育，筛查转诊及督导随访等服务和指导。
5. 树立远大理想，传承和弘扬敬佑生命、救死扶伤的职业精神。

在全球传染病中，结核病一直是导致成年人死亡的重要原因。近年来全球范围内结核病疫情有上升的趋势，结核病患者的规范化管理面临着诸多新的问题与挑战。我国历来高度重视结核病的防治工作，随着结核病控制策略的贯彻实施，在结核病防治方面取得了显著的成绩。在本章节的学习中，学生应树立远大理想，为消除结核病的危害、保护人民群众身体健康贡献力量。

第一节 肺结核临床诊疗技术

情境导入

患者，女，33岁。患者近2个月无明显诱因出现低热、咳嗽、咳少量白色黏痰，自服"头孢克肟"抗感染治疗，效果不佳；2天前出现痰中带血，色鲜红，每天咯血量1~5ml，遂于社区卫生服务中心就诊。

社区卫生服务中心医生为患者开具胸部X线检查单，结果提示左上肺斑片状低密度影、边缘模糊，考虑其为疑似肺结核患者，遂为其填写转诊单，推介其到结核病定点医疗机构进行结核病检查。半个月后，该社区卫生服务中心接到辖区疾病预防控制中心发来的肺结核患者治疗管理通知单，显示该患者被确诊为肺结核。

工作任务：

你若作为该社区卫生服务中心医生，请思考接到通知后开展的该患者的管理服务有哪些。

一、肺结核概述

（一）概念

结核病是由结核分枝杆菌引起的一种慢性传染病。结核分枝杆菌感染可累及肺与胸膜、肠道、泌尿系统、骨骼等全身各系统器官，但以肺部受累最为常见。

肺结核（pulmonary tuberculosis）是由结核分枝杆菌引起的以肺部病变为主要表现的慢性传染病。痰中带菌者为主要传染源。肺结核若能及时诊断，并给予合理正规治疗，大多可获临床痊愈。

（二）流行病学

1. 传染源 痰中查出结核分枝杆菌的开放性肺结核患者是重要的传染源。痰中结核分枝杆菌的多少决定传染性的大小。

2. 传播途径 空气飞沫传播是最主要的传播途径。

3. 易感人群 机体对结核分枝杆菌的抵抗力与遗传因素有关。除遗传因素外,生活贫困、居住拥挤、营养不良等社会因素也影响机体对结核分枝杆菌的自然抵抗力。婴幼儿、老年人、HIV 感染者、免疫抑制剂使用者、慢性病患者等人群免疫力低下,都是肺结核的易感人群。

二、分类

按照《结核病分类》(WS 196—2017),肺结核可按不同的分类方法进行诊断分类。

（一）按病变部位分类

1. 原发性肺结核 包括原发复合征和胸内淋巴结结核。儿童还包括干酪性肺炎,气管、支气管结核。

2. 血行播散性肺结核 包括急性、亚急性和慢性血行播散性肺结核。

3. 继发性肺结核 包括浸润性肺结核、结核球、干酪性肺炎、慢性纤维空洞性肺结核和毁损肺等。

4. 气管、支气管结核 包括气管、支气管黏膜及黏膜下层的结核病。

5. 结核性胸膜炎 包括干性、渗出性胸膜炎和结核性脓胸。

（二）按病原学检查结果分类

肺结核可分为病原学阳性肺结核、病原学阴性肺结核和病原学未查肺结核。

（三）按耐药状况分类

肺结核可分为非耐药肺结核和耐药肺结核。

（四）按既往治疗史分类

肺结核可分为初治肺结核和复治肺结核。

三、临床表现

（一）症状

咳嗽、咳痰≥2 周,痰中带血或咯血为肺结核可疑症状。

肺结核多数起病缓慢,部分患者可无明显症状,仅在胸部影像学检查时发现。随着病变进展,患者可出现咳嗽、咳痰、痰中带血或咯血等症状,部分患者可有反复发作的上呼吸道感染症状。肺结核还可出现全身症状,如盗汗、疲乏、间断或持续午后低热、食欲不振、体重减轻等,女性患者可伴有月经失调或闭经。少数患者起病急骤,有中、高度发热,部分伴有不同程度的呼吸困难。病变发生在胸膜者可有刺激性咳嗽、胸痛和呼吸困难等症状。病变发生在气管、支气管者多有刺激性咳嗽,持续时间较长。支气管淋巴瘘形成并破入支气管内或支气管狭窄者,可出现喘鸣或呼吸困难。

（二）体征

肺结核患者的体征与病变的性质、部位、范围和程度有关。当病变累及范围较大时,局部叩诊呈浊音,听诊可闻及管状呼吸音,合并感染或合并支气管扩张时,可闻及湿啰音。病变累及气管、支气管,引起局部狭窄时,听诊可闻及固定、局限性的哮鸣音,当引起肺不张时,可表现为气管向患侧移位,患侧胸廓塌陷、肋间隙变窄、叩诊为浊音或实音、听诊呼吸音减弱或消失。病变累及胸膜时,早期于患侧可闻及胸膜摩擦音,随着胸腔积液的增加,患侧胸廓饱满,肋间隙增宽,气管向健侧移位,叩诊呈浊音至实音,听诊呼吸音减弱至消失。当积液减少或消失后,可出现胸膜增厚、粘连,气管向患侧移位,患侧胸廓可塌陷,肋间隙变窄、呼吸运动受限,叩诊为浊音,听诊呼吸音减弱。

四、诊断标准

肺结核的诊断是以病原学(包括细菌学、分子生物学)检查为主,结合胸部影像、流行病学、临床表现、必要的辅助检查、鉴别诊断,进行综合分析而做出的。

按照《肺结核诊断》(WS 288—2017),肺结核分为疑似病例、临床诊断病例和确诊病例。在WS 288—2017中,胸部影像学检查显示活动性肺结核病变指符合原发性肺结核、血行播散性肺结核、继发性肺结核、结核性胸膜炎、气管及支气管结核影像改变。结核菌素试验,中度以上阳性,指硬结≥10mm或有水疱、双圈者。

(一)疑似病例

凡符合下列条件之一者即可诊断:①肺结核可疑症状的5岁以下儿童,同时伴有与痰涂片阳性肺结核患者密切接触史或结核菌素试验中度以上阳性或γ-干扰素释放试验阳性者。②5岁及以上儿童、青少年及成人仅胸部影像学检查显示与活动性肺结核相符的病变。

(二)临床诊断病例

结核病病原学或病理学检查阴性,胸部影像学检查显示与活动性肺结核相符的病变,经鉴别诊断排除其他肺部疾病,同时符合下列条件之一者即可诊断:①有咳嗽、咳痰、咯血等肺结核可疑症状者。②结核菌素试验中度及以上阳性或γ-干扰素释放试验阳性者。③结核分枝杆菌抗体检查阳性者。④肺外组织病理检查证实为结核病变者。⑤支气管镜检查镜下改变符合结核病改变者可诊断为气管、支气管结核。⑥胸腔积液为渗出液、腺苷脱氨酶升高,同时具备结核菌素试验中度及以上阳性或γ-干扰素释放试验阳性或结核分枝杆菌抗体检查阳性任一条者,可诊断为结核性胸膜炎。

儿童肺结核临床诊断病例须同时具备以下两条:①结核病病原学或病理学检查阴性,胸部影像学检查显示与活动性肺结核相符的病变且伴有咳嗽、咳痰、咯血、消瘦、发育迟缓等儿童肺结核可疑症状。②具备结核菌素试验中度及以上阳性或γ-干扰素释放试验阳性任一项。

(三)确诊病例

1. 痰涂片阳性肺结核诊断 凡符合下述任何一条即可诊断:①2份痰标本涂片抗酸杆菌检查阳性。②1份痰标本涂片抗酸杆菌检查阳性,同时胸部影像学检查显示与活动性肺结核相符的病变者。③1份痰标本涂片抗酸杆菌检查阳性,并且1份痰标本分枝杆菌培养阳性者。

2. 仅分枝杆菌分离培养阳性肺结核诊断 胸部影像学检查显示与活动性肺结核相符的病变,至少2份痰标本涂片阴性并且分枝杆菌培养阳性者。

> **知识链接**
>
> ### 痰涂片与痰培养检查的意义
>
> 痰涂片显微镜检查通过检测痰标本中的抗酸杆菌,用于肺结核诊断及治疗过程中的疗效监测,具有简单、快速、易行等特点,无论是活菌或死菌、结核分枝杆菌或非结核分枝杆菌均可以被检测到。但痰涂片镜检灵敏度较低,痰标本中含至少5 000~10 000条/ml抗酸杆菌才能被检测到,一般需要至少检测两次。
>
> 痰培养检查通过分离培养、测定痰标本中存活的结核分枝杆菌,用于肺结核诊断及治疗过程中的疗效监测,虽较费时,但灵敏度较痰涂片检查高。痰标本中至少含10~100条/ml结核分枝杆菌即可被检测到,是目前诊断肺结核的"金标准",并可进一步行药物敏感试验和菌型鉴定,对后续制订及调整抗结核药物治疗方案有着重要意义。

3. 分子生物学检查阳性肺结核诊断 胸部影像学检查显示与活动性肺结核相符的病变,仅结核分枝杆菌核酸检测阳性者。

4.肺组织病理学检查阳性肺结核诊断 肺组织病理学检查符合结核病病理改变,肺组织抗酸(荧光)染色或分枝杆菌核酸检测阳性。

5.气管、支气管结核诊断 凡符合下述任何一条即可诊断:①支气管镜检查镜下改变符合结核病改变及气管、支气管组织病理学检查符合结核病病理改变者。②支气管镜检查镜下改变符合结核病改变及气管、支气管分泌物病原学检查阳性者。

6.结核性胸膜炎诊断 凡符合下述任何一条即可诊断:①胸部影像学检查显示与结核性胸膜炎相符的病变及胸腔积液或胸膜病理学检查符合结核病病理改变者。②胸部影像学检查显示与结核性胸膜炎相符的病变及胸腔积液病原学检查阳性者。

五、抗结核治疗

抗结核治疗通常包括强化治疗期和继续治疗期。遵从"早期、联合、规律、适量、全程"的原则,90%以上患者可以治愈。不联合、不足量、不规则和不全程用药,易产生耐药。常用一线抗结核药物有异烟肼、利福平、链霉素、吡嗪酰胺,主要用于非耐药结核病患者。二线抗结核药物如乙胺丁醇、对氨基水杨酸、左氧氟沙星、卷曲霉素、卡那霉素、丙硫异烟胺、阿米卡星等,主要用于耐药结核病或不能耐受一线抗结核药物不良反应的患者。

(一)常用抗结核治疗方法

1.初治方案 初治肺结核患者指从未接受过抗结核药物治疗或正进行标准化疗方案且未满疗程及不规则化疗未满1个月的患者。参考每天用药方案:①强化期,异烟肼(H)、利福平(R)、吡嗪酰胺(Z)和乙胺丁醇(E)联用,顿服,连续2个月;②巩固期,异烟肼、利福平,顿服,连续4个月。简写为2HRZE/4HR。

2.复治方案 复治患者治疗较困难,可能已经产生获得性耐药,应根据药敏试验及患者既往详细用药史决定用药。参考每天用药方案:①强化期,异烟肼、利福平、吡嗪酰胺、乙胺丁醇、链霉素(S),顿服,连续2个月。②巩固期,异烟肼、利福平和乙胺丁醇,顿服,连续6个月。简写为2HRZES/6HRE。

3.耐多药结核病的治疗 耐多药结核病(multidrug resistant tuberculosis,MDR-TB)指对包括异烟肼、利福平同时耐药在内的至少两种的一线抗结核药物耐药的结核病。

耐多药结核病应根据药敏试验决定用药,不使用交叉耐药的药物,避免只选用一种新药加到原失败的方案中继续治疗。可供选择的二线抗结核药物包括左氧氟沙星、阿米卡星、卷曲霉素、丙硫异烟胺和对氨基水杨酸钠等,药物剂量依体重决定,并实施全程督导化疗管理。

4.疗效判定

(1)**治愈**:病原学阳性患者完成规定的疗程,在治疗最后1个月末,以及上一次的痰涂片或培养结果为阴性。

(2)**完成治疗**:病原学阴性患者完成规定的疗程,疗程末痰涂片或培养结果阴性或未痰检。病原学阳性患者完成规定的疗程,疗程结束时无痰检结果,但在最近一次痰涂片或培养结果为阴性。

成功治疗:包括治愈和完成治疗。

(3)**治疗失败**:痰涂片或培养在治疗的第5个月末或疗程结束时的结果为阳性。

(4)**死亡**:在开始治疗之前或在治疗过程中由于任何原因死亡。

(5)**失访**:没有开始治疗或治疗中断连续2个月或以上。

(6)**其他**:除去以上五类之外的转归。

(二)抗结核药物的常见不良反应

异烟肼偶发生药物性肝炎、周围神经炎等不良反应。利福平主要不良反应为肝损害和过敏反应。吡嗪酰胺常见的不良反应包括高尿酸血症、关节痛、肝损害、食欲不振、恶心等。乙胺丁醇剂量过大可引起球后视神经炎,用于儿童时需密切观察视野视力变化。链霉素不良反应主要为听力障碍、前庭功能损害和肾毒性。对氨基水杨酸的不良反应有食欲减退、恶心、呕吐、腹泻、过敏反应、肝损害等。抗结核治疗期间应确保规范用药,并密切监测、及时发现并处理不良反应。

六、肺结核患者规范化管理的困难和挑战

近年来,部分地区肺结核疫情出现上升趋势,肺结核患者的规范化管理依然面临着诸多困难与挑战。①耐药结核分枝杆菌不断出现,耐药肺结核的发病率增高,治疗成功率低,病情迁延不愈,持续传播,对健康人群造成严重威胁。②结核分枝杆菌与 HIV 的双重感染增加了诊断及治疗的难度。③65 岁及以上老年人群、糖尿病患者、激素和免疫抑制剂使用者、肿瘤患者、接受脏器移植者等肺结核高危人群增多,且往往发病隐匿、症状不典型、治疗管理难度大、治疗转归不理想。④流动人口增多,加剧了肺结核的传播与流行,且其在跨区域流动过程中容易中断治疗,导致耐药或治疗失败,给肺结核的防控带来困难。

第二节　肺结核的社区预防

一、预防接种与感染控制

卡介苗是目前市场可得的唯一具有预防保护作用的结核病疫苗,可降低儿童结核性脑膜炎和粟粒型结核的发病率。部分基层医疗卫生机构可承担 3 岁以内儿童补种任务。预防接种人员需经过由县级卫生健康行政部门组织的专门培训,并取得培训合格证。

基层医疗卫生机构应组织开展本机构的感染控制工作:通过将肺结核可疑症状者和肺结核患者与其他人员进行分区管理,实行预检分诊,尽量减少机构内肺结核患者与其他人员的接触;肺结核可疑症状者和患者采取佩戴医用外科口罩等防护措施、倡导咳嗽礼仪,医护人员佩戴医用防护口罩,诊室和病区保证良好通风并采用紫外线等消毒和灭菌措施,降低接触者的感染风险;应对有关医务工作者开展结核感染和健康监测,至少 1 年进行 1 次包含胸部影像学的结核病相关检查。

二、健康教育

基层社区是与居民接触最密切的社会组织。基层医疗卫生机构充分利用社区开展健康教育工作是预防肺结核行之有效的方式,有利于提高公众防病意识、改善不健康行为。基层医疗卫生机构开展健康教育活动的主要形式包括印发宣传画、宣传折页等平面材料;制作结核病防治知识宣传栏、展板,刷写墙体标语等;利用村民大会、社区、村广播、群众娱乐活动(如广场舞、健步走等)进行集中宣传;组织开展"3·24 世界防治结核病日"街头、广场宣传等。

基层医疗卫生机构对社区(乡、村)干部和居民开展健康教育的主要内容:①肺结核是一种严重危害公众健康的慢性呼吸道传染病,主要通过患者咳嗽、打喷嚏或大声说话时喷出的飞沫传染他人。②肺结核危害大,轻则影响正常工作生活、婚姻家庭,重则会丧失劳动力,甚至危及生命;同时,传染期还可能传染给家人、亲戚朋友、同学、同事等周围的人。③咳嗽、咳痰 2 周以上,或痰中带血丝,可怀疑得了肺结核,及时到医院看病。④怀疑得了肺结核,应主动或由基层医疗卫生机构医生推介到县(区)级定点医疗机构结核门诊进行检查和诊断。⑤县(区)级定点医疗机构结核门诊为确诊的肺结核患者提供规范化诊疗和全疗程管理服务,患者可享受国家免费提供的一线抗结核药品以及当地优惠的诊疗政策。⑥只要坚持正规治疗,绝大多数肺结核患者是可以治愈的。⑦肺结核可防可治,不可怕。肺结核患者治愈后,可以正常地工作、生活和学习。

三、重点人群筛查

基层医疗卫生机构是肺结核发现的"前哨"。基层医疗卫生机构可以采用多种方式积极发现肺结核患者,包括通过乡村干部推介、企业及学校等重点场所监测推介、基层医疗机构门诊发现辖区居民肺结核可疑症状者等。基层医疗卫生机构要在社区内开展肺结核患者密切接触者的追踪和检查,密切观察肺结核患者的家庭成员,出现肺结核可疑症状督促其及时就诊。基层医疗卫生机构负责协助疾病预防控制机构开展老年人、糖尿病患者以及入学新生等肺结核防控重点人群的主动筛查工作。

(一)老年人健康体检肺结核筛查

1. 筛查准备与动员 基层医疗卫生机构提前梳理核实辖区内 65 岁及以上老年人人口数量,编印筛查花名册,制订筛查计划,合理安排筛查时间和工作人员。做好设备调试、试剂耗材准备、表单和宣传材料印制等工作,并提前向居民做好筛查的宣传动员。

2. 现场筛查 辖区内 65 岁及以上常住居民,每年在乡(镇)卫生院、社区卫生服务中心健康体检时,进行肺结核可疑症状筛查和高危因素问诊。对于基本公共卫生服务项目老年人健康体检中包含胸部影像学检查的地区,基层医疗卫生机构要对老年人,特别是具有肺结核可疑症状者或具有高危因素(如既往结核病患者、低体重营养不良、免疫抑制剂使用者等)的老年人拍摄 X 射线胸部正位片一张,并将结果登记在"老年人健康体检肺结核筛查一览表"。

(二)病原学阳性肺结核患者密切接触者筛查

肺结核患者密切接触者,指与肺结核患者在其确诊前 3 个月至开始抗结核治疗后 14 天内直接接触的人员,包括患者家庭成员、同事、同学等。基层医疗卫生机构工作人员在第一次入户随访时,需对其密切接触者进行肺结核可疑症状筛查,并将筛查结果填写在"病原学阳性肺结核患者密切接触者症状筛查记录本"上。对首次检查排除肺结核诊断的密切接触者,应在首次筛查后半年、1 年时再次对其进行症状筛查。

(三)糖尿病患者主动筛查

基层医疗卫生机构要掌握辖区内糖尿病患者的情况,及时更新补充新诊断糖尿病患者名单。对于常住本辖区进行管理的糖尿病患者,在对其进行季度随访时,要进行肺结核可疑症状筛查,并记录在"糖尿病患者肺结核可疑症状筛查一览表"上。除进行季度症状筛查外,有条件的基层医疗卫生机构每年还要对具有高危因素(如既往结核病患者、低体重营养不良者或超重者、血糖控制不佳者等)的糖尿病患者进行 1 次胸部 X 射线检查。

(四)学生体检肺结核检查和密切接触者筛查

承担辖区内学校入学新生体检肺结核检查任务的基层医疗卫生机构,按照《中国学校结核病防控指南(2020 年版)》的要求开展入学新生的肺结核筛查,同时做好登记;在参与结核病疫情处置密切接触者筛查工作中,对于发现的肺结核可疑症状者或疑似患者,填写"双向转诊单",推介到县(区)级结核病定点医疗机构结核病门诊进行进一步诊断。

四、肺结核控制的直接面视下短程督导化疗策略

直接面视下短程督导化疗策略(directly observed treatment of short course strategy,DOTS 策略)是由 WHO 推荐的现代结核病控制策略。它包括五个要素:①政府承诺保障经费,为结核病防控提供持续的财政支持。②利用痰涂片检查为主的方式发现结核病患者。③提供标准化疗方案,全程直接面视下督导管理患者。④建立有效的抗结核药物供应和管理系统。⑤建立统一的结核病登记、报告和监测评价系统。

基层医疗卫生机构作为我国结核病防治服务体系的重要组成部分,负责对患者的治疗进行直接督导管理,在患者服药过程中做到"送药到手、看服到口、记录再走",同时督促患者按时复查和取

药,指导叮嘱患者按期留送合格的痰标本,对实施督导化疗的患者家庭成员或志愿者进行培训和技术指导,宣传结核病防治知识。DOTS策略的实行,保证了肺结核患者能接受有效的化疗方案以及全程督导管理,使患者能够规律服药,提高了肺结核的治愈率,对最终实现肺结核的有效防控具有非常重要的意义。

督导服药的人员选择以医务人员优先,亦可为患者家属或志愿者。由于肺结核患者一般对家庭督导的管理方式接受程度较高,可以在患者及家庭成员自愿的基础上,挑选具有一定文化程度且对患者有爱心的某位家庭成员作为家庭督导员,经医务人员培训后可进行患者抗结核药物治疗的全程直接督导管理工作。培训内容主要包括:①肺结核对个人及家庭、社会的危害。②病原学阳性肺结核患者家属的筛查。③各种抗结核药物的名称、治疗剂量、服用注意事项和抗结核药物的补服方法。④患者抗结核治疗期间不良反应的观察和记录。⑤遵医嘱全程规律服用抗结核药物的重要性,不规则服药或擅自停药的危害和后果。⑥督导患者定期前往结核病定点医疗机构复查、领取免费抗结核药物。⑦家庭卫生环境的定期消毒。家庭督导化疗可提高肺结核患者的服药依从性和治愈率,促进患者康复。

五、社区随访关怀

肺结核患者一旦在医院确诊,由县(区)级疾病预防控制机构或结核病定点医疗机构通知患者所在辖区的基层医疗卫生机构。患者住院期间由医疗机构负责管理,出院转入门诊后由基层医疗卫生机构落实居家服药治疗期间的访视管理。

社区随访关怀的意义在于通过乡村医生、基层社区关怀人员等为肺结核患者创造支持性的环境,提供持续、及时的支持与关怀,帮助患者对疾病本身有正确的认识,弥补患者对肺结核认识上的不足,使其充分理解遵医嘱服药、保证服药依从性的重要性,并通过医生、患者的家属、同事、朋友或者相关志愿者积极鼓励和关爱患者,鼓励患者有更好的心态积极勇敢面对疾病,提高患者及其家庭应对问题的能力,缓解心理压力,减少肺结核给患者及其家庭造成的伤害。

(一)社区随访关怀的主要内容

1. 正确地向患者传递结核病防治知识,使之充分认识到肺结核"可防、可治,不可怕",明确告知规范诊疗的重要性及不规范诊疗的危害性,引起患者对自身疾病的重视。

2. 按照国家基本公共卫生服务规范中肺结核患者健康管理要求,按时对患者进行面对面访视,访视过程中有效回应患者对疾病和自身健康状况的咨询。

3. 对患者家庭及患者个人予以感染控制指导。要点包括:

(1)**肺结核患者个人防护**:①患者首次就诊时,定点医疗机构结核门诊为患者提供一次性外科口罩;治疗期间,基层医疗卫生机构医生为前去定点医疗机构复诊的患者提供一次性外科口罩。②随访复诊携带痰标本,一定要拧紧痰盒盖子、扎紧袋口,防止痰液外溢。③排菌期间尽量不乘用公共交通工具,如公共汽车、火车、飞机等。④咳嗽、打喷嚏时应用臂弯或纸巾掩住口鼻,转头避免正对他人。⑤患病期间不要随地吐痰,改变不良生活习惯。⑥患病期间尽量减少到人群聚集场所活动。

知识链接

痰标本的留取方法

医护人员应通过解释和宣传教育,使患者充分了解痰检的重要性及痰标本质量对检查结果的影响,解释合格痰标本的性状,说明痰和唾液的区别,示范并指导其掌握从肺部深处咳痰的方法;如患者识字,可提供宣教材料,亦可播放痰标本采集的示范视频,但注意提供文字宣教材料和视频均不能替代医护人员的面对面解释和示范。

指导患者正确咳痰留取标本:首先用清水漱口两次,戴义齿的患者摘掉义齿;深呼吸,并屏住呼吸片刻,从肺深部剧烈咳嗽同时呼气,勿将唾液和鼻后分泌物当作痰,将痰标本小心收集入痰盒内,立即拧紧盖子,手不要接触痰盒和盖子的内壁,避免痰液泄漏到痰盒外部。如确实咳不出痰,可以尝试在运动(如慢跑、爬楼梯)后进行,或在采集痰标本前轻拍后背帮助咳痰。

(2)**家庭环境感染控制指导**:①患者在家庭内吐痰时,可吐到装有"84 消毒液"的广口加盖玻璃瓶中,或者吐到卫生纸上焚烧。②传染期患者尽量住院隔离治疗。居家治疗期间,尽量与家人分餐,不要近距离大声说话。③家庭居室内要经常开窗通风,形成空气对流,可有效降低房间内细菌浓度,大大地降低传染给家属的机会;夏秋季经常性开窗通风,冬春季早、中、晚各开窗通风至少半小时,非通透房间延长通风时间 1 小时以上。④患者的衣物、被褥要经常晾晒,阳光中的紫外线可有效杀死结核分枝杆菌。

4. 根据患者身体状况,对患者予以生活指导,包括饮食起居、戒烟限酒、适当锻炼等生活习惯和生活方式。对肺结核患者进行营养和饮食指导,建议肺结核患者食用高能量、高蛋白、高维生素、高膳食纤维、低脂肪的食物,如各种肉类、豆类、蛋类、奶及奶制品、蔬菜、水果等。服药前后 1 小时内不喝牛奶(影响药物的吸收),服用异烟肼期间少食或者不食用无鳞鱼(容易引起组胺反应)。

5. 为肺结核患者提供社会支持:社区医生要了解救助的相关资源,明确告知患者可享受的当地医疗报销政策、民政医疗救助政策;可享受的国家和当地政府的结核病减免等惠民政策;必要时协助或指导患者办理相关医保报销手续;对符合当地民政救助或慈善救助条件的患者,积极协助或指导其办理有关手续,使其尽早享受有关救助政策;对因肺结核可能导致生活困难的患者,积极协助申请民政或慈善救助。

(二)肺结核患者回归社区

为消除社会对肺结核患者的误解,帮助肺结核患者顺利返回社会,社区医生须尽力营造支持患者回归社会的环境。在与患者沟通交流时,言语和蔼、耐心倾听及解答问题;给予患者更多的同情、关心和照顾,不得歧视;在患者不希望医生或者志愿者来家里访视时,可以约到诊室或者视频访视等,注意尊重患者的隐私。社区可定期邀请治愈患者参与社区活动,向社区居民讲述自己的心路历程,这样既可增强在治肺结核患者的信心和意志,让患者用正确的心态来面对逆境,达到互相帮助、互相安慰的作用,也能促进社区群众更好地了解肺结核,使社区群众认识到肺结核是常见病,人人都有感染和发病的可能,肺结核是可以治愈的,患者治愈后可以正常生活、工作和学习。

第三节　肺结核患者健康管理服务规范

一、服务对象

辖区内确诊的常住肺结核患者。

二、服务内容

(一)筛查及推介转诊

对辖区内前来就诊的居民或患者,如发现有慢性咳嗽、咳痰≥2 周,咯血、血痰,或发热、盗汗、胸痛或不明原因消瘦等肺结核可疑症状者,在鉴别诊断的基础上,填写"双向转诊单"。推荐其到结核病定点医疗机构进行结核病检查。1 周内进行电话随访,了解是否前去就诊,督促其及时就医。

(二)第一次入户随访

乡(镇)卫生院、村卫生室、社区卫生服务中心(站)接到上级专业机构管理肺结核患者的通知单

后,要在 72 小时内访视患者,具体内容如下:

1. 确定督导人员,督导人员优先为医务人员,也可为患者家属。若选择家属,则必须对家属进行培训。同时与患者确定服药地点和服药时间。按照化疗方案,告知督导人员患者的"肺结核患者治疗记录卡"或"耐多药肺结核患者服药卡"的填写方法、取药的时间和地点,提醒患者按时取药和复诊。

2. 对患者的居住环境进行评估,告诉患者及其家属做好防护工作,防止传染。

3. 对患者及其家属进行结核病防治知识宣传教育。

4. 告诉患者出现病情加重、严重不良反应、并发症等异常情况时,要及时就诊。若 72 小时内 2 次访视均未见到患者,则将访视结果向上级专业机构报告。

(三) 督导服药和随访管理

1. 督导服药

(1)**医务人员督导**:患者服药日,医务人员对患者进行直接面视下督导服药。

(2)**家庭成员督导**:患者每次服药要在家属的面视下进行。

2. 随访评估 对于由医务人员督导的患者,医务人员至少每月记录 1 次对患者的随访评估结果;对于由家庭成员督导的患者,基层医疗卫生机构要在患者的强化期或注射期内每 10 天随访 1 次,继续期或非注射期内每 1 个月随访 1 次。

(1)评估是否存在危急情况,如有则紧急转诊,2 周内主动随访转诊情况。

(2)对无须紧急转诊的,了解患者服药情况(包括服药是否规律、是否有不良反应),询问上次随访至此次随访期间的症状。询问其他疾病状况、用药史和生活方式。

3. 分类干预

(1)对于能够按时服药,无不良反应的患者,则继续督导服药,并预约下一次随访时间。

(2)患者未按定点医疗机构的医嘱服药,要查明原因。若是不良反应引起的,则转诊;若是其他原因,则要对患者强化健康教育。若患者漏服药次数超过 1 周,要及时向上级专业机构进行报告。

(3)对出现药物不良反应、并发症或合并症的患者,要立即转诊,2 周内随访。

(4)提醒并督促患者按时到定点医疗机构进行复诊。

(四) 结案评估

当患者停止抗结核治疗后,要对其进行结案评估,包括:记录患者停止治疗的时间及原因;对其全程服药管理情况进行评估;收集和上报患者的"肺结核患者治疗记录卡"或"耐多药肺结核患者服药卡";同时将患者转诊至结核病定点医疗机构进行治疗转归评估,2 周内进行电话随访,了解其是否前去就诊及确诊结果。

三、服务流程

1. 肺结核患者筛查与推介转诊流程,见图 10-1。

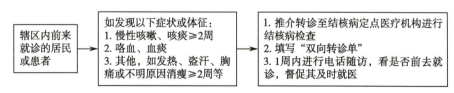

图 10-1 肺结核患者筛查与推介转诊流程图

本图引自《国家基本公共卫生服务规范(第三版)》。

2. 肺结核患者第一次入户随访流程,见图 10-2。

3. 肺结核患者督导服药与随访管理流程,见图 10-3。

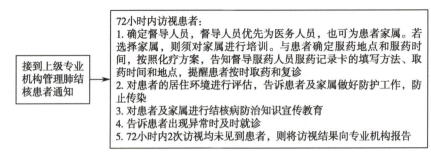

图 10-2　肺结核患者第一次入户随访流程图

本图引自《国家基本公共卫生服务规范(第三版)》。

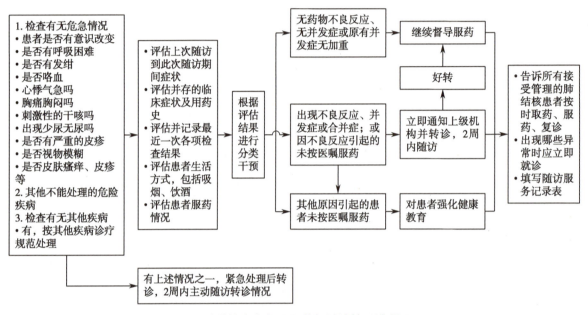

图 10-3　肺结核患者督导服药与随访管理流程图

本图引自《国家基本公共卫生服务规范(第三版)》。

四、服务要求

1. 在农村地区,主要由乡村医生开展肺结核患者的健康管理服务。

2. 肺结核患者健康管理医务人员需接受上级专业机构的培训和技术指导。

3. 患者服药后,督导人员按上级专业机构的要求,在患者服完药后在"肺结核患者治疗记录卡"或"耐多药肺结核患者服药卡"中记录服药情况。患者完成疗程后,要将"肺结核患者治疗记录卡"或"耐多药肺结核患者服药卡"交上级专业机构留存。

4. 提供服务后及时将相关信息记入"肺结核患者随访服务记录表",每月记入 1 次,存入患者的健康档案,并将该信息与上级专业机构共享。

5. 管理期间如发现患者从本辖区居住地迁出,要及时向上级专业机构报告。

五、工作指标

1. 肺结核患者管理率=已管理的肺结核患者人数/辖区同期内经上级定点医疗机构确诊并通知基层医疗卫生机构管理的肺结核患者人数×100%。

《遏制结核病行动计划(2019—2022 年)》中要求肺结核患者全程规范管理率达到 90%。

2. 肺结核患者规则服药率=按照要求规则服药的肺结核患者人数/同期辖区内已完成治疗的肺

结核患者人数×100%。

规则服药:在整个疗程中,患者在规定的服药时间实际服药次数占应服药次数的90%以上。

六、管理服务规范表格及说明

1.肺结核患者第一次入户随访记录表,见表10-1。

表 10-1　肺结核患者第一次入户随访记录表

姓名:　　　　　　　　　　　　　　　　　　　　　　　　　　　　编号□□□-□□□□□

随访时间		年　　月　　日	
随访方式		1 门诊　2 家庭	□
患者类型		1 初治　2 复治	□
痰菌情况		1 阳性　2 阴性　3 未查痰	□
耐药情况		1 耐药　2 非耐药　3 未检测	□
症状及体征: 0 没有症状　1 咳嗽咳痰 2 低热盗汗　3 咯血或血痰 4 胸痛消瘦　5 恶心纳差 6 头痛失眠　7 视物模糊 8 皮肤瘙痒、皮疹 9 耳鸣、听力下降		□/□/□/□/□/□/□ 其他:	
用药	化疗方案		
	用法	1 每天　2 间歇	□
	药品剂型	1 固定剂量复合制剂　　　　□　　　2 散装药 3 板式组合药　　　　　　　□　　　4 注射剂	□ □
督导人员选择		1 医生　2 家属　3 自服药　4 其他	□
家庭居住 环境评估	单独的居室	1 有　2 无	□
	通风情况	1 良好　2 一般　3 差	□
生活方式 评估	吸烟	/　　支/d	
	饮酒	/　　ml/d	
健康教育及培训	取药地点、时间	地点: 时间:　　　年　　月　　日	
	服药记录卡的填写	1 掌握　2 未掌握	□
	服药方法及药品存放	1 掌握　2 未掌握	□
	肺结核治疗疗程	1 掌握　2 未掌握	□
	不规律服药危害	1 掌握　2 未掌握	□
	服药后不良反应及处理	1 掌握　2 未掌握	□
	治疗期间复诊查痰	1 掌握　2 未掌握	□
	外出期间如何坚持服药	1 掌握　2 未掌握	□
	生活习惯及注意事项	1 掌握　2 未掌握	□
	密切接触者检查	1 掌握　2 未掌握	□
下次随访时间		年　　月　　日	
评估医生签名			

注:本表引自《国家基本公共卫生服务规范(第三版)》。填表说明:

1. 医生在首次入户访视结核病患者时填写本表,同时查看患者的"肺结核患者治疗记录卡";对耐多药肺结核患者,查看"耐多药肺结核患者服药卡"。

2. 患者类型、痰菌、耐药情况和用药的信息,均在患者的"肺结核患者治疗记录卡",耐多药肺结核患者在"耐多药肺结核患者服药卡"中获得。

3. 督导人员选择 根据患者的情况,与其协商确定督导人员。

4. 家庭居住环境评估 入户后,了解患者的居所情况并记录。

5. 生活方式评估 在询问患者生活方式时,同时对患者进行生活方式指导,与患者共同制订下次随访目标。

(1)吸烟:斜线前填写目前吸烟量,不吸烟填"0",吸烟者写出每天的吸烟量"××支/d",斜线后填写吸烟者下次随访目标吸烟量"××支/d"。

(2)饮酒情况:"从不饮酒者"不必填写其他有关饮酒情况项目。"日饮酒量"应折合相当于白酒"××ml"(啤酒/10=白酒量,红酒/4=白酒量,黄酒/5=白酒量)。

6. 健康教育及培训的主要内容

(1)肺结核治疗疗程:只要配合医生、遵从医嘱,严格坚持规律服药,绝大多数肺结核是可以彻底治愈的。服用抗结核药物1个月以后,传染性一般就会消失。一般情况下,初治肺结核患者的治疗疗程为6个月,复治肺结核患者的疗程为8个月,耐多药肺结核患者的疗程为24个月。

(2)不规律服药危害:如果不遵从医嘱,不按时服药,不完成全疗程治疗,就会导致初次治疗失败,严重者会发展为耐多药结核病。治疗疗程明显延长,治愈率也会大大地降低,甚至终生不愈。治疗费用也会大幅度增加。如果传染给其他人,被传染者一旦发病也是耐药结核病。服药方法及药品存放:抗结核药物宜采用空腹顿服的服药方式,一日的药量要在同一时间一次服用。抗结核药物应放在阴凉干燥、儿童接触不到的地方,夏季宜放在冰箱的冷藏室。

(3)服药后不良反应及处理:常见的不良反应有胃肠道不舒服、恶心、皮肤瘙痒、关节痛、手脚麻木等,严重者可能会呕吐、视物不清、皮疹、听力下降等;当出现上述任何情况时,应及时和医生联系,不要自行停药或更改治疗方案。服用利福平后出现尿液变红、红色眼泪现象为正常现象,不必担心。为及时发现并干预不良反应,每月应到定点医疗机构进行血常规、肝肾功能复查。

(4)治疗期间复诊查痰:查痰的目的是让医生及时了解患者的治疗状况、是否有效,是否需要调整治疗方案。初治肺结核患者应在治疗满2个月、5个月、6个月时,复治肺结核患者在治疗满2个月、5个月、8个月时,耐多药肺结核患者注射期每个月、非注射期每2个月均需复查痰涂片和培养。正确的留痰方法是深呼吸2~3次,用力从肺部深处咳出痰液,将咳出的痰液留置在痰盒中,并拧紧痰盒盖。

复查的肺结核患者应收集两个痰标本(夜间痰、清晨痰)。夜间痰:送痰前一日,患者晚间咳出的痰液;清晨痰:患者晨起立即用清水漱口后,留存咳出的第2口、第3口痰液。如果患者在留痰前吃过东西,则应先用清水漱口,再留存咳出的第2口、第3口痰液;装有义齿的患者在留取痰标本前应先将义齿取出。唾液或口水为不合格标本。

(5)外出期间如何坚持服药:如果患者需要短时间的外出,应告知医生,并带够足量的药品继续按时服药,同时要注意将药品低温、避光保存;如果改变居住地,应及时告知医生,以便能够延续治疗。

(6)生活习惯及注意事项:患者应注意保持良好的卫生习惯。避免将疾病传染他人,最好住在单独的光线充足的房间,经常开窗通风。不能随地吐痰,也不要下咽,应把痰吐在纸中包好后焚烧,或吐在有消毒液的痰盂中;不要对着他人大声说话、咳嗽或打喷嚏;传染期内应尽量少去公共场所,如需外出应佩戴口罩。

吸烟会加重咳嗽、咳痰、咯血等症状,大量咯血可危及生命。另抗结核药物大部分经肝脏代谢,并且对肝脏有不同程度的损害,饮酒会加重对肝脏的损害,降低药物疗效,因此在治疗期间应严格戒烟、禁酒。要注意休息,避免重体力活动,加强营养,多吃奶类、蛋类、瘦肉等高蛋白食物,还应多吃绿叶蔬菜、水果以及杂粮等富含维生素和无机盐的食品,避免吃过于刺激的食物。

(7)密切接触者检查:建议患者的家人、同班与同宿舍同学、同办公室同事或经常接触的好友等密切接触者,及时到定点医疗机构进行结核分枝杆菌感染和肺结核筛查。

7. 下次随访时间 确定下次随访日期,并告知患者。

8. 评估医生签名 随访完毕,核查无误后随访医生签署其姓名。

2.肺结核患者随访服务记录表,见表10-2。

表 10-2 肺结核患者随访服务记录表

姓名:　　　　　　　　　　　　　　　　　　　　　　编号□□□-□□□□□

随访时间	年　月　日	年　月　日	年　月　日	年　月　日
治疗月序	第　月	第　月	第　月	第　月
督导人员	1 医生　2 家属 3 自服药　4 其他　□	1 医生　2 家属 3 自服药　4 其他　□	1 医生　2 家属 3 自服药　4 其他　□	1 医生　2 家属 3 自服药　4 其他　□
随访方式	1 门诊　2 家庭　3 电话　□	1 门诊　2 家庭　3 电话　□	1 门诊　2 家庭　3 电话　□	1 门诊　2 家庭　3 电话　□

症状及体征: 0 没有症状 1 咳嗽咳痰 2 低热盗汗 3 咯血或血痰 4 胸痛消瘦 5 恶心纳差 6 关节疼痛 7 头痛失眠 8 视物模糊 9 皮肤瘙痒、皮疹 10 耳鸣、听力下降		□/□/□/□/□/□/□			
		其他:	其他:	其他:	其他:
生活方式指导	吸烟	/　支/d	/　支/d	/　支/d	/　支/d
	饮酒	/　ml/d	/　ml/d	/　ml/d	/　ml/d
用药	化疗方案				
	用法	1 每天　2 间歇　□	1 每天　2 间歇　□	1 每天　2 间歇　□	1 每天　2 间歇　□
	药品剂型	1 固定剂量复合制剂 □ 2 散装药　　　　□ 3 板式组合药　　□ 4 注射剂　　　　□	1 固定剂量复合制剂 □ 2 散装药　　　　□ 3 板式组合药　　□ 4 注射剂　　　　□	1 固定剂量复合制剂 □ 2 散装药　　　　□ 3 板式组合药　　□ 4 注射剂　　　　□	1 固定剂量复合制剂 □ 2 散装药　　　　□ 3 板式组合药　　□ 4 注射剂　　　　□
	漏服药次数	次	次	次	次
药物不良反应		1 无　　　　□ 2 有_____	1 无　　　　□ 2 有_____	1 无　　　　□ 2 有_____	1 无　　　　□ 2 有_____
并发症或合并症		1 无　　　　□ 2 有_____	1 无　　　　□ 2 有_____	1 无　　　　□ 2 有_____	1 无　　　　□ 2 有_____
转诊	科别				
	原因				
	2 周内随访,随访结果				
处理意见					
下次随访时间					
随访医生签名					
停止治疗及原因		1 出现停止治疗时间　　　年　　月　　日 2 停止治疗原因:完成疗程□　死亡□　丢失□　转入耐多药治疗□			
全程管理情况		应访视患者_____次,实际访视_____次 患者在疗程中,应服药_____次,实际服药_____次,服药率_____% 评估医生签名:			

注:本表引自《国家基本公共卫生服务规范(第三版)》。填表说明:

1. 本表为结核病患者在接受随访服务时由医生填写。医生同时查看患者的"肺结核患者治疗记录卡",对耐多药肺结核患者,查看"耐多药肺结核患者服药卡"。

2. 生活方式指导　在询问患者生活方式时,同时对患者进行生活方式指导,与患者共同制订下次随访目标。吸烟:斜线前填写目前吸烟量,不吸烟填"0",吸烟者写出每天的吸烟量"××支/d",斜线后填写吸烟者下次随访目标吸烟量"××支/d"。饮酒情况:"从不饮酒者"不必填写其他有关饮酒情况项目。"日饮酒量"应折合相当于白酒"××ml"。(啤酒/10=白酒量,红酒/4=白酒量,黄酒/5=白酒量)。

3. 漏服药次数　上次随访至本次随访期间漏服药次数。

4. 药物不良反应　如果患者服用抗结核药物有明显的药物不良反应,具体描述何种不良反应或症状。

5. 合并症/并发症　如果患者出现了合并症或并发症,则具体记录。

6. 转诊　如果转诊,要写明转诊的医疗机构及科室类别,如××市人民医院结核科,并在原因一栏写明转诊原因。

7. 2周内随访,随访结果　转诊2周后,对患者进行随访,并记录随访结果。

8. 处理　根据患者服药情况,对患者督导服药进行分类干预。

9. 下次随访日期　根据患者此次随访分类,确定下次随访日期,并告知患者。

10. 评估医生签名　随访完毕,核查无误后随访医生签署其姓名。

11. 全程服药管理情况　肺结核患者治疗结案时填写。

(侯　婧)

思考题

1. 试述接诊及管理肺结核患者时,哪些情况需要转诊到结核病定点医疗机构?

2. 如果你是社区卫生服务中心的医生,在管理肺结核患者时,有哪几种情况需要向上级专业机构报告?

3. 如何计算肺结核患者管理率、肺结核患者规则服药率?

ER 10-3

练习题

第十一章 | 传染病及突发公共卫生事件报告与处理服务

教学课件

思维导图

学习目标

1. 掌握突发公共卫生事件的概念;传染病及突发公共卫生事件报告和处理服务规范及说明。

2. 熟悉突发公共卫生事件报告种类、级别;法定传染病的分类与报告。

3. 了解突发公共卫生事件的应急处理。

4. 学会对诊疗过程中发现的传染病患者及疑似患者进行登记、报告;协助专业防治机构做好传染病的宣传、指导服务。

5. 具备始终坚持人民至上、生命至上的理想信念;具备科学严谨应对重大突发公共卫生事件的应急管理能力。

在人类的历史长河中,传染病一直影响着人类社会的发展。如今得益于科技创新和公共卫生制度的建立,传染病得到了较好的控制。然而,由于全球化、城市化进程的加速发展及药物不合理使用等,传染病的防治仍然任重道远。对特定传染病的预防措施,应始终贯彻以经常性预防和疫情发生后处理的平战结合的原则。在本章节的学习中,学生应坚持人民至上、生命至上,切实维护好人民的生命安全和身体健康。

第一节 传染病概述

情境导入

2019 年 11 月 10 日—11 月 11 日 11:30,社区卫生服务中心先后接诊 10 余名出现 "呕吐、腹泻、腹痛" 症状的患儿,均来自同一小学。腹泻患儿水样便,无黏液和脓血,大便常规镜检白细胞个数少于 15/HP(高倍镜下),未见红细胞;血常规白细胞正常或升高。患儿呕吐物是胃内容物。

工作任务:

1. 你若作为该社区卫生服务中心的医生,请思考首先要考虑的是什么疾病。

2. 请思考如果该疾病具有传染性,下一步的应对措施及传播途径。

一、传染病的概念及流行环节

传染病(communicable disease)是由病原体(细菌、病毒和寄生虫等)引起的,能在人与人、动物与动物、人与动物之间相互传播的多种危害人群健康的疾病的总称。

传染病的流行指传染病在人群中发生、蔓延的过程,表现为群体发病。传染病的流行必须具备传染源、传播途径和易感人群三个基本环节。传染源包括传染病患者、隐性感染者、病原携带者和受感染的动物。常见的传播途径主要有经空气传播、经水传播、经接触传播、经食物传播、经土壤传播、经虫媒传播、垂直传播和医源性感染。易感人群是对某种传染病缺乏特异性免疫力而普遍易感的人群。易感人群中的个体称为易感者。人群作为一个整体对某种传染病容易感染的程度称为人群易感性。

二、我国的法定传染病

法定传染病指政府在传染病防治法规内列出,按法定要求报告的传染病。法定传染病发生时,医生或医疗机构需填报"传染病报告卡",在疾病预防控制信息系统报告,并依照法律的规定接受治疗甚至隔离等措施。

(一) 法定传染病的分类

为了预防、控制和消除传染病的发生与流行,保障人体健康和公共卫生,国家对传染病防治实行预防为主的方针,防治结合、分类管理、依靠科学、依靠群众。1955 年卫生部颁布第一部《传染病管理办法》。我国建立全国疫情报告系统。传染病管理的病种定为两类 18 种。

《中华人民共和国传染病防治法》自 1989 年 9 月 1 日起施行;于 2004 年修订,2013 年修正。《中华人民共和国传染病防治法》规定传染病分为甲类、乙类和丙类,规定国务院卫生行政部门根据传染病暴发、流行情况和危害程度,可以决定增加、减少或者调整乙类、丙类传染病病种并予以公布。

因此目前我国法定管理的传染病共计 41 种,其中甲类传染病 2 种,乙类传染病 28 种,丙类传染病 11 种。

1. 甲类传染病指鼠疫、霍乱。

2. 乙类传染病指严重急性呼吸综合征(又称传染性非典型肺炎)、艾滋病、病毒性肝炎、脊髓灰质炎、人感染高致病性禽流感、麻疹、流行性出血热、狂犬病、流行性乙型脑炎、登革热、炭疽、细菌性和阿米巴性痢疾、肺结核、伤寒和副伤寒、流行性脑脊髓膜炎、百日咳、白喉、新生儿破伤风、猩红热、布鲁氏菌病、淋病、梅毒、钩端螺旋体病、血吸虫病、疟疾、人感染 H7N9 禽流感、新型冠状病毒感染、猴痘。

对乙类传染病中的严重急性呼吸综合征、炭疽中的肺炭疽和人感染高致病性禽流感,采取甲类传染病的预防、控制措施。其他乙类传染病和突发原因不明的传染病需要采取甲类传染病的预防、控制措施的,由国务院卫生行政部门及时报经国务院批准后予以公布、实施。

3. 丙类传染病指流行性感冒、流行性腮腺炎、风疹、急性出血性结膜炎、麻风病、流行性和地方性斑疹伤寒、黑热病、棘球蚴病(又称包虫病)、丝虫病,除霍乱、细菌性和阿米巴性痢疾、伤寒和副伤寒以外的感染性腹泻病、手足口病。

（二）法定传染病的报告与管理

1. 传染病的报告 各级各类医疗机构、疾病预防控制机构、采供血机构均为责任报告单位；其执行任务的人员和乡村医生、个体医生均为责任传染病报告人，必须按照《中华人民共和国传染病防治法》的规定进行报告，履行法律规定的义务。

(1) 报告种类：国家规定的甲类、乙类、丙类传染病及省（自治区、直辖市）卫生健康委员会规定要报告的传染病。

(2) 报告时限：责任报告单位和责任疫情报告人发现甲类传染病和乙类传染病中的肺炭疽、严重急性呼吸综合征等按照甲类管理的传染病患者或疑似患者时，或发现其他传染病和不明原因疾病暴发时，应于2小时内将"传染病报告卡"通过网络报告。对其他乙类、丙类传染病患者、疑似患者和规定报告的传染病病原携带者在诊断后，应于24小时内进行网络报告。不具备网络直报条件的医疗机构及时向属地乡（镇）卫生院、城市社区卫生服务中心或县级疾病预防控制机构报告，并于24小时内寄送出"传染病报告卡"至代报单位。

(3) 报告程序与方式：传染病报告实行属地化管理，首诊负责制。"传染病报告卡"由首诊医生或其他执行职务的人员负责填写。现场调查时发现的传染病病例，由属地医疗机构诊断并报告。采供血机构发现阳性病例也应填写报告卡。传染病疫情信息实行网络直报或直接数据交换。不具备网络直报条件的医疗机构，在规定的时限内将报告卡信息报告属地乡（镇）卫生院、城市社区卫生服务中心或县级疾病预防控制机构进行网络报告，同时传真或寄送报告卡至代报单位。区域信息平台或医疗机构的电子健康档案、电子病历系统应当具备传染病信息报告管理功能，已具备传染病信息报告管理功能的要逐步实现与传染病报告信息管理系统的数据自动交换功能。军队医疗卫生机构向社会公众提供医疗服务时，发现传染病疫情，应当按照本规定进行传染病网络报告或数据交换。

2. 传染病的公布 《中华人民共和国传染病防治法》规定，国家建立传染病疫情信息公布制度。国务院卫生行政部门定期公布全国传染病疫情信息。省、自治区、直辖市人民政府卫生行政部门定期公布本行政区域的传染病疫情信息。

突发公共卫生事件由于缺乏先兆，突然发生，直接威胁公众身心健康与生命安全。随着全球人口的不断增长和资源的逐渐耗竭，突发公共卫生事件的危害日益突出。当前，许多国家已将突发公共卫生事件列为重要的公共卫生问题。探索突发公共卫生事件的发生、发展规律，以及研究预防事件发生、控制事件发展、消除事件危害的对策和措施，是突发公共卫生事件研究的重要任务。

第二节　突发公共卫生事件概述

一、突发公共卫生事件的概念

《突发公共卫生事件应急条例》指出：突发公共卫生事件（emergency public health event）指突然发生，造成或者可能造成社会公众健康严重损害的重大传染病疫情、群体性不明原因疾病、重大食物和职业中毒以及其他严重影响公众健康的事件。突发公共卫生事件必然具备两个基本要素：一是事件突然发生，出乎意料；二是威胁到公众的健康。

二、突发公共卫生事件的种类

《突发公共卫生事件应急条例》将突发公共卫生事件分为重大传染病疫情、群体性不明原因疾病、重大中毒和其他严重影响公众健康的事件四类。

（一）重大传染病疫情

重大传染病疫情指某种传染病在短时间内发生、波及范围广泛,出现大量的患者或死亡病例,其发病率远远超过常年的发病率水平。

（二）群体性不明原因疾病

群体性不明原因疾病指在短时间内,某个相对集中的区域内,同时或者相继出现具有共同临床表现的患者,且病例不断增加,范围不断扩大,又暂时不能明确诊断的疾病。

（三）重大中毒事件

重大中毒事件指由于食品污染和职业危害的原因,而造成的人数众多或者伤亡较重的中毒事件。

（四）其他严重影响公众健康的事件

其他严重影响公众健康的事件包括医源性感染暴发,药品或免疫接种引起的群体性反应或死亡事件,严重威胁或危害公众健康的水、环境、食品污染和放射性、有毒有害化学性物质丢失、泄漏等事件,生物、化学、核辐射等恐怖袭击事件,有毒有害化学品、生物毒素等引起的集体性急性中毒事件,有潜在威胁的传染病动物宿主、媒介生物发生异常,学生因意外事故自杀或他杀出现1例以上的死亡以及上级卫生行政部门临时规定的其他重大公共卫生事件。

三、突发公共卫生事件的级别

根据导致人员伤亡和健康危害情况,突发公共卫生事件分为特别重大（Ⅰ级）、重大（Ⅱ级）、较大（Ⅲ级）和一般（Ⅳ级）四级。

（一）特别重大（Ⅰ级）

有下列情形之一的为特别重大突发公共卫生事件:

1.肺鼠疫、肺炭疽在大、中城市发生并有扩散趋势,或肺鼠疫、肺炭疽疫情波及2个以上的省份,并有进一步扩散趋势。

2.发生严重急性呼吸综合征、人感染高致病性禽流感病例,并有扩散趋势。

3.涉及多个省份的群体性不明原因疾病,并有扩散趋势。

4.发生新发传染病或我国尚未发现的传染病发生或传人,并有扩散趋势,或发现我国已消灭的传染病重新流行。

5.发生烈性病菌株、毒株、致病因子等丢失事件。

6.周边以及与我国通航的国家和地区发生特大传染病疫情,并出现输入性病例,严重危及我国公共卫生安全的事件。

7.国务院卫生行政部门认定的其他特别重大突发公共卫生事件。

（二）重大（Ⅱ级）

有下列情形之一的为重大突发公共卫生事件:

1.在一个县（市）行政区域内,一个平均潜伏期内（6天）发生5例以上肺鼠疫、肺炭疽病例,或者相关联的疫情波及2个以上的县（市）。

2.发生严重急性呼吸综合征、人感染高致病性禽流感疑似病例。

3.腺鼠疫发生流行,在一个市（地）行政区域内,一个平均潜伏期内多点连续发病20例以上,或流行范围波及2个以上市（地）。

4.霍乱在一个市（地）行政区域内流行,1周内发病30例以上,或波及2个以上市（地）,有扩散趋势。

5.乙类、丙类传染病波及2个以上县（市）,1周内发病水平超过前5年同期平均发病水平的2倍。

6.我国尚未发现的传染病发生或传人,尚未造成扩散。

7. 发生群体性不明原因疾病,扩散到县(市)以外的地区。

8. 发生重大医源性感染事件。

9. 预防接种或群体预防性服药出现人员死亡。

10. 一次食物中毒人数超过 100 人并出现死亡病例,或出现 10 例以上死亡病例。

11. 一次发生急性职业中毒 50 人以上,或死亡 5 人以上。

12. 境内外隐匿运输、邮寄烈性生物病原体、生物毒素造成我国境内人员感染或死亡的。

13. 省级以上人民政府卫生行政部门认定的其他重大突发公共卫生事件。

(三) 较大(Ⅲ级)

有下列情形之一的为较大突发公共卫生事件:

1. 发生肺鼠疫、肺炭疽病例,一个平均潜伏期内病例数未超过 5 例,流行范围在一个县(市)行政区域以内。

2. 腺鼠疫发生流行,在一个县(市)行政区域内,一个平均潜伏期内连续发病 10 例以上,或波及 2 个以上县(市)。

3. 霍乱在一个县(市)行政区域内发生,1 周内发病 10~29 例,或波及 2 个以上县(市),或市(地)级以上城市的市区首次发生。

4. 一周内在一个县(市)行政区域内,乙、丙类传染病发病水平超过前 5 年同期平均发病水平 1 倍以上。

5. 在一个县(市)行政区域内发现群体性不明原因疾病。

6. 一次食物中毒人数超过 100 人,或出现死亡病例。

7. 预防接种或群体预防性服药出现群体心因性反应或不良反应。

8. 一次发生急性职业中毒 10~49 人,或死亡 4 人以下。

9. 市(地)级以上人民政府卫生行政部门认定的其他较大突发公共卫生事件。

(四) 一般(Ⅳ级)

有下列情形之一的为一般突发公共卫生事件:

1. 腺鼠疫在一个县(市)行政区域内发生,一个平均潜伏期内病例数未超过 10 例。

2. 霍乱在一个县(市)行政区域内发生,1 周内发病 9 例以下。

3. 一次食物中毒人数 30~99 人,未出现死亡病例。

4. 一次发生急性职业中毒 9 人以下,未出现死亡病例。

5. 县级以上人民政府卫生行政部门认定的其他一般突发公共卫生事件。

四、群体性不明原因疾病

群体性不明原因疾病具有临床表现相似性、发病人群聚集性、流行病学关联性、健康损害严重性的特点。这类疾病可能是传染病(包括新发传染病)、中毒或其他未知因素引起的疾病。《群体性不明原因疾病应急处置方案(试行)》中将群体性不明原因疾病分为特别重大群体性不明原因疾病事件(Ⅰ级)、重大群体性不明原因疾病事件(Ⅱ级)、较大群体性不明原因疾病事件(Ⅲ级)三级。

(一) 特别重大群体性不明原因疾病事件(Ⅰ级)

特别重大群体性不明原因疾病事件指在一定时间内,发生涉及两个及以上省份的群体性不明原因疾病,并有扩散趋势;或由国务院卫生行政部门认定的相应级别的群体性不明原因疾病事件。

(二) 重大群体性不明原因疾病事件(Ⅱ级)

重大群体性不明原因疾病事件指一定时间内,在一个省多个县(市)发生群体性不明原因疾病;或由省级卫生行政部门认定的相应级别的群体性不明原因疾病事件。

（三）较大群体性不明原因疾病事件（Ⅲ级）

较大群体性不明原因疾病事件指一定时间内，在一个省的一个县（市）行政区域内发生群体性不明原因疾病；或由地市级卫生行政部门认定的相应级别的群体性不明原因疾病事件。

第三节　突发公共卫生事件的应急处理

一、突发公共卫生事件的预防与应急准备

突发公共卫生事件的预防与应急准备指在突发公共卫生事件发生前，通过政府主导和动员全社会参与，采取各种有效措施，消除突发公共卫生事件隐患，避免突发公共卫生事件发生；或在突发公共卫生事件来临前，做好各项充分准备，防止突发公共卫生事件升级或扩大，最大程度地减少突发公共卫生事件造成的损失和影响。

突发公共卫生事件预防与应急准备的主要内容包括：

（一）制订各类突发公共卫生事件应急预案

国务院制订国家突发公共卫生事件总体应急预案，组织制订国家突发公共卫生事件专项应急预案；国务院有关部门根据各自的职责和国务院相关应急预案，制订国家突发公共卫生事件部门应急预案。地方各级人民政府和县级以上地方各级人民政府有关部门根据有关法律、法规、规章、上级人民政府及其有关部门的应急预案以及本地区的实际情况，制订相应的突发公共卫生事件应急预案。

（二）注重对民众的宣传教育

居民委员会、村民委员会、企业和事业单位开展突发公共卫生事件应急知识的宣传普及活动和必要的应急演练。新闻媒体应当无偿地开展突发公共卫生事件预防与应急、自救和互救知识的公益宣传。

（三）普查和监控风险隐患

县级人民政府应当对本行政区域内容易引起自然灾害、事故灾难和公共卫生事件的危险源、危险区域进行调查、登记、风险评估，定期进行检查、监控，并责令有关单位采取安全防范措施。省级和设区的市级人民政府应当对本行政区域内容易引发特别重大、重大突发公共卫生事件的危险源、危险区域进行调查、登记、风险评估，组织进行检查、监控，并责令有关部门采取安全防范措施。

（四）组织培训、建立专业性应急救援队伍、对应急预案进行演练

县级以上人民政府应当建立健全突发公共卫生事件应急管理培训制度，对人民政府及其有关部门负有处置突发公共卫生事件职责的工作人员定期进行培训。县级以上人民政府建立综合性应急救援队伍；有关部门建立专业应急救援队；单位应当建立由本单位职工组成的专职或兼职应急救援队。县级以上人民政府组织专业和非专业应急救援队伍合作，联合培训，联合演练。中国人民解放军、中国人民武装警察部队和民兵组织应当有计划组织开展应急救援的专门训练。

（五）加强有关突发公共卫生事件预防技术的研发

国家鼓励、扶持具备相应条件的教学科研机构和有关企业研究开发用于突发公共卫生事件预防、监测、预警、应急处置和救援的新技术、新设备和新工具。

（六）确立突发公共卫生事件应对保障制度

国家建立健全应急物资储备保障制度；设区的市级以上人民政府和突发公共卫生事件易发、多发地区的县级人民政府建立物资储备制度。

（七）城乡建设符合突发公共卫生事件预防和应急准备的要求

城乡规划应当符合预防、处置突发公共卫生事件的需要，统筹安排应对突发公共卫生事件所必

需的设备和基础设施建设,合理确定应急避难场所。

我国的应急物资储备制度

1998 年我国出台了《关于建立中央级救灾物资储备制度的通知》,在全国建立了救灾物资储备制度,构建了全国救灾物资储备网络。党和国家机构改革后,中央救灾和防汛抗旱物资储备管理职责统一由国家粮食和物资储备局承担。目前,全国已建立中央救灾物资储备库,可以随时调运支援地方做好抗洪抢险、抗旱减灾工作。2023 年我国出台了《中央应急抢险救灾物资储备管理暂行办法》,以切实提升自然灾害抢险救灾应急保障能力,适应改革发展需要,进一步规范中央应急抢险救灾物资储备管理,提高物资使用效益。

二、突发公共卫生事件的应急处理措施

突发公共卫生事件的发生难以预测,而且一旦发生往往对国民经济和社会秩序造成巨大的影响。因此,突发公共卫生事件的应急处理就必须遵循预防为主、常备不懈的方针,建立和完善突发公共卫生事件的应急反应体系,制订应急预案,一旦发生突发公共卫生事件能立即响应,在短时间内使事态得到控制,保障人民群众的生命财产安全等。

(一) 启动应急预案

应急预案启动前,县级以上各级人民政府有关部门应当根据突发公共卫生事件的实际情况,做好应急处理准备,采取必要的应急措施。应急预案启动后,突发公共卫生事件发生地的人民政府有关部门,应当根据预案规定的职责要求,服从突发公共卫生事件应急处理指挥部的统一指挥,立即到达规定岗位,采取有关的控制措施。

(二) 应急处理措施

1. 根据突发公共卫生事件应急处理的需要,突发公共卫生事件应急处理指挥部有权紧急调集人员、储备的物资、交通工具以及相关设施、设备;必要时,对人员进行疏散或者隔离,并可以依法对传染病疫区实行封锁。突发公共卫生事件应急处理指挥部根据突发公共卫生事件应急处理的需要,可以对食物和水源采取控制措施。

2. 县级以上地方人民政府卫生行政主管部门应当对突发公共卫生事件现场等采取控制措施,宣传突发公共卫生事件防治知识,及时对易受感染的人群和其他易受损害的人群采取应急接种、预防性投药、群体防护等措施。参加突发公共卫生事件应急处理的工作人员,应当按照预案的规定,采取卫生防护措施,并在专业人员的指导下进行工作。国务院卫生行政主管部门或者其他有关部门指定的专业技术机构,有权进入突发公共卫生事件现场进行调查、采样、技术分析和检验,对地方突发公共卫生事件的应急处理工作进行技术指导,有关单位和个人应当予以配合;任何单位和个人不得以任何理由予以拒绝。对新发现的突发传染病、不明原因的群体性疾病、重大食物和职业中毒事件,国务院卫生行政主管部门应当尽快组织力量制定相关的技术标准、规范和控制措施。

3. 突发公共卫生事件发生后,国务院有关部门和县级以上地方人民政府及其有关部门,应当保证突发公共卫生事件应急处理所需的医疗救护设备、救治药品、医疗器械等物资的生产、供应;铁路、交通、民用航空行政主管部门应当保证及时运送。

4. 医疗卫生机构应当对因突发公共卫生事件致病的人员提供医疗救护和现场救援,对就诊患者必须接诊治疗,并书写详细、完整的病历记录;对需要转送的患者,应当按照规定将患者及其病历记录的复印件转送至接诊的或者指定的医疗机构。医疗卫生机构内应当采取卫生防护措施,防止

交叉感染和污染。医疗卫生机构应当对传染病患者密切接触者采取医学观察措施,传染病患者密切接触者应当予以配合。医疗机构收治传染病患者、疑似传染病患者,应当依法报告所在地的疾病预防控制机构。接到报告的疾病预防控制机构应当立即对可能受到危害的人员进行调查,根据需要采取必要的控制措施。

5. 交通工具上发现根据国务院卫生行政主管部门的规定需要采取应急控制措施的传染病患者、疑似传染病患者,其负责人应当以最快的方式通知前方停靠点,并向交通工具的营运单位报告。交通工具的前方停靠点和营运单位应当立即向交通工具营运单位行政主管部门和县级以上地方人民政府卫生行政主管部门报告。卫生行政主管部门接到报告后,应当立即组织有关人员采取相应的医学处置措施。交通工具上的传染病患者密切接触者,由交通工具停靠点的县级以上各级人民政府卫生行政主管部门或者铁路、交通、民用航空行政主管部门,根据各自的职责,依照传染病防治法律、行政法规的规定,采取控制措施。涉及国境口岸和出入境的人员、交通工具、货物、集装箱、行李、邮包等需要采取传染病应急控制措施的,依照国境卫生检疫法律、行政法规的规定办理。

6. 对传染病暴发、流行区域内流动人口,突发公共卫生事件发生地的县级以上地方人民政府应当做好预防工作,落实有关卫生控制措施;对传染病患者和疑似传染病患者,应当采取就地隔离、就地观察、就地治疗的措施。有关部门、医疗卫生机构应当对传染病做到早发现、早报告、早隔离、早治疗,切断传播途径,防止扩散。在突发公共卫生事件中需要接受隔离治疗、医学观察措施的患者、疑似患者和传染病患者密切接触者在卫生行政主管部门或者有关机构采取医学措施时应当予以配合;拒绝配合的,由公安机关依法协助强制执行。

知识链接

国家卫生应急队伍管理

为加强和规范国家卫生应急队伍建设与管理,全面提升国家卫生应急队伍的应急处置能力和水平,2024 年 3 月《国家卫生应急队伍管理办法》印发。国家卫生应急队伍(含国家卫生应急移动处置中心)指由国务院卫生健康行政部门(国务院中医药主管部门、国务院疾控主管部门)建设与管理,参与特别重大及其他需要响应的突发事件现场卫生应急处置的专业医疗卫生救援队伍。卫生应急队伍建设与管理全面贯彻党中央、国务院的决策部署;坚持"人民至上、生命至上",始终把人民群众生命安全放在首位;按照"统一指挥、纪律严明,反应迅速、处置高效,平战结合、布局合理、立足国内、面向国际"的原则,根据地域和突发事件等特点,统筹建设和管理卫生应急队伍。

第四节　传染病及突发公共卫生事件报告和处理服务规范

一、服务对象

服务对象为辖区内全部人口。

二、服务内容

(一)传染病疫情和突发公共卫生事件风险管理

在疾病预防控制机构和其他专业机构指导下,乡(镇)卫生院、村卫生室和社区卫生服务中心

（站）协助开展传染病疫情和突发公共卫生事件风险排查、收集和提供风险信息，参与风险评估和应急预案制（修）订。

（二）传染病和突发公共卫生事件的发现、登记

乡（镇）卫生院、村卫生室和社区卫生服务中心（站）应规范填写门诊日志、入/出院登记本、X 线检查和实验室检测结果登记本。首诊医生在诊疗过程中发现传染病患者及疑似患者后，按要求填写"传染病报告卡"；如发现或怀疑为突发公共卫生事件时，按要求填写"突发公共卫生事件相关信息报告卡"。

（三）传染病和突发公共卫生事件相关信息报告

1. 报告程序与方式　具备网络直报条件的机构，在规定时间内进行传染病和/或突发公共卫生事件相关信息的网络直报；不具备网络直报条件的，按相关要求通过电话、传真等方式进行报告，同时向辖区县级疾病预防控制机构报送"传染病报告卡"和/或"突发公共卫生事件相关信息报告卡"。

2. 报告时限　发现甲类传染病和乙类传染病中的严重急性呼吸综合征、炭疽中的肺炭疽和人感染高致病性禽流感，或发现其他传染病、不明原因疾病暴发和突发公共卫生事件相关信息时，应按有关要求于 2 小时内报告。发现其他乙、丙类传染病和规定报告的传染病，应于 24 小时内报告。

3. 订正报告和补报　发现报告错误，或报告病例转归或诊断情况发生变化时，应及时对"传染病报告卡"和/或"突发公共卫生事件相关信息报告卡"等进行订正；对漏报的传染病病例和突发公共卫生事件，应及时进行补报。

（四）传染病及突发公共卫生事件的处理

1. 患者医疗救治和管理　按照有关规范要求，对传染病患者、疑似患者采取隔离、医学观察等措施，对突发公共卫生事件伤者进行急救，及时转诊，书写医学记录及其他有关资料并妥善保管。

2. 传染病密切接触者和健康危害暴露人员的管理　协助开展传染病接触者或其他健康危害暴露人员的追踪、查找，对集中或居家医学观察者提供必要的基本医疗和预防服务。

3. 流行病学调查　协助对本辖区患者、疑似患者和突发公共卫生事件开展流行病学调查，收集和提供患者、密切接触者、其他健康危害暴露人员的相关信息。

4. 疫点疫区处理　做好医疗机构内现场控制、消毒隔离、个人防护、医疗垃圾和污水的处理工作。协助对被污染的场所进行卫生处理，开展杀虫、灭鼠等工作。

5. 应急接种和预防性服药　协助开展应急接种、预防性服药、应急药品和防护用品分发等工作，并提供指导。

6. 宣传教育　根据辖区传染病和突发公共卫生事件的性质和特点，开展相关知识技能和法律法规的宣传教育。

（五）协助上级专业防治机构做好相关工作

协助上级专业防治机构做好结核病和艾滋病患者的宣传、指导服务以及非住院患者的治疗管理工作，相关技术要求参照有关规定。

三、服务流程

针对辖区内服务人口开展传染病和突发公共卫生事件的风险管理。首诊医生在诊疗过程中发现传染病患者及疑似患者后，按要求填写"传染病报告卡"，发现或怀疑为突发公共卫生事件时，按要求填写"突发公共卫生事件相关信息报告卡"。在规定时间内进行传染病和/或突发公共卫生事件相关信息的网络直报，不具备网络直报条件的，按相关要求通过电话、传真等方式进行报告，同时向辖区县级疾病预防控制机构报送"传染病报告卡"和/或"突发公共卫生事件相关信息报告卡"，并进行相关的处理。《国家基本公共卫生服务规范（第三版）》中的传染病及突发公共卫生事件报告

和处理服务流程,见图 11-1。

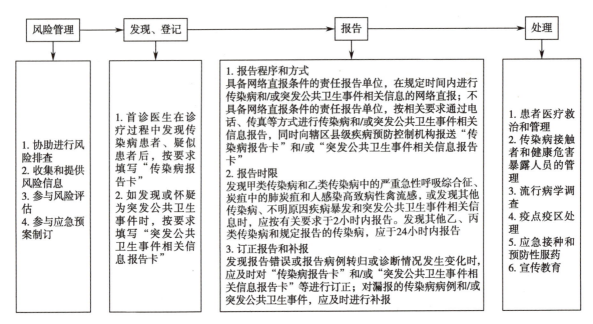

图 11-1 传染病及突发公共卫生事件报告和处理服务流程

四、服务要求

1. 乡(镇)卫生院、村卫生室和社区卫生服务中心(站)应按照《中华人民共和国传染病防治法》《中华人民共和国突发事件应对法》《突发公共卫生事件应急条例》《国家突发公共卫生事件应急预案》等法律法规要求,建立健全传染病和突发公共卫生事件报告管理制度,协助开展传染病和突发公共卫生事件的报告和处置。

2. 乡(镇)卫生院、村卫生室和社区卫生服务中心(站)要配备专(兼)职人员负责传染病疫情及突发公共卫生报告管理工作,定期对工作人员进行相关知识和技能的培训。

3. 乡(镇)卫生院、村卫生室和社区卫生服务中心(站)要做好相关服务记录,"传染病报告卡""突发公共卫生事件相关信息报告卡"应至少保留 3 年。

五、工作指标

1. 传染病疫情报告率=报告卡片数/登记传染病病例数×100%。

2. 传染病疫情报告及时率=报告及时的病例数/报告传染病病例数×100%。

3. 突发公共卫生事件相关信息报告率=及时报告的突发公共卫生事件相关信息数/应报告突发公共卫生事件相关信息数×100%。

国家要求传染病疫情报告率、传染病疫情报告及时率和突发公共卫生事件相关信息报告率应为 100%。

六、管理服务规范表格及说明

1. "传染病报告卡"见表 11-1。

2.《国家突发公共卫生事件相关信息报告管理工作规范(试行)》中的"突发公共卫生事件相关信息报告卡"见表 11-2。

表 11-1 传染病报告卡

卡片编号：＿＿＿＿＿＿＿＿＿　　　　报卡类别：1.初次报告　2.订正报告（A.变更诊断；B.死亡；C.填卡错误）

患者姓名＊：＿＿＿＿＿＿＿（患儿家长姓名：＿＿＿＿＿）

有效证件号＊：□□□□□□□□□□□□□□□□□□　　　　性别＊：□男　□女

出生日期＊：＿＿＿年＿＿月＿＿日（如出生日期不详，实足年龄：＿＿＿＿　年龄单位：□岁□月□天）

工作单位或学校或托幼机构＊：＿＿＿＿＿＿＿＿＿＿＿＿＿＿　联系电话＊：＿＿＿＿＿＿＿

患者属于＊：□本县区　□本市其他县区　□本省其他地市　□外省　□港澳台　□外籍

现住址（详填）＊：＿＿＿省＿＿＿市＿＿＿县（区）＿＿＿乡（镇、街道）＿＿＿村＿＿＿（门牌号）

人群分类＊：

□幼托儿童、□散居儿童、□学生、□教师、□保育员及保姆、□餐饮食品业、□公共场所服务员、□商业服务、□医务人员、□工人、□民工、□农民、□牧民、□渔（船）民、□干部职员、□离退人员、□家务及待业、□不详、□其他（＿＿）

病例分类＊：(1)□临床诊断病例、□确诊病例、□疑似病例、□病原携带者、□阳性检测、□埃博拉留观病例

（2)□未分型、□急性、□慢性（乙型肝炎、丙型肝炎、血吸虫病必填）

发病日期＊：＿＿＿年＿＿月＿＿日　　　　密切接触者有无相同症状＊：□有　□无

诊断日期＊：＿＿＿年＿＿月＿＿日＿＿时　　　死亡日期：＿＿＿年＿＿月＿＿日

甲类传染病＊：□鼠疫、□霍乱

乙类传染病＊：

□严重急性呼吸综合征（又称传染性非典型肺炎）、艾滋病（□HIV、□艾滋病）、病毒性肝炎（□甲肝、□乙肝、□丙肝、□丁肝、□戊肝、□肝炎未分型）、□脊髓灰质炎、□人感染高致病性禽流感、□麻疹、□流行性出血热、□狂犬病、□流行性乙型脑炎、□登革热、炭疽（□肺炭疽、皮肤炭疽、□炭疽未分型）、痢疾（□细菌性痢疾、□阿米巴性痢疾）、肺结核（□肺结核利福平耐药、□肺结核病原学阳性、□肺结核病原学阴性、□肺结核无病原学结果）、伤寒（□伤寒、□副伤寒）、□流行性脑脊髓膜炎、□百日咳、□白喉、□新生儿破伤风、□猩红热、□布病、淋病、梅毒（□Ⅰ期梅毒、□Ⅱ期梅毒、□Ⅲ期梅毒、□胎传梅毒、□隐性梅毒）、□钩体病、□血吸虫病、疟疾（□间日疟、□恶性疟、□疟疾未分型）、□人感染 H7N9 禽流感、□新型冠状病毒感染、□猴痘

丙类传染病＊：

□流行性感冒、□流行性腮腺炎、□风疹、□急性出血性结膜炎、□麻风病、□斑疹伤寒、□黑热病、□棘球蚴病（又称包虫病）、□丝虫病、□其他感染性腹泻病、□手足口病

其他传染病＊：

□中东呼吸综合征（MERS）、□埃博拉出血热、□寨卡病毒病、□不明原因肺炎、□急性弛缓性麻痹（AFP）、□儿童不明原因急性肝炎、□非淋菌性尿道炎、□尖锐湿疣、□生殖器疱疹、□生殖道沙眼衣原体感染、□水痘、□肝吸虫病、□恙虫病、□森林脑炎、□人感染猪链球菌、□不明原因、□发热伴血小板减少综合征、□人感染动物源性流感（＿＿＿亚型）、□其他＿＿＿＿＿＿＿＿＿＿

订正前病名：＿＿＿＿＿＿＿＿＿＿＿＿　　　退卡原因：＿＿＿＿＿＿＿

报告单位：＿＿＿＿＿＿＿＿＿＿＿　　　　联系电话：＿＿＿＿＿＿＿

报告医生＊：＿＿＿＿＿＿＿＿＿　　　　　填卡日期＊：＿＿＿年＿＿月＿＿日

备注：

附卡（附加项）

猴痘　　是否为输入病例＊：□是　□否　　来源国家或地区：＿＿＿＿＿	
百日咳　　严重程度＊：□非住院病例　□普通住院病例　□重症监护室（ICU）病例	
新型冠状病毒感染　　临床严重程度＊：　□无症状感染者　□轻型　□中型　□重型　□危重型 　　　　　　　　　是否为输入病例＊：□是　□否　　出院日期：＿＿＿年＿＿月＿＿日	

性传播疾病（HIV 和艾滋病必填）

婚姻状况：□未婚 □已婚有配偶 □离异或丧偶 □不详　　文化程度：□文盲 □小学 □初中 □高中或中专 □大专及以上 民族：＿＿＿＿＿＿

户籍地址：□本县区 □本市其他县区 □本省其他地市 □外省 □港澳台 □外籍

户籍详细地址：＿＿＿＿省＿＿＿＿市＿＿＿＿县（区）＿＿＿＿乡（镇、街道）＿＿＿＿村＿＿＿＿（门牌号）

接触史：□注射毒品史 □非婚异性性接触史 □配偶/固定性伴阳性 □男男性行为史 □献血（浆）史 □输血/血制品史 □母亲阳性 □职业暴露史 □手术史 □其他（＿＿＿＿＿＿） □不详

性传播疾病病史：□有 □无 □不详

最有可能感染途径：□注射毒品 □异性传播 □同性传播 □性接触+注射毒品 □采血（浆） □输血/血制品 □母婴传播 □职业暴露 □其他 □不详

样本来源：□术前检测 □受血（制品）前检测 □性传播疾病门诊 □其他就诊者检测 □婚前检测（含涉外） □孕产期检查 □检测咨询 □阳性者配偶或性伴检测 □女性阳性者子女检测 □职业暴露检测 □娱乐场所人员体检 □有偿供血（浆）人员检测 □无偿献血人员检测 □出入境人员体检 □新兵体检 □强制/劳教戒毒人员检测 □其他羁押人员体检 □专题调查 □其他＿＿＿＿＿＿

实验室检测结论：□确认结果阳性 □替代策略检测阳性 □核酸检测阳性

确认（替代策略、核酸）检测阳性日期：＿＿＿＿年＿＿月＿＿日

确认（替代策略、核酸）检测单位：＿＿＿＿＿＿＿＿＿＿＿＿＿＿＿＿

乙肝

乙型肝炎病毒表面抗原（HBsAg）阳性时间：□>6 个月 □6 个月内由阴性转为阳性 □既往未检测或结果不详

首次出现乙肝症状和体征时间：＿＿＿＿年＿＿月 □不详　　本次丙氨酸转氨酶（ALT）□ U/L

乙型肝炎病毒核心抗体免疫球蛋白 M（抗-HBc IgM）1：1 000 检测结果：□阳性 □阴性 □未测

肝穿刺检测结果：□急性病变 □慢性病变 □未测

恢复期血清 HBsAg 阴转，抗-HBs 阳转 □是 □否 □未测

手足口病　　重症患者*：□是 □否 实验室检测结果：□肠道病毒 71 型（EV71） □柯萨奇病毒 A16（CoxA16） □其他肠道病毒＿＿＿＿＿＿

急性迟缓性麻痹（AFP）

患者所属*：□本地 □异地　　麻痹日期*：＿＿＿＿年＿＿月＿＿日　　麻痹症状：＿＿＿＿＿＿＿＿＿＿＿

现就诊地住址：□本县区 □本市其他县区 □本省其他地市 □外省 □港澳台 □外籍

现就诊地详细地址：＿＿＿＿省＿＿＿＿市＿＿＿＿县（区）＿＿＿＿乡（镇、街道）＿＿＿＿村＿＿＿＿（门牌号）

来现就诊地日期：＿＿＿＿年＿＿月＿＿日

注：报告卡带"*"部分为必填项目。填卡说明：

1. 卡片编号　由报告单位自行编制填写，或摘抄系统自动生成的卡片编号。

2. 患者姓名　填写真实姓名，需与身份证上的姓名一致，注意偏旁部首不能填错。如双胞胎同时患病需注明大双和小双。

3. 患儿家长姓名　14 岁以下的患儿必须填写其家长姓名。

4. 有效证件号　必填，可以是居民身份证号、护照、军官证、居民健康卡、社会保障卡、新农合医疗卡。

5. 暂无身份证号的患儿及残障患者填写监护人有效证件号。

6. 出生日期　填写公历日期。

7. 实足年龄　对出生日期不详的用户填写年龄。对于新生儿和只有月龄的患儿请注意选择年龄单位，系统默认为岁。

8. 工作单位　学生、幼托儿童、教师、医务人员、工人、民工、干部职员、餐饮服务业等必填。如果无工作单位则填写无；其中学生、幼托儿童工作单位填写其所在的学校（托幼机构）和所在年级班级，民工则填写所在的工地、工厂或建筑队。

9. 联系电话　尽可能填写，其中 14 岁以下的患儿家长联系电话必须填写；需专病管理和随访的所有患者必须填写。

10. 患者属于　指患者常住地址（居住时间≥6 月）与就诊医院之间的相对位置。

11. 现住址　指发病时实际居住的地址，可以是家庭地址，也可以是寄宿地址或宾馆、旅店，应详细填写到具体的乡镇和村民组（门牌号），病例如有多处住址，应填写能随访到的住址。

12. 人群分类　若患者的职业同时符合卡中一种以上选项时，选择原则是：①选择主要职业；②选择与传染病传播关系较密切的职业。如食品厂工人、熟食店售货员都应填写餐饮食品业，而不填工人或商业服务。如患者为警察、飞行员、军人等则选择"其他"，但需在工作单位栏进行说明。学前班的学生，选择"幼托儿童"；住院分娩选择"其他"，非住院分娩选择"散居儿童"。

13. 病例分类　需报告病原携带者的病种，霍乱、脊髓灰质炎以及国家卫生健康委员会规定的其他传染病。

14. 乙肝、丙肝、血吸虫病例须区分急性或慢性。

15. 发病日期　本次就诊出现症状的日期,不明确时填就诊日期。病原携带者填写初次检出日期或就诊日期。HIV 感染者填写首次发现抗体阳性的初筛检测/核酸检测阳性日期;艾滋病患者填写本次就诊日期。

16. 诊断日期　本次诊断日期,必须具体到小时。HIV 感染者或艾滋病患者填写接到确认(替代策略、核酸)检测阳性报告单的日期。

17. 死亡日期　填报因患该种传染病死亡的时间。艾滋病患者和 HIV 感染者死亡,不论是否因艾滋病死亡,均须及时进行死亡报告。

18. 疾病名称　同一个患者同时患 n 种传染病,应分别填写 n 张传染病卡(一病一卡)。

19. 订正前病名　填上次填报的疾病名称。

20. 退卡原因　填写卡片填报不合格的原因。

21. 报告单位　填写报告传染病的单位。

22. 报告医生　填写报告卡的医生姓名,设为必填项。

23. 填卡日期　填写本卡日期。

24. 备注　填写需特别注明的信息,如输入性病例的感染地、特殊检查结果、就诊情况、传染来源、误报说明等。

表 11-2　突发公共卫生事件相关信息报告卡

初步报告进程报告(次)结案报告

填报单位(盖章):＿＿＿＿＿＿＿＿＿＿＿＿＿＿＿＿＿＿　填报日期:＿＿＿＿＿年＿＿＿月＿＿＿日

报告人:＿＿＿＿＿＿＿＿＿＿＿＿＿＿＿　联系电话:＿＿＿＿＿＿＿＿＿＿＿＿＿＿＿

事件名称:＿＿＿＿＿＿＿＿＿＿＿＿＿＿＿＿＿＿＿＿＿＿＿＿＿＿

信息类别:1.传染病;2.食物中毒;3.职业中毒;4.其他中毒事件;5.环境卫生;6.免疫接种;7.群体性不明原因疾病;8.医疗机构内感染;9.放射性卫生;10.其他公共卫生

突发事件等级:1.特别重大;2.重大;3.较大;4.一般;5.未分级;6.非突发事件

初步诊断:初步诊断时间＿＿＿＿＿＿年＿＿＿月＿＿＿日

订正诊断:订正诊断时间＿＿＿＿＿＿年＿＿＿月＿＿＿日

确认分级时间:＿＿＿＿＿年＿＿＿月＿＿＿日　订正分级时间＿＿＿＿＿＿年＿＿＿月＿＿＿日

报告地区:＿＿＿＿＿＿省＿＿＿＿＿市＿＿＿＿＿县(区)

发生地区:＿＿＿＿＿＿省＿＿＿＿＿市＿＿＿＿＿县(区)＿＿＿＿＿乡(镇)

详细地点:＿＿＿＿＿＿＿＿＿＿＿＿＿＿＿＿＿＿＿＿＿＿＿＿＿

事件发生场所:1.学校;2.医疗卫生机构;3.家庭;4.宾馆饭店写字楼;5.餐饮服务单位;6.交通运输工具;7.菜场、商场或超市;8.车站、码头或机场;9.党政机关办公场所;10.企事业单位办公场所;11.大型厂矿企业生产场所;12.中小型厂矿企业生产场所;13.城市住宅小区;14.城市其他公共场所;15.农村村庄;16.农村农田野外;17.其他重要公共场所;18.如是医疗卫生机构,则:(1)类别:①公办医疗机构;②疾病预防控制机构;③采供血机构;④检验检疫机构;⑤其他及私立机构;(2)感染部门:①病房;②手术室;③门诊;④化验室;⑤药房;⑥办公室;⑦治疗室;⑧特殊检查室;⑨其他场所;19.如是学校,则类别:(1)托幼机构;(2)小学;(3)中学;(4)大、中专院校;(5)综合类学校;(6)其他＿＿＿＿＿＿

事件信息来源:1.属地医疗机构;2.外地医疗机构;3.报纸;4.电视;5.特服号电话"95120";6.互联网;7.市民电话报告;8.上门直接报告;9.本系统自动预警产生;10.广播;11.填报单位人员目睹;12.其他＿＿＿＿＿＿

事件来源详细信息:＿＿＿＿＿＿＿＿＿＿＿＿＿＿＿＿＿＿＿

事件波及的地域范围:＿＿＿＿＿＿＿＿＿＿＿＿＿＿＿＿＿＿＿

新报告病例数:＿＿＿＿＿;新报告死亡数:＿＿＿＿＿;排除病例数:＿＿＿＿＿;累计报告病例数:＿＿＿＿＿;累计报告死亡数:＿＿＿＿＿

事件发生时间:＿＿＿＿年＿＿＿月＿＿＿日＿＿＿时＿＿＿分

接到报告时间:＿＿＿＿年＿＿＿月＿＿＿日＿＿＿时＿＿＿分

首例患者发病时间:＿＿＿＿年＿＿＿月＿＿＿日＿＿＿时＿＿＿分

末例患者发病时间:＿＿＿＿年＿＿＿月＿＿＿日＿＿＿时＿＿＿分

主要症状:1.呼吸道症状;2.胃肠道症状;3.神经系统症状;4.皮肤黏膜症状;5.精神症状;6.其他＿＿＿＿＿＿

主要体征:

＿＿＿＿＿＿＿＿＿＿＿＿＿＿＿＿＿＿＿＿＿＿＿＿＿＿＿＿＿＿＿＿＿＿＿＿＿

主要措施与效果:

＿＿＿＿＿＿＿＿＿＿＿＿＿＿＿＿＿＿＿＿＿＿＿＿＿＿＿＿＿＿＿＿＿＿＿＿＿

填卡说明:

1. 填报单位(盖章)　填写报告卡的单位全称。

2. 填报日期　填写本报告卡的日期。

3. 报告人　填写事件报告人的姓名,如事件由某单位上报,则填写单位。

4. 联系电话　事件报告人的联系电话。

5. 事件名称　本起事件的名称,一般不宜超过 30 字,名称一般应包含事件的基本特征,如发生地,事件类型及级别等。

6. 信息类别　在明确的事件类型前画 "○"。

7. 突发事件等级　填写事件的级别,未经过分级的填写 "未分级",非突发事件仅适用于结案报告时填写。

8. 确认分级时间　本次报告级别的确认时间。

9. 初步诊断时间　事件的初步诊断及时间。

10. 订正诊断时间　事件的订正诊断及时间。

11. 报告地区　至少填写到县区,一般指报告单位所在的县区。

12. 发生地区　须详细填写到乡镇(街道),如发生地区已超出一个乡镇范围,则填写事件的源发地或最早发生的乡镇(街道),也可直接填写发生场所所在的地区。

13. 详细地点　事件发生场所所处的详细地点,越精确越好。

14. 事件发生场所　在明确的事件类型前画 "○",如是医疗机构,其类别,选择相应类别,并选择事件发生的部门;如是学校,其类别,选择学校类别,如发生学校既有中学,又有小学,则为综合类学校,余类似。

15. 事件信息来源　填写报告单位接收到事件信息的途径。

16. 事件来源详细信息　填写报告单位接收到事件信息的详细来源,机构需填写机构详细名称,报纸注明报纸名称,刊号、日期、版面;电视注明哪个电视台,几月几日几时哪个节目;互联网注明哪个统一资源定位地址;市民报告需注明来电号码等个人详细联系方式;广播需注明哪个电台、几时几分哪个节目。

17. 事件波及的地域范围　指传染源可能污染的范围。

18. 新报告病例数　上次报告后到本次报告前新增的病例数。

19. 新报告死亡数　上次报告后到本次报告前新增的死亡数。

20. 排除病例数　上次报告后到本次报告前排除的病例数。

21. 累计报告病例数　从事件发生始到本次报告前的总病例数。

22. 累计报告死亡数　从事件发生始到本次报告前的总死亡数。

23. 事件发生时间　指此起事件可能的发生时间或第一例病例发病的时间。

24. 接到报告时间　指网络报告人接到此起事件的时间。

(丁 一　时玉昌)

思考题

1. 如果在校园中突发急性传染病疫情,应采取哪些防控措施?

2. 请判断传染病及突发公共卫生事件报告和处理服务对象是否包括辖区内的流动人口?

3. 全科医生在社区进行传染病处理时应重点关注哪些方面?

4. 请总结你所在的社区常见的传染病有哪些?

练习题

第十二章 卫生监督协管服务

教学课件

思维导图

学习目标

1. 掌握卫生监督协管服务内容、服务流程;食源性疾病及相关信息报告;非法行医的报告;生活饮用水卫生安全巡查。

2. 熟悉卫生监督协管的概念及服务目标;食源性疾病的概念;非法行医及非法采供血的概念。

3. 了解食品安全标准跟踪评价项目内容;生活饮用水安全巡查的基本内容。

4. 学会在巡查中发现涉及食源性疾病、非法行医和非法采供血、生活饮用水卫生安全等事件。

5. 具备"大卫生、大健康"理念;能服务群众,服务基层,为社会提供全方位健康服务。

卫生监督协管服务是国家基本公共卫生服务规范中的服务项目之一,是贯彻落实医药卫生体制改革把保障人民健康放在优先发展的战略位置的重要内容,是实施基本公共卫生服务逐步均等化的重要举措,是国家以健康中国建设新成效增强人民群众"获得感、幸福感、安全感"的重要体现。

第一节 卫生监督协管服务概述

情境导入

自 2023 年 7 月以来,某区卫生监督协管员对辖区内泳池、超市、游乐园、村卫生室、诊所、二次供水等公共场所开展日常卫生监督巡查,为人民群众的健康保驾护航。8 月 6 日,卫生监督协管员在泳池进行卫生情况检查,在对泳池水的 pH、浑浊度、尿素、余氯等进行现场快检后发现,尿素和余氯 2 项指标不合格。卫生监督协管员又对浸脚池水样检测,发现游离性余氯为 2.4mg/L,不符合其 5~10mg/L 的标准。随后,卫生监督协管员进一步对该泳池卫生管理、开放条件、技术要求情况等开展了日常卫生监督巡查,并协助卫生监督员现场下达"卫生监督意见书",提出了整改建议并责令限期整改。

工作任务:

1. 请思考卫生监督协管员的工作依据。

2. 你若作为卫生监督协管员,请思考发现类似情况的正确做法。

一、卫生监督

(一)概念

卫生监督(health supervision)是卫生健康行政部门及其卫生监督执法机构依据卫生健康法律、

法规的授权,对公民、法人和其他组织贯彻执行卫生健康法律、法规的情况进行督促检查,对违反卫生健康法律、法规的行为追究法律责任的一种卫生健康行政执法行为。

(二) 主要内容

1. 制订和组织实施卫生健康法律法规执行情况监督检查的规划。

2. 依法组织部署和协调开展医疗卫生、公共卫生、妇幼健康、中医药服务等卫生健康领域综合监督管理与执法。

3. 依法依规查处违法行为。

二、卫生监督协管

(一) 概念

卫生监督协管(health supervision and assistance in management)是地方各级卫生健康行政部门授权的协管单位对辖区内的居民实施信息报告、安全巡查及相关服务工作的统称。协管单位一般指乡(镇)卫生院、村卫生室和社区卫生服务中心(站)等基层医疗卫生机构,地方各级卫生健康行政部门授权的其他医疗卫生机构也可作为协管单位。

(二) 服务目标

卫生监督协管服务是政府免费提供的公共卫生产品,主要任务是由各城乡基层医疗卫生机构协助基层卫生监督执法机构开展涉及食品安全、生活饮用水卫生、学校卫生、计划生育、非法行医和非法采供血等方面的巡查、信息收集、信息报告并协助调查。目标是在基层医疗卫生机构开展卫生监督协管服务,充分利用三级公共卫生网络和基层医疗卫生机构的前哨作用,解决基层卫生监督管理相对薄弱的问题,从而进一步建成横向到边、纵向到底,覆盖城乡的卫生监督网络体系,及时发现违反卫生健康法律法规的行为,保障广大群众公共卫生安全。

同时,通过对广大居民的宣传、教育,不断提高城乡基层群众健康知识和卫生健康法律政策的知晓率,提高人民群众食品安全风险和疾病防控意识,切实为广大群众提供卫生健康保障。

> **知识链接**
>
> #### 卫生监督协管员的主要职责
>
> 卫生监督协管员不具备行政执法资格,主要负责各专业本地建档、日常巡查、信息报告、法治宣传等工作,协助卫生监督员完成处罚调查、应急处置、卫生保障、从业人员培训、举报投诉受理等卫生监督工作。在设置派出机构的统筹管理模式中,卫生监督协管员可在卫生监督员的直接带领下,参与日常监督检查、处罚调查、应急保障、举报投诉受理等全方位卫生监督工作,一些县(区)还将卫生健康行政许可审查等工作下沉到乡(镇),由乡(镇)的卫生监督员和卫生监督协管员共同完成。

三、食源性疾病监督管理

(一) 概念

食源性疾病(foodborne disease)指食品中致病因素进入人体引起的感染性、中毒性等疾病,包括食物中毒。

(二) 分类

食源性疾病的种类繁多,致病因素和发病机制不尽相同,可按多种方式进行分类,目前按致病因素进行分类比较常见。

1. **细菌性食源性疾病** 常见的致病因素有沙门菌、副溶血性弧菌、金黄色葡萄球菌、肉毒梭菌、变形杆菌等。

2. **病毒性食源性疾病** 常见的致病因素有轮状病毒、腺病毒、甲型肝炎病毒、戊型肝炎病毒等。

3. **食源性寄生虫病** 常见的致病因素有蛔虫、绦虫、棘球蚴、吸虫等。

4. **化学性食物中毒** 包括天然有毒物质中毒、天然植物毒素中毒、环境污染物中毒。其中属于天然有毒物质中毒的有甲醇中毒、重金属中毒、河鲀毒素中毒等,天然植物毒素中毒有毒蕈中毒、发芽马铃薯中毒和菜豆中毒等,环境污染物中毒有二噁英中毒、农药残留中毒、兽药残留中毒等。

5. **食源性肠道传染病** 常见的致病因素有霍乱弧菌、结核分枝杆菌、炭疽杆菌等。

6. **食源性变态反应性疾病** 又称食物过敏,主要表现为胃肠炎、皮炎,严重可致休克。常见有食物过敏性胃肠炎、摄入食物引起的皮炎等。

7. **食源性放射病** 如摄入放射性污染的食物后出现的胃肠炎和结肠炎。

(三)食源性疾病的特征

1. **发病与食物有关** 发病者在相近时间内食用过被致病因素污染过的食物,未食用者不发病。食源性疾病波及范围与污染食物供应范围一致;停止供应污染食物后,食源性疾病的暴发很快终止。

2. 如果食物一次大量污染,则在用餐者中可出现暴发;如果食物被多次污染或多次供应,则可有持续暴发,病例的事件分布可以超过一个潜伏期。如果是食源性肠道传染病,还可出现人与人之间传播。

3. **临床表现相似** 发病者具有相似的临床表现,大多表现为急性胃肠炎症状,如恶心、呕吐、腹泻、腹痛等。

4. 在污染食物和发病者中,可以检出与引起中毒临床表现一致的致病因素。

知识链接

食源性疾病与食物中毒

"食源性疾病"的范围比"食物中毒"更广,既包括传统的食物中毒,还包括经食物而感染的肠道传染病、食源性寄生虫病以及由食物中有毒、有害污染物所引起的中毒性疾病。此外,由食物营养不平衡所造成的某些慢性退行性疾病、食源性变态反应性疾病、食物中某些污染物引起的慢性中毒性疾病等也属此范畴。考虑概念使用上的科学性和适用性,现行《中华人民共和国食品安全法》,删除了"食物中毒"的概念,并从照顾习惯用法以及过渡的角度明确了包含食物中毒。

四、生活饮用水监督管理

(一)概念

生活饮用水指由集中式供水单位直接供给居民作为饮水和生活用水,该水的水质必须确保居民终生饮用安全。集中式供水指由水源集中取水,经统一净化处理和消毒后,由输水管网送至用户的供水方式(包括公共供水和单位自建设施供水)。二次供水是将来自集中式供水的管道水另行加压、储存,再送至水站或用户的供水设施。由于城市高层建筑较多,集中式供水水压较低,无法将生活饮用水送入高层建筑,需加压后才能到达用户,故城市高层建筑多采用二次供水的方式提供生活饮用水,而农村主要为集中式供水。目前,在部分地区也已出现了直饮水和分质供水。

(二)生活饮用水水质基本要求

《生活饮用水卫生标准》(GB 5749—2022)适用于城乡各类集中式供水的生活饮用水,其规定

生活饮用水水质应符合九项基本要求,保证用户饮用安全。其前五条为原则性内容,分别是:

1.生活饮用水中不得含有病原微生物。

2.生活饮用水中化学物质不得危害人体健康。

3.生活饮用水中放射性物质不得危害人体健康。

4.生活饮用水的感官性状良好。

5.生活饮用水应经消毒处理。

(三)生活饮用水水质具体要求

GB 5749—2022 将生活饮用水水质标准分为水质常规标准及限值、饮用水中消毒剂常规指标及要求、水质扩展指标及限值三大类。常规指标是能反映生活饮用水水质基本状况的水质指标,扩展指标是根据不同地区、在一定时间内或特殊情况需要测定的生活饮用水水质指标。生活饮用水水质指标共 97 项,常规指标 43 项,扩展指标 54 项。

五、非法行医及非法采供血监督管理

(一)非法行医的概念

非法行医的概念一般有刑法上的非法行医和行政法上的非法行医概念之分。

刑法上的非法行医指未取得医师执业资格的人非法行医。情节严重的,则构成非法行医罪。

行政法上的非法行医,指机构或个人未取得医疗机构执业许可证或备案证擅自开展诊疗活动的行为,又称无证行医。

(二)非法行医的常见形式

1.违反《中华人民共和国刑法》的非法行医 具有下列情形之一的,应认定为"未取得医生执业资格的人非法行医",常见形式有以下几种:

(1)未取得或者以非法手段取得医师资格从事医疗活动的;

(2)被依法吊销医师执业证书期间从事医疗活动的;

(3)未取得乡村医生执业证书,从事乡村医疗活动的,并且情节严重、严重危害就诊人身体健康、造成就诊人死亡等后果的。

2.违反卫生健康行政法律法规的非法行医 即无证行医,种类繁多,表现形式多种多样。常见形式如下:

(1)未取得《医疗机构执业许可证》开展诊疗活动的;

(2)使用伪造、变造的《医疗机构执业许可证》开展诊疗活动的;

(3)《医疗机构执业许可证》被撤销、吊销或者已经办理注销登记,继续开展诊疗活动的;

(4)当事人未按规定申请延续以及卫生健康行政部门不予受理延续或者不批准延续,《医疗机构执业许可证》有效期届满后继续开展诊疗活动的;

(5)法律、法规、规章规定的其他无证行医行为。

(三)非法采供血的概念

非法采供血指未经过国家卫生健康行政部门批准或超过批准的业务范围,采集、供应血液或者制作、供应血液制品的行为,或者采集血液、供应血液、制作血液制品、供应血液制品不符合国家相关法律、法规的要求。

(四)非法采供血的常见形式

1.未经批准,擅自设置血站,开展采供血活动。

2.超出执业登记的项目、内容、范围开展业务活动。

3.非法组织他人出卖血液。

4.临床用血的保障、储存、运输不符合国家卫生标准和要求。

第二节　食品安全标准跟踪评价

《医疗卫生领域中央与地方财政事权和支出责任划分改革方案》规定,自 2019 年起,将原重大公共卫生服务中的食品安全标准跟踪评价等项目内容划入基本公共卫生服务项目。

一、食品安全标准

(一)概念

食品安全标准指为了保证食品安全,对食品生产经营过程中影响食品安全的各种要素以及各种关键环节所规定的统一技术要求。

(二)性质

《中华人民共和国食品安全法》规定:食品安全标准是强制执行的标准。除食品安全标准外,不得制定其他食品强制性标准。

食品安全标准具有规制性、对有限风险的容忍性、利益协调性及强制性等特点,其中强制执行性是对食品安全标准整体特征的界定,包括食品安全企业标准在内,都具有强制执行性。

(三)分类

食品安全标准分类可按级别、按性质、按内容、按形式、按标准的作用和范围进行。食品安全标准按级别可分为国家标准、行业标准、地方标准、企业标准,其中当标准对象相同的不同级别的标准并存时,下一级标准的要求应严于上一级标准。这也是标准通常用的一种分类方法。

二、食品安全标准跟踪评价工作要求

(一)概念

食品安全标准跟踪评价是对食品安全标准执行情况进行调查,了解标准实施情况并进行分析和研究,提出对食品安全标准实施和修订相关建议贯穿于标准后续管理的全过程。

(二)目标

1.**总目标**　以维护人民群众食品安全和营养健康为宗旨,围绕建立"最严谨的标准",通过开展食品安全标准跟踪评价,了解标准执行情况,发现标准存在的问题,进一步完善我国食品安全国家标准体系,为食品安全监管和食品产业规范发展提供技术支撑。

2.**阶段目标**　依托食品安全国家标准跟踪评价及意见反馈平台广泛收集对每项标准的具体意见和建议;按照产品类别,通过量化评分,开展产品专项跟踪评价,以各类食品产品为对象,评价不同类别食品产品涉及的食品安全标准的科学性、适用性和完整性等内容,提出标准制定、修订和进一步完善标准体系的意见建议。

(三)对象和范围

省级以上卫生健康行政部门应当会同同级食品安全监督管理、农业行政等部门,分别对食品安全国家标准和地方标准的执行情况进行跟踪评价,并根据评价结果及时修订食品安全标准。

(四)评价内容

1.**服务内容**　收集、汇总、分析食品行业组织、生产经营者及相关检验、科研机构等在食品安全标准执行中存在的问题及意见建议,及时解答标准执行中的问题,促进标准有效实施,保障人民群众食品安全和营养健康。

2.**技术方法及管理流程**　省(自治区、直辖市)卫生健康委员会组建省级标准跟踪评价协作组,采取网络平台填报、培训会、座谈会、网上调查、实地调查、专家咨询、专题研讨等方式听取各方意见建议,并认真研究、合理评估。

(五) 组织实施

1. 国家层面 国家卫生健康委员会会同农业农村部、市场监管总局等部门承担标准跟踪评价的组织管理,负责标准跟踪评价的顶层设计、部门协调和督促检查。国家食品安全风险评估中心负责标准跟踪评价的组织实施,制订具体技术要求,开展技术培训和业务指导,负责统一设计和维护跟踪评价平台及相关在线调查页面。

2. 省级部门 各省(自治区、直辖市)卫生健康委员会根据当地食品产业发展情况,组建省级标准跟踪评价协作组,侧重选择部分类别食品产品,连续 3~5 年协同开展相应类别产品标准的专项跟踪评价,全面深入了解标准执行中存在的问题和困难。每个标准跟踪评价协作组由经验相对丰富的省份作为牵头单位,负责组织协调本协作组年度任务分工和工作督促、落实,并牵头汇总分析专项跟踪评价意见,形成报告。

(六) 考核指标

1. 工作数量 按照《关于印发食品安全标准跟踪评价工作方案的通知》要求,完成牵头及参与的省级食品安全标准协作组年度任务数量。

2. 工作质量 认真研究分析收集到的标准执行中的问题和意见建议,筛选有效意见。

3. 工作时效 按照工作方案及时总结向国家报送跟踪评价工作报告。

健康效果:提出的食品安全国家标准指标的执行或修订意见,对保障食品安全和身体健康、防范食源性疾病和急慢性疾病具有意义。

4. 满意度 各相关标准执行机构、消费者对跟踪评价工作开展情况是否满意及满意程度。

5. 经济效益 提出的食品安全国家标准指标的执行或修订意见,对推进食品产业发展具有意义。

6. 社会效益 提出的食品安全国家标准指标的执行或修订意见,对提高食品安全保障水平、促进食品产业和健康产业发展具有意义。

(七) 绩效监控与评价

国家卫生健康委员会组织国家食品安全风险评估中心负责标准跟踪评价的组织实施、督促检查、技术培训和业务指导,国家食品安全风险评估中心负责统一设计和维护跟踪评价平台及相关在线调查页面;根据统一要求,对各省实施食品安全标准跟踪评价情况开展绩效考核评价。

第三节　卫生监督协管服务规范

一、服务对象

卫生监督协管服务的对象为辖区内居民。

二、服务内容

(一) 食源性疾病及相关信息报告

卫生监督协管员发现或怀疑有食源性疾病、食品污染等对人体健康造成危害或可能造成危害的线索和事件,及时报告给当地的卫生监督执法机构。

1. 食源性疾病及相关信息的来源 通常有四个方面。①接诊医生在诊疗过程中发现或怀疑有食源性疾病的患者后,通报卫生监督协管员;②食品安全事故发生单位与引发食品安全事故的食品生产经营单位报告的信息;③公众举报的信息;④媒体报告的信息。

2. 信息记录 卫生监督协管员发现或收到食源性疾病或食品污染等相关信息后,应做好这些信息的记录。信息记录的内容:

（1）信息报告人员的姓名、身份证号码、联系方式、家庭住址、工作单位，以便进行信息核实和后续调查。

（2）发生食品安全事故的单位名称、地址、电话。

（3）食品安全事故患者的发病时间、患病人数、死亡人数。

（4）食品安全事故患者的主要症状、就诊地点或现处位置、救治措施。

（5）引发食品安全事故的可疑食品品种、进食时间和进食人数。

3. 信息接报后的处理 卫生监督协管员在接到上述信息的报告和做好记录后，可通知相关单位保护好事故现场、留存患者粪便和呕吐物、封存引发事故的可疑食品，并对食源性疾病及相关信息进行核实。初步核实后，应及时（2 小时内）将食源性疾病及相关信息报告给当地卫生监督执法机构，同时填写"卫生监督协管信息报告登记表"。

（二）生活饮用水卫生安全巡查

卫生监督协管员协助卫生监督执法机构对农村集中式供水、城市二次供水和学校供水进行巡查，协助开展生活饮用水水质抽检服务，发现异常情况及时报告；协助有关专业机构对供水单位从业人员开展业务培训。

1. 农村集中式供水单位巡查

（1）**卫生许可证检查**：确定供水单位是否取得了有效的卫生许可证。

（2）**水源卫生检查**：检查水源地卫生防护情况，是否按相关要求做好水源卫生防护工作。具体查看水源（自备井井口；河流、湖泊的取水口）周围半径 100m 内是否有旱厕、渗水坑、畜禽养殖场、垃圾堆、化粪池、废渣和污水渠道以及其他生活生产设施，是否使用工业废水或生活污水灌溉和使用难降解或剧毒的农药；在水源防护地带明显处是否设置固定的告示牌。

（3）**环境卫生和防护设施检查**：查看水厂生产区和单独设立的泵房、沉淀池、粗滤池、清水池周围 50m 范围卫生状况，是否有旱厕、化粪池、渗水坑、垃圾堆、畜禽养殖场（畜圈）和污水管道；清水池观察孔孔盖是否加锁、透气管是否安全，有无防护网罩。

（4）**卫生管理规章制度和质量保证体系检查**：检查水厂是否建立健全生活饮用水卫生管理规章制度，是否有专（兼）职工作人员管理生活饮用水卫生工作，水厂的质量保证体系是否有效运转。

（5）**水处理及卫生设施运转情况检查**：检查水处理及卫生设施是否完善、运转情况是否正常，如有无净化、消毒措施，净化、消毒措施是否正常运转，有无使用、维护记录，查看水厂记录与实际检查内容是否一致。加氯间是否备有防毒面具，有无泄氯处理措施，二氧化氯（目前水处理的主要消毒剂）的原料储存是否有安全措施。

（6）**供方的资料检查**：检查水厂所用与水接触的化学处理剂、水处理材料、水质处理器、输配水设备等涉水产品及消毒产品，是否按照国家有关要求索取了卫生许可批件、产品质量或卫生安全合格证明等，进货后是否进行验收，有无验收记录，判断使用的材料是否卫生安全。

（7）**从业人员检查**：直接从事供、管水人员是否经过卫生知识培训，是否定期健康检查；检查不同工作岗位的从业人员，是否经技术培训，能否胜任相应工作，从而保证供水卫生安全。

（8）**水质检验情况检查**：检查有无检验室，有无相应的检验人员和仪器设备，检验人员几名，能做哪些项目；是否建立健全水质检验制度，定期对水源水、出厂水和管网末梢水进行水质检验，有无日常水质检测记录或报告，采样点与检验频率是否符合要求，水质检验记录是否完整清晰，档案资料是否保存完好，有无按要求上报水质资料。

（9）**水厂的防污染和事故应急措施检查**：是否有防止污染的措施和事故应急处理方案，有无水污染事件报告制度，是否健全。

2. 城市二次供水单位巡查

（1）**卫生许可证检查**：确定供水单位是否取得了有效的卫生许可证。供水设施产权单位是否取得卫生健康行政部门颁发的卫生许可证,是否按要求复核、换证。检查供水设施所使用的供水设备和有关涉水、消毒产品是否具有省级以上卫生健康行政部门颁发的卫生许可批件。

（2）**水箱检查**：查看二次供水水箱是否专用。

（3）**环境卫生检查**：检查供水设施周围环境卫生是否良好。查看水箱周围10m内是否有渗水坑、化粪池、垃圾堆等污染源。水箱周围2m内不应有污水管线及污染物。

（4）**防护设施检查**：检查供水设施是否加盖上锁,溢流管是否有防蚊措施,是否与下水管道相连。水消毒处理装置是否正常运转。水池是否定期清洗、消毒,有无清洗、消毒记录,清洗、消毒后水质是否经检验合格。

（5）**卫生管理规章制度检查**：检查供水单位是否建立健全卫生管理制度,有无水污染报告制度和应急处置预案,是否配备专兼职人员负责生活饮用水卫生管理。

（6）**从业人员检查**：检查管水人员是否经过卫生知识培训和定期进行健康检查,体检不合格人员是否及时调离。

（7）**水质检验情况检查**：检查是否定期进行水质检验,检验报告(或水质检测记录)是否保存完好。

3. 学校供水巡查 主要内容是学校有无依法落实各项生活饮用水卫生管理要求,包括一般巡查和分类巡查。

一般巡查内容包括：①有无制定生活饮用水突发污染事故及水源性传染病应急处置预案和卫生管理制度;②是否设专(兼)职人员负责学校生活饮用水卫生管理工作;③管水的从业人员是否进行每年一次的健康体检并取得健康体检合格证;④学生的供水量是否充足;⑤用于生活饮用水消毒的产品是否索取有效的卫生许可批件。

分类巡查根据学校供水方式的不同,巡查内容有所不同：

（1）若学校使用市政集中式供水,巡查内容主要是供水单位是否持有效的卫生许可证,学校有无擅自改建市政集中式供水,管网末梢水水质是否符合卫生标准。

（2）若学校使用二次供水,巡查内容主要是二次供水蓄水池周围10m内有无污染源,水箱周围2m内有无污水管线及污染物,储水设备是否加盖上锁并定期清洗消毒,水质检测频次是否符合要求及检测结果是否达标。

（3）若学校使用自建设施集中式供水,巡查内容主要是学校自建设施供水周边30m范围内是否有生活垃圾、建筑垃圾、旱厕、污水管线或污水沟等污染源;泵房内外环境是否整洁,是否堆放杂物及有毒有害物质,是否有通风措施,是否有卫生安全设施;是否有生活饮用水消毒处理装置,是否正常运转;使用的供水设备和有关涉水、消毒产品是否具有省级以上卫生健康行政部门颁发的卫生许可批件;储水设备(蓄水池)观察孔孔盖是否加锁、透气管是否安全、有无防护网罩,是否定期清洗、消毒;水质是否消毒,水质检测频次是否符合要求及检测结果是否达标。

（4）若学校使用开水,则现场检查盛装开水的器皿是否每天清洗并加盖上锁,水量是否充足和方便学生饮用。

（5）若学校使用桶装水,巡查内容主要是学校有无索取桶装水的水质检验合格报告、是否索取饮水机有效卫生许可批件并定期清洗消毒。

（6）若学校使用直饮水,巡查内容主要是直饮水水质处理器、输配水设备、水处理材料等涉水产品有无索取有效的卫生许可批件,管道设备是否定期清洗消毒,水处理材料是否定期更换、水质检测频次是否符合要求及检测结果是否达标。

4. 生活饮用水水质抽检 包括生活饮用水的采集、保存和检验等工作,生活饮用水采样与保存参照《生活饮用水标准检验方法 第2部分:生活水样的采集与保存 》(GB/T 5750.2—2023),生活饮用水水质检验方法参照《生活饮用水卫生标准》(GB 5749—2022)。生活饮用水水质抽检位置,可按实际巡查对象进行选择。包括对供水设施出口水进行检测,对居民家庭水龙头水进行检测,对学校龙头水进行检测等。

5. 异常情况及时报告　发现现场水质检测不合格、日常巡查发现异常、接到水质异常反映、24小时内出现3例以上可能与共同饮水史有关的疑似病例,填写"卫生监督协管信息报告登记表",立即报告卫生监督执法机构。

(1)**现场检测异常情况报告**:现场水质检测过程中,发现任意1件水样的任何指标出现不合格,及时报告卫生监督执法机构。报告内容包括被检测单位名称、地点、检测水样种类、检测不合格项目。

(2)**日常巡查异常情况报告**:日常巡查中发现影响水质卫生安全的问题(隐患)或接到群众反映水质感官出现异常(异色、异味、异物、温度异常)的报告时,应立即报告卫生监督执法机构。

(3)**接到水质异常反映**:对群众反映的水质异常,应在报告后前往现场进行核实。若确为水质异常,及时报告卫生监督执法机构。报告内容包括发现问题(隐患)的地点、内容等,发现出现水质异常的单位名称、地址、水质异常的表现,影响范围,有无人员发病等。

(4)**疑似病例**:24内出现3例以上可能与共同饮水史有关的疑似病例,应立即引起重视。可能与生活饮用水被污染有关,有发生介水传染病的风险,应立即报告卫生监督执法机构。

6. 协助有关专业机构对供水单位从业人员开展业务培训

(1)协助组织辖区内对供水单位从业人员参加生活饮用水卫生工作培训。

(2)协助开展供水单位从业人员生活饮用水卫生健康相关法律、法规、标准、规范的培训,指导供水单位合法生产经营。

(3)协助开展生活饮用水卫生安全知识宣传、咨询,通过开设宣传栏、展出宣传板画、发放宣传材料、解答咨询等形式或利用各种媒体,提高城乡群众的生活饮用水卫生安全意识和法律意识。

(三) 学校卫生服务

学校卫生服务的主要内容包括协助卫生监督执法机构定期对学校传染病防控开展巡访,发现问题隐患及时报告;指导学校设立卫生宣传栏,协助开展学生健康教育。协助有关专业机构对校医(保健教师)开展业务培训。

1. 协助卫生监督执法机构定期对学校传染病防控开展巡访　发现问题隐患及时报告。巡访内容:

(1)**巡访机构和人员**:①有无学校校长为第一责任人的学校传染病防控管理组织;②有无学校在编人员专门负责学校传染病疫情报告工作;③有无专职或兼职的传染病防治管理人员,如是否有校医或保健教师专门负责学生晨检、因病缺课等健康信息的收集与报告工作。

(2)**巡访学校卫生管理情况**:①是否将传染病防控工作纳入年度工作计划;②是否将健康教育纳入年度教学计划;③是否有学校传染病突发事件防控应急预案;④是否建立传染病疫情报告制度,报告的内容、方式、时限是否正确,传染病疫情报告后是否有记录;⑤是否建立学生晨检制度和学生因病缺勤与病因追查登记制度,是否有记录,大学一般不做晨检要求(传染病流行期间除外);⑥是否建立学生传染病病愈返校复课医学证明查验制度,是否有记录;⑦是否建立学生健康管理制度,对学生进行体检,并建立学生健康档案;⑧是否对新生入学预防接种证进行查验并进行登记,对无证或漏种学生是否有预防接种补证、补种记录;⑨是否对学生进行传染病预防知识的宣传;⑩是否对发生传染病的学生班级、宿舍等相关环境及时进行消毒并记录。

2. 协助开展学生健康教育　学校健康教育的目的是引导学生自觉地采纳和保持有益于健康的行为和生活方式。可通过多种形式(如设立卫生宣传栏、课堂教学、示教等)传授科学知识,提高学生认知,树立正确的态度,培养自我保健意识,帮助他们掌握各种必要的健康保健和安全应急的技能。常见的健康教育的内容:

(1)**健康行为和生活方式**:使学生能正确认识个人行为和生活方式对于健康的重要性,形成合理饮食、适量运动等健康行为和生活方式;

（2）**疾病预防**：帮助学生学习认识常见疾病，如传染病的传播、学校环境中的有害因素等，提高学生自我保健的能力；

（3）**心理健康**：了解心理健康的影响因素，保持积极情绪、发展良好自我认知、提高心理社会适应能力；

（4）**生长发育与青春期保健**：为学生提供正确的生长发育和生殖健康的知识和保健技能，培养学生以一种负责的态度、健康的方式维护个体及青春期健康；

（5）**安全应急与避险**：学习在不同环境下的安全知识，培养相关技能和应对策略，保证学生自身和他人的安全。

3. 协助有关专业机构对校医（保健教师）开展业务培训　校医（保健教师）是校长在学校卫生管理工作的助手和参谋，其承担着学生健康状况监测、学生健康教育、传染病防治等多项学校卫生工作，校医（保健教师）业务水平的高低决定了学校卫生工作能否顺利开展。协助有关专业机构对校医（保健教师）开展业务培训，提高校医（保健教师）的知识、技能和业务水平。

（四）非法行医和非法采供血信息报告

协助定期对辖区内非法行医、非法采供血开展巡查，发现存在非法行医的常见形式和非法采供血的常见情形时及时向卫生监督执法机构报告。非法行医和非法采供血的信息来源：①定期巡访发现；②社区卫生服务站或村卫生室的报告；③群众提供的线索或者举报；④开展其他公共卫生服务时发现。

卫生监督协管员收集到非法行医或非法采供血的信息时，及时向卫生监督执法机构报告，并做好登记记录。报告内容包括非法行医或非法采供血的时间、地点、行医人员的数量、诊疗行为、诊疗标识、报告人的基本信息、接报人的基本信息等。

三、服务流程

卫生监督协管服务有三个重要流程，即协助专业机构培训人员、开展宣传教育和制订协管服务计划。《国家基本公共卫生服务规范（第三版）》中的卫生监督协管报告和处理服务流程，见图 12-1。

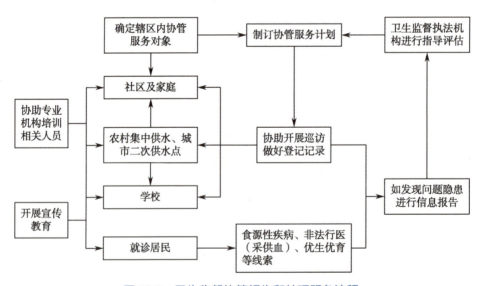

图 12-1　卫生监督协管报告和处理服务流程

四、服务要求

1. 县（区）卫生健康行政部门要建立健全各项协管工作制度和管理规定，为基层医疗卫生机构开展卫生监督协管工作创造良好的条件。

例如制定卫生监督协管员聘用与管理制度,对卫生监督协管员的准入、聘用流程及管理方式进行规定;也可制定卫生监督协管员的工作守则,要求卫生监督协管员持证上岗,廉洁自律,规范其行政执法行为;还可制定卫生监督协管员学习培训制度、例会制度、考核评议制度加强对卫生监督协管员的管理,提高卫生监督协管员的业务素质等。尽可能为基层医疗卫生机构开展卫生监督协管工作创造良好的条件。

2. 县(区)卫生监督执法机构要采用在乡(镇)、社区设派出机构或派出人员等多种方式,加强对基层医疗卫生机构开展卫生监督协管的指导、培训并参与考核评估。

3. 乡(镇)卫生院、社区卫生服务中心要建立健全卫生监督协管服务有关工作制度,配备专(兼)职人员负责卫生监督协管服务工作,明确责任分工。有条件的地区可以实行零报告制度。

五、工作指标

1. 卫生监督协管信息报告率=报告的事件或线索次数/发现的事件或线索次数×100%。其中报告事件或线索包括食源性疾病、生活饮用水卫生安全、学校卫生、非法行医和非法采供血、计划生育。

2. 协助开展的食源性疾病、生活饮用水卫生安全、学校卫生、非法行医和非法采供血实地巡查次数。国家目前要求卫生监督协管信息报告率为100%。

六、管理服务规范表格及说明

卫生监督协管信息报告登记表见表12-1,卫生监督协管巡查登记表见表12-2。

表12-1 卫生监督协管信息报告登记表

机构名称:

序号	发现时间	信息类别	信息内容	报告时间	报告人

注:本表引自《国家基本公共卫生服务规范(第三版)》。
1. 信息类别,指食源性疾病、生活饮用水卫生、学校卫生、非法行医(采供血)、计划生育。
2. 信息内容,注明发现问题(隐患)的地点、内容等有关情况简单描述。

表12-2 卫生监督协管巡查登记表

机构名称: _____年　度

序号	巡查地点与内容	发现的主要问题	巡查日期	巡查人	备注

注:本表引自《国家基本公共卫生服务规范(第三版)》。
对食源性疾病、生活饮用水卫生、学校卫生、非法行医(采供血)、计划生育开展巡查,填写本表。备注栏填写发现问题后的处置方式(如报告卫生监督执法机构或帮助整改等内容)。

(时玉昌　丁一)

1. 简述生活饮用水水质的具体要求。

2. 学校卫生服务内容主要包括哪些方面?

3. 卫生监督协管员在接到食源性疾病或食品污染相关信息后如何处理?

4. 如何在社区发挥好协管单位的"前哨"作用?

5. 卫生监督协管在打击卫生违法行为,保障人民群众身体健康方面具有怎样的意义?

ER 12-3

练习题

第十三章 | 中医药健康管理服务

教学课件

思维导图

学习目标

1. 掌握中医药健康管理服务规范,老年人、0~36 个月儿童中医药健康管理服务技术。
2. 熟悉中医药健康管理、中医药健康管理服务的概念,中医药健康管理服务的内容。
3. 了解中医药健康管理服务的意义。
4. 学会对老年人开展中医药健康管理服务,指导 0~36 个月儿童家长运用儿童中医药保健措施。
5. 增强民族自豪感,弘扬和传承中医药文化,树立文化自信。

中医药学是我国人民在几千年的生产、生活实践中与疾病作斗争而逐渐形成并不断丰富发展的医学学科。中医药作为我国重要的健康资源,以其在健康促进方面的独特优势而备受关注,成为健康管理发展的重要内容。将中医药观念与基层医疗卫生服务理念相结合,推广中医适宜技术,发挥基层中医药在治未病、疾病治疗、康复、公共卫生、健康教育等领域的作用,既可以满足群众的健康需求,又能提高基层医生中医药健康管理服务的能力。学生通过本章的学习,应认识到中医药健康管理服务的意义,热爱中华优秀传统文化,增强民族自豪感。

情境导入

患者,男,67 岁,体重 72kg,身高 177cm,平均血压 100/88mmHg,空腹血糖 6.1mmol/L。主诉:舌边有齿痕,手脚有时发凉,吃(喝)凉的东西会感到不舒服,常感到眼睛干涩、口干咽燥,总想喝水,容易疲乏、气短,喜欢安静、懒得说话,咽部有异物感,且吐之不出、咽之不下,平时痰多,咽喉部总感觉有痰堵着,大便黏滞不爽、有解不尽的感觉,口唇颜色偏暗,没有感冒时也会打喷嚏、鼻塞、流鼻涕,容易精神紧张、焦虑不安、失眠、忘事,多愁善感、感情脆弱。近日,患者前往社区卫生服务中心中医保健科咨询。

工作任务:
1. 请思考该患者的主诉提示有哪些体质类型的特征。
2. 请思考该患者是否有明确的诊断。
3. 结合该情景,请思考中医药健康管理服务的意义。

第一节　中医药健康管理服务概述

一、概念及意义

（一）概念

1.中医药健康管理　指在中医学理论指导下,以治未病、辨证论治与整体观念为核心思想,结合健康管理的理论,通过对个体或群体的健康进行相关信息采集、监测、分析和评估,以提高全人群全生命周期健康水平为目的,利用中医药健康促进与预防的有效方法,提供中医药方面的健康咨询指导以及对健康危险因素进行中医药干预管理的健康促进过程。

2.中医药健康管理服务　指为了满足人民群众对中医药健康管理的需求,提供中医药健康管理的服务活动,可以是政府部门、企事业单位、社会团体以及个人等社会力量为人民群众提供的有偿或无偿服务。

（二）中医药健康管理服务的意义

中医药健康管理服务作为一项全面的健康管理项目,具有重要的意义,通过中医药的理论和方法,对人体进行全面的健康评估和干预,可以达到预防疾病、延缓衰老、提高生活质量的目的。

1.重视疾病预防　中医认为疾病的发生与人体的阴阳平衡、气血运行等有关。开展中医药健康管理服务,可以帮助人们调整改善生活方式、饮食习惯等,提高人体的自愈能力,预防疾病的发生。

> **知识链接**
>
> ### 中医"治未病"
>
> 在中医预防学理论体系中,"治未病"的主要内容指未病先防,既病防变,愈后防复。即强调重视顾护正气,提高机体的抗邪能力,掌控疾病的主动权,达到未生病前预防疾病的发生,患病后防止病情的进一步发展,疾病痊愈后防止复发的目的。倡导早期干预,截断病势,有效地实现维护健康、防病治病、提高生命质量的目的。
>
> "治未病"理论不仅为现代医学防治疾病提供了方向,也为健康管理提供了路径。在健康管理中,开展中医"治未病"服务,对提升居民健康素养、构建人人享有健康保健服务的卫生体系有具有十分重要的作用。

2.注重个性化管理　中医药健康管理服务根据每个人的体质、病史、生活习惯等因素,通过中医的辨证施治制订个性化的健康管理方案,更好地满足不同人群的健康需求,提供精准的保健服务。

3.强调综合治疗　中医药健康管理服务综合运用中药、针灸、推拿等中医传统治疗方法,结合现代医学的检测技术和药物治疗,提高治疗效果,增强机体的免疫力和抵抗力。

4.提高生活质量　中医药健康管理服务可以提高人们的体质,减少慢性病的发生,延缓衰老进程,使人们更健康、更长寿。

5.传承中医药文化　中医药拥有悠久的历史和丰富的理论体系,通过中医药健康管理服务的推广,可以让更多的人了解和学习中医药知识,增强对中医药的认同感,有助于传承和弘扬中医药文化,促进中西医融合。

二、中医药健康管理服务的内容

(一)中医健康状态信息采集与管理

医务人员借助中医诊断仪器等,采集中医健康状态信息,如体质问卷、舌诊、面诊、脉诊等,对采集到的信息进行数字化分析后形成个人中医健康档案。

(二)健康状态辨识与评估

医务人员对采集到的中医健康状态信息综合分析之后,予以体质辨识,予以寒热、阴阳、虚实等属性的辨识,予以五态人格等相关中医特色辨识,并对检测者的健康状态和发展转归做客观准确的评估,提出相关危险因素的预警。

(三)健康养生与干预指导

医务人员根据检测结果对被检测者从饮食起居、情志调摄、食疗药膳、经络穴位、茶饮药浴、运动锻炼等方面进行养生和干预指导,同时提供相关中医特色疗法的建议,便于被检测者选择适合于自己的养生方式和方法。

(四)干预效果评估

中医诊断仪器的进步与发展,为中医药健康管理服务的开展提供了很好的条件。目前中医特色四诊结果已经可以做到"标准化""量化""图表化",通过前后两次检测结果的对比,被检测者和医务人员可以明确地了解到被检测者的健康状况是否得到改善。

(五)各种慢性病管理的相关服务

中医健康管理服务通过采集社区和大量人群基本信息,实施各种中医养生干预方法,可以对高血压、糖尿病、冠心病等慢性病患者的各种体质和疾病不同阶段的情形筛选出一套行之有效和适宜的保健方法,以提高慢性病患者的生活质量,减少医疗支出。

三、老年人中医药健康管理服务技术

老年人机体生理功能衰退,随着阴阳气血、津液代谢和情志活动的变化,老年性疾病逐渐增多,平和体质相对较少,偏颇体质较多。老年人中医药健康管理服务可根据老年人的体质特点从情志调摄、饮食调养、起居调摄、运动保健和穴位保健等方面进行相应的中医药保健指导。

(一)老年人中医体质辨识

中医体质(constitution of traditional Chinese medicine)指人体生命过程中,在先天禀赋和后天获得的基础上所形成的形态结构、生理功能和心理状态方面综合的、相对稳定的固有特质,是人类在生长、发育过程中所形成的与自然、社会环境相适应的人体个性特征。

《中医体质分类与判定》(ZYYXH/T157—2009)标准将中医体质分为平和质、气虚质、阳虚质、阴虚质、痰湿质、湿热质、血瘀质、气郁质、特禀质9种基本类型,每种体质有其独自的特征。

《老年版中医体质分类与判定》标准的制定,以《中医体质分类与判定》为基础,同时结合了老年人的生理病理特点。

1.平和质

(1)**总体特征**:阴阳气血调和,以体态适中、面色润泽、精力充沛等为主要特征。

(2)**形体特征**:体形匀称,无明显驼背。

(3)**常见表现**:面色、肤色润泽,头发较密,目光有神,不易疲劳,精力充沛,耐受寒热,睡眠良好,胃纳佳,二便正常,舌色淡红、苔薄白,脉和缓有力。

(4)**心理特征**:性格随和开朗。

(5)**发病倾向**:平素患病较少。

(6)**对外界环境适应能力**:对自然环境和社会环境适应能力较强。

2. 气虚质

（1）**总体特征**：元气不足，以疲乏、气短、自汗等表现为主要特征。

（2）**形体特征**：形体偏胖，肌肉松软不实。

（3）**常见表现**：平素语音低弱，气短懒言，容易疲乏，精神不振，易出汗，易头晕，活动量减少，舌淡红，舌边有齿痕，脉弱。

（4）**心理特征**：性格偏内向，喜安静。

（5）**发病倾向**：易患感冒、内脏下垂等病；病后康复缓慢。

（6）**对外界环境适应能力**：不耐受风、寒、暑、湿邪。

3. 阳虚质

（1）**总体特征**：阳气不足，以畏寒怕冷、手足不温等表现为主要特征。

（2）**形体特征**：肌肉松软不实。

（3）**常见表现**：平素畏冷，以胃脘、背部、腰膝多见，手足不温，喜热饮食，精神不振，舌淡胖嫩，脉沉迟。

（4）**心理特征**：性格内向、多沉静。

（5）**发病倾向**：易患痹症、咳喘、泄泻等病；感邪易从寒化。

（6）**对外界环境适应能力**：耐夏不耐冬；易感风、寒、湿邪。

4. 阴虚质

（1）**总体特征**：阴液亏少，以口燥咽干、手足心热等表现为主要特征。

（2）**形体特征**：体形偏瘦。

（3）**常见表现**：眼睛干涩，口燥咽干，鼻微干，皮肤干燥、脱屑，偏好冷饮，大便干燥，舌红少津，脉细数。

（4）**心理特征**：性情外向，易急躁。

（5）**发病倾向**：易患便秘、燥证、消渴等病；感邪易从热化。

（6）**对外界环境适应能力**：耐冬不耐夏；不耐受暑、热、燥邪。

5. 痰湿质

（1）**总体特征**：痰湿凝聚，以形体肥胖、腹部肥满、口黏苔腻等表现为主要特征。

（2）**形体特征**：形体肥胖、腹部肥满松软。

（3）**常见表现**：面部皮肤油脂较多，多汗且黏，胸闷，痰多，口黏腻或甜，喜食肥甘甜黏，苔腻，脉滑。

（4）**心理特征**：性格偏温和、稳重，多善于忍耐。

（5）**发病倾向**：易患鼾症、中风、胸痹等疾病。

（6）**对外界环境适应能力**：对梅雨季节及湿重环境适应能力差。

6. 湿热质

（1）**总体特征**：湿热内蕴，以面垢油光、口苦、苔黄腻等表现为主要特征。

（2）**形体特征**：形体中等或偏瘦。

（3）**常见表现**：面垢油光，口苦口干异味，身重困倦，大便黏滞不畅，小便短黄，男性易阴囊潮湿，女性易带下发黄，舌质偏红，苔黄腻，脉滑数。

（4）**心理特征**：性格多变，易烦恼。

（5）**发病倾向**：易患皮肤湿疹、疮疖、口疮、黄疸等病。

（6）**对外界环境适应能力**：对夏末秋初湿热气候，湿重或气温偏高环境较难适应。

7. 血瘀质

（1）**总体特征**：血行不畅，以肤色晦暗、舌质紫暗等表现为主要特征。

（2）**形体特征**：胖瘦均见。

（3）**常见表现**：肤色、目眶晦暗，色素沉着，容易出现瘀斑，肢体麻木，好卧，口唇暗淡，舌暗或有瘀点，舌下络脉紫暗或增粗，脉涩。

（4）**心理特征**：性格偏浮躁，易健忘。

（5）**发病倾向**：易患胸痹、癥瘕及痛证、血证等。

（6）**对外界环境适应能力**：不耐受寒邪。

8. 气郁质

（1）**总体特征**：气机郁滞，以神情抑郁、紧张焦虑等表现为主要特征。

（2）**形体特征**：形体瘦者为多。

（3）**常见表现**：神情抑郁，紧张焦虑，烦闷不乐，有孤独感，容易受到惊吓，舌淡红，苔薄白，脉弦。

（4）**心理特征**：性格内向不稳定，敏感多虑。

（5）**发病倾向**：易患不寐、郁证等。

（6）**对外界环境适应能力**：对精神刺激适应能力较差；不适应阴雨天气。

9. 特禀质

（1）**总体特征**：过敏体质者，禀赋不耐、异气外侵，以过敏反应等为主要特征；先天失常者为另一类特禀质，以禀赋异常为主要特征。

（2）**形体特征**：过敏体质者一般无特殊；先天失常者或有畸形，或有生理缺陷。

（3）**常见表现**：过敏体质者常见哮喘、风团、咽痒、鼻塞、喷嚏等；先天失常者患遗传病者，有垂直遗传、先天性、家族性特征。

（4）**心理特征**：随禀质不同情况各异。

（5）**发病倾向**：过敏体质者易患哮喘、荨麻疹、变应性鼻炎及药物过敏等；遗传病如血友病等。

（6）**对外界环境适应能力**：适应能力差，如过敏体质者对季节变化、异气外侵适应能力差，易引发宿疾。

（二）老年人中医体质判定

老年人中医药健康管理服务记录表，见表13-1，前33项为问题采集信息，每一问题按5级评分；依据体质判定标准表，见表13-2，判定体质类型。

（三）老年人中医药保健指导

本节介绍9种基本类型体质的中医药保健方法，兼夹体质的中医药保健方法可参照执行。

1. 平和质

（1）**情志调摄**：宜保持平和的心态；可根据个人爱好，选择弹琴、下棋、书法、绘画、听音乐、阅读、旅游、种植花草等放松心情。

（2）**饮食调养**：饮食宜粗细粮食合理搭配，多吃五谷杂粮、蔬菜瓜果，少食过于油腻及辛辣食品；不要过饥过饱，也不要进食过冷过烫或不干净食物；注意戒烟限酒。

（3）**起居调摄**：起居宜规律，睡眠要充足，劳逸相结合，穿戴求自然。

（4）**运动保健**：形成良好的运动健身习惯；可根据个人爱好和耐受程度，选择运动健身项目。

2. 气虚质

（1）**情志调摄**：宜保持稳定乐观的心态，不可过度劳神；宜欣赏节奏明快的音乐。

（2）**饮食调养**：宜选用性平偏温、健脾益气的食物，如大米、小米、南瓜、胡萝卜、山药、大枣、香菇、莲子、白扁豆、黄豆、豆腐、鸡肉、鸡蛋、鹌鹑（蛋）、牛肉等；尽量少吃或不吃生萝卜等耗气的食物。不宜多食生冷苦寒、辛辣燥热的食物。

（3）**起居调摄**：提倡劳逸结合，不要过于劳作，以免损伤正气；平时应避免汗出受风。居室环境应采用明亮的暖色调。

姓名：　　编号□□□-□□□□□

表 13-1　老年人中医药健康管理服务记录表

请根据近一年的体验和感觉，回答以下问题	没有 （根本不/从来没有）	很少 （有一点/偶尔）	有时 （有些/少数时间）	经常 （相当/多数时间）	总是 （非常/每天）
（1）您精力充沛吗（指精神头足，乐于做事）	1	2	3	4	5
（2）您容易疲乏吗（指体力如何，是否稍微活动一下或做一点家务劳动就感到累）	1	2	3	4	5
（3）您容易气短，呼吸短促，接不上气吗	1	2	3	4	5
（4）您说话声音低弱无力气吗（指说话没有力气）	1	2	3	4	5
（5）您感到闷闷不乐，情绪低沉吗（指心情不愉快，情绪低落）	1	2	3	4	5
（6）您容易精神紧张，焦虑不安吗（指遇事是否心情紧张）	1	2	3	4	5
（7）您因为生活状态改变而感到孤独、失落吗	1	2	3	4	5
（8）您容易感到害怕或受到惊吓吗	1	2	3	4	5
（9）您感到身体超重不轻松吗（感觉身体沉重）BMI/(kg·m⁻²)	1 BMI<24	2 24≤BMI<25	3 25≤BMI<26	4 26≤BMI<28	5 BMI≥28
（10）您眼睛干涩吗	1	2	3	4	5
（11）您手脚发凉吗（不包含因周围温度低或穿得少导致的手脚发冷）	1	2	3	4	5
（12）您胃脘部、背部或腰膝部怕冷吗（指上腹部、背部、腰部或膝关节等，有一处或多处怕冷）	1	2	3	4	5
（13）您比一般人耐受不了寒冷吗（指比别人容易怕冬季或是夏季的冷空调、电扇等）	1	2	3	4	5
（14）您容易患感冒吗（指每年感冒的次数）	1 一年<2次	2 一年感冒2~4次	3 一年感冒5~6次	4 一年8次以上	5 几乎每月
（15）您没有感冒时也会鼻塞、流鼻涕吗	1	2	3	4	5
（16）您有口黏口腻，或睡眠时打鼾吗	1	2	3	4	5

请根据近一年的体验和感觉，回答以下问题	没有(根本不/从来没有)	很少(有一点/偶尔)	有时(有些/少数时间)	经常(相当/多数时间)	总是(非常/每天)
（17）您容易过敏(对药物、食物、气味、花粉或在季节交替、气候变化时)吗	从来没有 1	2 一年1~2次	3 一年3~4次	4 一年5~6次	5 每次遇到上述原因都过敏
（18）您的皮肤容易起荨麻疹吗(包括风团、风疹块、风疙瘩)	1	2	3	4	5
（19）您的皮肤在不知不觉中会出现青紫瘀斑、皮下出血吗(指皮肤在没有外伤的情况下出现青一块紫一块的情况)	1	2	3	4	5
（20）您的皮肤一抓就红，并出现抓痕吗(指被指甲或钝物划过后皮肤的反应)	1	2	3	4	5
（21）您皮肤或口唇干吗	1	2	3	4	5
（22）您有肢体麻木或固定部位疼痛的感觉吗	1	2	3	4	5
（23）您面部或鼻部有油腻感或者油亮发光吗(指脸上或鼻子)	1	2	3	4	5
（24）您面色目眶晦暗，或出现褐色斑块/斑点吗	1	2	3	4	5
（25）您有皮肤湿疹、疮疖吗	1	2	3	4	5
（26）您感到口干咽燥、总想喝水吗	1	2	3	4	5
（27）您感到口苦或嘴里有异味吗(指口苦或口臭)	1	2	3	4	5
（28）您腹部肥大吗(指腹部脂肪肥厚)	腹围<80cm 1	腹围80~85cm 2	腹围86~90cm 3	腹围91~105cm 4	腹围>105cm 5
（29）您吃(喝)凉的东西会感到不舒服或者怕吃(喝)凉的东西吗(指不喜欢吃凉的食物，或吃了凉的食物后会不舒服)	1	2	3	4	5
（30）您有大便黏滞不爽、解不尽的感觉吗(大便容易粘在马桶或便坑壁)	1	2	3	4	5
（31）您容易大便干燥吗	1	2	3	4	5
（32）您舌苔厚腻或有舌苔厚厚的感觉吗(如果自我感觉不清楚可由调查员观察后填写)	1	2	3	4	5
（33）您舌下静脉瘀紫或增粗吗(可由调查员辅助观察后填写)	1	2	3	4	5

续表

体质类型	气虚质	阳虚质	阴虚质	痰湿质	湿热质	血瘀质	气郁质	特禀质	平和质
体质辨识	1.得分 2.是 3.倾向是	1.得分 2.是 3.倾向是	1.得分 2.是 3.倾向是	1.得分 2.是 3.倾向是	1.得分 2.是 3.倾向是	1.得分 2.是 3.倾向是	1.得分 2.是 3.倾向是	1.得分 2.是 3.倾向是	1.得分 2.是 3.基本是
中医药保健指导	1.情志调摄 2.饮食调养 3.起居调摄 4.运动保健 5.穴位保健 6.其他：	1.情志调摄 2.饮食调养 3.起居调摄 4.运动保健 5.穴位保健 6.其他：	1.情志调摄 2.饮食调养 3.起居调摄 4.运动保健 5.穴位保健 6.其他：	1.情志调摄 2.饮食调养 3.起居调摄 4.运动保健 5.穴位保健 6.其他：	1.情志调摄 2.饮食调养 3.起居调摄 4.运动保健 5.穴位保健 6.其他：	1.情志调摄 2.饮食调养 3.起居调摄 4.运动保健 5.穴位保健 6.其他：	1.情志调摄 2.饮食调养 3.起居调摄 4.运动保健 5.穴位保健 6.其他：	1.情志调摄 2.饮食调养 3.起居调摄 4.运动保健 5.穴位保健 6.其他：	1.情志调摄 2.饮食调养 3.起居调摄 4.运动保健 5.穴位保健 6.其他：
填表日期		年　月　日					医生签名		

注：本表引自《国家基本公共卫生服务规范（第三版）》。填表说明：
1. 采集信息时要能够反映老年人近一年来平时的感受，避免采集老年人的即时感受。
2. 采集信息时要避免主观引导老年人的选择。
3. 记录表所列问题不能空项，须全部询问填写。
4. 询问结果应在相应分值内画"√"，并将计算得分填写在相应空格内。
5. 体质辨识，医务人员应根据体质判定标准表进行辨识结果判定（表13-2），偏颇体质为"是""倾向是"，平和体质为"是""基本是"，并在相应选项上画"√"。
6. 中医药保健指导，请在所提供指导对应的选项上画"√"，可多选。其他指导请注明。

表 13-2　体质判定标准表

姓名：　　　　　　　　　　　　　　　　　　　　　　　　编号□□□-□□□□□

体质类型及对应条目	条件	判定结果
气虚质（2）（3）（4）（14） 阳虚质（11）（12）（13）（29） 阴虚质（10）（21）（26）（31） 痰湿质（9）（16）（28）（32） 湿热质（23）（25）（27）（30） 血瘀质（19）（22）（24）（33） 气郁质（5）（6）（7）（8） 特禀质（15）（17）（18）（20）	各条目得分相加≥11 分	是
	各条目得分相加 9~10 分	倾向是
	各条目得分相加≤8 分	否
平和质（1）（2）（4）（5）（13） 其中（2）（4）（5）（13）反向计分，即 1→5,2→4,3→3,4→2,5→1	各条目得分相加≥17 分，同时其他 8 种体质得分都≤8 分	是
	各条目得分相加≥17 分，同时其他 8 种体质得分都≤10 分	基本是
	不满足上述条件者	否

注：本表引自《国家基本公共卫生服务规范（第三版）》。填表说明：

1. 该表不用纳入居民的健康档案。

2. 体质辨识结果的准确性取决于接受服务者回答问题准确程度，如果出现自相矛盾的问题回答，则会出现自相矛盾的辨识结果，需要提供服务者核对其问题回答的准确性。处理方案有以下几种：

（1）在回答问题过程中及时提醒接受服务者理解所提问题。

（2）出现两种及以上判定结果即兼夹体质，是正常的，如气阴两虚，则两个体质都如实记录，以分数高的为主要体质进行指导。

（3）如果出现判定结果分数一致，则由中医师依据专业知识判定，然后进行指导。

（4）如果出现既是阴虚又是阳虚这样的矛盾判定结果，要返回查找原因，帮助老年人准确采集信息，必要时候由中医师进行辅助判定。

（5）如果出现每种体质都不是或者无法判断体质类型等情况，则返回查找原因，或需 2 周后重新采集填写。

（4）**运动保健**：宜选择比较柔和的传统健身项目。如八段锦，在做完全套八段锦动作后，将"两手攀足固肾腰"和"攒拳怒目增力气"各加做 1~3 遍。避免剧烈运动。采用提肛法防止脏器下垂。提肛法：全身放松，注意力集中在会阴肛门部；首先吸气收腹，收缩并提升肛门，停顿 2~3s 之后，再缓慢放松呼气，如此反复 10~15 次。

3. 阳虚质

（1）**情志调摄**：宜保持积极向上的心态，正确对待生活中的不利事件，及时调节自己的消极情绪；宜欣赏激昂、高亢、豪迈的音乐。

（2）**饮食调养**：宜选用甘温补脾阳、温肾阳为主的食物，如羊肉、鸡肉、带鱼、黄鳝、虾、刀豆、韭菜、茴香、核桃、栗子、腰果、松子、红茶、生姜等；少食生冷、苦寒、黏腻食物，如田螺、螃蟹、海带、紫菜、芹菜、苦瓜、冬瓜、西瓜、香蕉、柿子、甘蔗、梨、绿豆、蚕豆、绿茶、冷冻饮料等。注意即使在盛夏也不要过食寒凉的食物。

（3）**起居调摄**：居住环境以温和的暖色调为宜，不宜在阴暗、潮湿、寒冷的环境下长期工作和生活；平时要注意腰部、背部和下肢保暖；白日保持一定活动量，避免打盹瞌睡；睡觉前尽量不要饮水，睡前将小便排净。

（4）**运动保健**：宜在阳光充足的环境下适当进行舒缓柔和的户外活动，尽量避免在大风、大寒、大雪的环境中锻炼；日光浴、空气浴是较好的强身壮阳之法；可选择八段锦，在完成整套动作后将"五劳七伤往后瞧"和"两手攀足固肾腰"各加做 1~3 遍。

4. 阴虚质

（1）**情志调摄**：宜加强自我修养、培养自己的耐性、不与人争执、不动怒；不宜参加竞技的活动，可在安静、幽雅环境中练习书法、绘画等;有条件者可以选择在环境清新凉爽的海边、山林旅游休假;宜欣赏曲调轻柔、舒缓的音乐。

(2)**饮食调养**:宜选用甘凉滋润的食物,如鸭肉、猪瘦肉、百合、黑芝麻、蜂蜜、荸荠、鳖、海蜇、海参、甘蔗、银耳、燕窝等;少食温燥、辛辣、香浓的食物,如羊肉、韭菜、茴香、辣椒、葱、蒜、葵花籽、酒、咖啡、浓茶,以及荔枝、龙眼、樱桃、杏、大枣、核桃、栗子等。

(3)**起居调摄**:居住环境宜安静,睡好"子午觉";避免熬夜及在高温酷暑下工作,不宜洗桑拿、泡温泉;节制房事,勿吸烟;注意防晒,保持皮肤湿润,宜选择蚕丝等清凉柔和的衣物。

(4)**运动保健**:宜做中小强度的运动项目,控制出汗量,及时补充水分;不宜进行大强度、大运动量的锻炼,避免在炎热的夏季或闷热的环境中运动;可选择八段锦,在做完八段锦整套动作后,将"摇头摆尾去心火"和"两手攀足固肾腰"各加做1~3遍;也可选择太极拳、太极剑等。

5. 痰湿质

(1)**情志调摄**:宜多参加社会活动,培养广泛的兴趣爱好;宜欣赏激进、振奋的音乐。

(2)**饮食调养**:宜选用健脾助运、祛湿化痰的食物,如冬瓜、白萝卜、薏苡仁、赤小豆、荷叶、山楂、生姜、荠菜、紫菜、海带、鲫鱼、鲤鱼、鲈鱼、文蛤等;少食肥、甜、油、黏(腻)的食物。

(3)**起居调摄**:居住环境宜干燥,不宜潮湿,穿衣面料以棉、麻、丝等透气散湿的天然纤维为佳,尽量保持宽松,有利于汗液蒸发,去除体内湿气;晚上睡觉枕头不宜过高,防止打鼾加重;早睡早起,作息规律,勿贪恋沙发和床榻。

(4)**运动保健**:坚持长期运动锻炼,强度应根据自身的状况循序渐进;不宜在阴雨季节、天气湿冷的气候条件下运动;可选择快走、武术以及打羽毛球等,使松弛的肌肉逐渐变得结实、致密;如果体重过重、膝盖受损,可选择游泳。

6. 湿热质

(1)**情志调摄**:宜稳定情绪,尽量避免烦恼,可选择不同形式的兴趣爱好;宜欣赏曲调悠扬的乐曲。

(2)**饮食调养**:宜选用甘寒或苦寒的清利化湿食物,如绿豆(芽)、绿豆糕、绿茶、芹菜、黄瓜、苦瓜、西瓜、冬瓜、薏苡仁、赤小豆、马齿苋、藕等;少食羊肉、动物内脏等肥厚油腻的食物,以及韭菜、生姜、辣椒、胡椒、花椒及火锅、烹炸、烧烤等辛温助热的食物。

(3)**起居调摄**:居室宜干燥、通风良好,避免居处潮热,可在室内用除湿器或空调改善湿、热的环境;选择款式宽松,透气性好的天然棉、麻、丝质服装;注意个人卫生,预防皮肤病变;保持充足而有规律的睡眠,睡前半小时不宜思考问题、看书、看情节紧张的电视节目,避免服用兴奋饮料,不宜吸烟、饮酒;保持二便通畅,防止湿热积聚。

(4)**运动保健**:宜做中长跑、游泳、各种球类、武术等强度较大的锻炼;夏季应避免在烈日下长时间活动;在秋高气爽的季节,可选择爬山登高,更有助于祛除湿热;可做八段锦,在完成整套动作后,将"双手托天理三焦"和"调理脾胃须单举"各加做1~3遍,每天1遍。

7. 血瘀质

(1)**情志调摄**:遇事宜沉稳,努力克服浮躁情绪;宜欣赏流畅抒情的音乐。

(2)**饮食调养**:宜选用具有调畅气血作用的食物,如生山楂、醋、玫瑰花、桃仁(花)、黑豆、油菜等;少食收涩、寒凉、冰冻之物,如乌梅、柿子、石榴、苦瓜、花生米,以及高脂肪、高胆固醇、油腻食物,如蛋黄、虾、猪头肉、猪脑、奶酪等;可少量饮用葡萄酒、糯米甜酒,有助于促进血液运行,但高血压和冠心病等患者不宜饮用。

(3)**起居调摄**:居室宜温暖舒适,不宜在阴暗、寒冷的环境中长期工作和生活;衣着宜宽松,注意保暖,保持大便通畅;宜在阳光充足的时候进行户外活动;避免长时间打麻将、久坐、看电视等。

(4)**运动保健**:宜进行有助于促进气血运行的运动项目,持之以恒。如步行健身法;或者八段锦,在完成整套动作后,将"左右开弓似射雕"和"背后七颠百病消"各加做 1~3 遍。避免在封闭环境中进行锻炼。锻炼强度视身体情况而定,不宜进行大强度、大负荷运动,以防意外。

8.气郁质

(1)**情志调摄**:宜乐观开朗,多与他人相处,不苛求自己也不苛求他人;心境抑郁不能排解时,要积极寻找原因,及时向朋友倾诉;宜欣赏节奏欢快、旋律优美的乐曲;适宜看喜剧、励志剧,以及轻松愉悦的相声表演。

(2)**饮食调养**:宜选用具有理气解郁作用的食物,如黄花菜、菊花、玫瑰花、茉莉花、大麦、金橘、柑橘、柚子等;少食收敛酸涩的食物,如石榴、乌梅、青梅、杨梅、草莓、杨桃、酸枣、李子、柠檬、南瓜、泡菜等。

(3)**起居调摄**:尽量增加户外活动和社交。居室保持安静,宜宽敞、明亮;平日保持有规律的睡眠,睡前避免饮用茶、咖啡和可可等饮料;衣着宜柔软、透气、舒适。

(4)**运动保健**:宜多参加群体性体育运动项目,坚持做较大强度、较大负荷的锻炼,如跑步、登山、游泳;也可参与下棋、打牌等娱乐活动,分散注意力。

9.特禀质

(1)**情志调摄**:过敏体质的人因对过敏原敏感,容易产生紧张、焦虑等情绪,因此要在尽量避免过敏原的同时,还应避免紧张情绪。

(2)**饮食调养**:饮食宜均衡、粗细粮食搭配适当、荤素配伍合理;宜多食益气固表的食物;尽量少食辛辣、腥发食物;不食含致敏物质的食品,如蚕豆、白扁豆、羊肉、鹅肉、鲤鱼、虾、蟹、茄子、辣椒、浓茶、咖啡等。

(3)**起居调摄**:起居要有规律,保持充足的睡眠时间;居室宜通风良好;生活环境中接触的物品如枕头、棉被、床垫、地毯、窗帘、衣橱易附有尘螨,可引起过敏,应经常清洗、日晒;外出也要避免处在花粉及粉刷油漆的空气中,以免刺激而诱发过敏病症。

(4)**运动保健**:宜进行慢跑、散步等户外活动,也可选择下棋、瑜伽等室内活动;不宜选择大运动量的活动,避免春季或季节交替时长时间在野外锻炼;运动时注意避风寒,如出现哮喘、憋闷的现象应及时停止运动。

四、0~36 个月儿童中医药健康管理服务技术

婴儿具有生机旺盛而又稚嫩柔软的生理特点。一方面生机蓬勃,发育旺盛;另一方面脏腑娇嫩,形气未充。其"发病容易,变化迅速"而又"脏器清灵,易趋康复"。

0~36 个月儿童中医药健康管理服务主要针对婴儿的生理病理特点和主要健康问题,通过对家长开展中医饮食起居指导、传授中医穴位按摩方法,改善儿童健康状况,促进儿童生长发育。

(一)饮食调养

1.养成良好的哺乳习惯,尽量延长夜间喂乳的间隔时间。

2.养成良好的饮食习惯,避免偏食,节制零食,按时进食,提倡"三分饥",防止乳食无度。

3.食物宜细、软、烂、碎,而且应品种多样。

4.严格控制冷饮,寒凉食物要适度。

(二)起居调摄

1.保证充足的睡眠时间,逐步养成夜间睡眠、白日活动的作息习惯。

2.养成良好的小便习惯,适时把尿;培养每天定时大便的习惯。

3.衣着要宽松,不可紧束而妨碍气血流通,影响骨骼生长发育。

4.春季注意保暖,正确理解"春捂";夏季纳凉要适度,避免直吹电风扇,空调温度不宜过低;秋季避免保暖过度,提倡"三分寒",正确理解"秋冻";冬季室内不宜过度密闭保暖,应适当通风,保持

空气新鲜。

5.经常到户外活动,多见风日,以增强体质。

正确理解"春捂秋冻"

1.因时制宜。遇平和之年,气候变化、季节交替符合阴阳渐消渐长之道,可适度"春捂秋冻";遇岁气不和,气候变化剧烈,便要相机而作。

2.因人制宜。阳热偏盛之人,平素畏热多汗、性急易怒、口腔溃疡、大便干结,春季当适时减衣,不宜再捂;阴寒偏盛之体,平素畏寒喜暖、手足常冷、倦怠嗜卧、大便稀溏,秋季应及时添衣,谨防冻伤。

3.小儿稚阴稚阳之体,正气未充,对气候变化敏感,季节交替之时,骤遇冷热空气侵袭,易诱发呼吸系统疾患,因此春季寒潮来临或初秋气温骤降之时,当添衣保暖;反之,春季温度较高或初秋伏暑未过,则应适当减衣,防伤燥火。

4.老年人正气渐衰,抵抗力下降,气候更替之时易诱发陈年老病。如冬春之交易诱发冠心病、高血压,调护不慎,冷暖失宜,易致流感;夏秋之交易诱发气管炎、哮喘等,因此需根据气温变化随时增减衣物。

(三)推拿方法

1.摩腹

(1)**位置**:腹部。

(2)**操作**:操作者用手掌掌面或示指、中指、环指的指面附着于儿童腹部,以腕关节连同前臂反复做环形有节律的移动,每次1~3分钟。

(3)**功效**:具有改善脾胃功能,促进消化吸收的作用。

2.捏脊

(1)**位置**:背脊正中,督脉两侧的大椎至尾骨末端处。

(2)**操作**:操作者用双手的中指、环指和小指握成空拳状,示指半屈,拇指伸直并对准示指的前半段。施术从长强穴开始,操作用双手示指与拇指合作,在示指向前轻推患儿皮肤的基础上与拇指一起将长强穴的皮肤捏拿起来,然后沿督脉两侧,自下而上,左右两手交替合作,按照推、捏、捻、放、提的前后顺序,自长强穴向前捏拿至脊背上端的大椎穴捏一遍。如此循环,根据病情及体质可捏拿四至六遍。从第二遍开始的任何一遍中,操作者可根据不同脏腑出现的症状,采用"重提"的手法,有针对性地刺激背部的脏腑腧穴,以便加强疗效。在第五遍捏拿儿童脊背时,在儿童督脉两旁的脏腑腧穴处,用双手的拇指与示指合作分别将脏腑腧穴的皮肤,用较重的力量在捏拿的基础上,提拉一下。捏拿第六遍结束后,用双手拇指指腹在儿童腰部的肾腧穴处,在原处揉动的动作中,用拇指适当地向下施以一定的压力,揉按结合。

(3)**功效**:具有消食积、健脾胃、通经络的作用。

3.穴位按揉

(1)**足三里穴**

1)位置:在小腿前外侧,当犊鼻下三寸,距胫骨前缘一横指处。

2)操作:操作者用拇指端按揉,每次1~3分钟。

3)功效:具有健脾益胃、强壮体质的作用。

（2）迎香穴

1）位置：在鼻翼外缘中点旁，当鼻唇沟中。

2）操作：双手拇指分别按于同侧下颌部，中指分别按于同侧迎香穴，其余三指则向手心方向弯曲，然后使中指在迎香穴处做顺时针方向按揉，每次1~3分钟。

3）功效：具有宣通鼻窍的作用。

（3）四神聪穴

1）位置：在头顶部，百会前后左右各旁开一寸处，共四穴。

2）操作：用手指逐一按揉，先按左右神聪穴，再按前后神聪穴，每次1~3分钟。

3）功效：具有醒神益智的作用。

4.注意事项

（1）根据需要准备滑石粉、爽身粉或冬青膏等介质。

（2）操作者应双手保持清洁，指甲修剪圆润，防止操作时划伤儿童皮肤。

（3）天气寒冷时，要保持双手温暖，可搓热后再操作，以免凉手刺激儿童，造成紧张，影响推拿。

（4）手法应柔和，争取儿童配合。

（5）局部皮肤破损、骨折不宜按揉。

第二节　中医药健康管理服务规范

一、老年人中医药健康管理服务规范

（一）服务对象

老年人中医药健康管理的服务对象为辖区内65岁及以上常住居民。

（二）服务内容

每年为65岁及以上老年人提供1次中医药健康管理服务，内容包括中医体质辨识和中医药保健指导。

1.中医体质辨识　按照老年人中医药健康管理服务记录表前33项问题采集信息，根据体质判定标准表进行体质辨识，并将辨识结果告知服务对象。

2.中医药保健指导　根据不同体质从情志调摄、饮食调养、起居调摄、运动保健、穴位保健等方面进行相应的中医药保健指导。

（三）服务流程

《国家基本公共卫生服务规范（第三版）》中的老年人中医药健康管理服务流程，见图13-1。

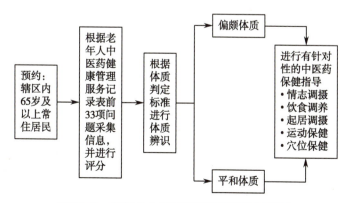

图 13-1　老年人中医药健康管理服务流程图

（四）服务要求

1. 开展老年人中医药健康管理服务可结合老年人健康体检和慢性病患者管理及日常诊疗时间。

2. 开展老年人中医药健康管理服务的乡（镇）卫生院、村卫生室和社区卫生服务中心（站）应当具备相应的设备和条件。有条件的地区应利用信息化手段开展老年人中医药健康管理服务。

3. 开展老年人中医体质辨识工作的人员应当为接受过老年人中医药知识和技能培训的卫生技术人员。开展老年人中医药保健指导工作的人员应当为中医类别执业（助理）医师或接受过中医药知识和技能专门培训能够提供上述服务的其他类别医师（含乡村医生）。

4. 服务机构要加强与村（居）委会、派出所等相关部门的联系，掌握辖区内老年人口信息变化。

5. 服务机构要加强宣传，告知服务内容，使更多的老年人愿意接受服务。

6. 每次服务后要及时、完整记录相关信息，纳入老年人健康档案。

（五）工作指标

老年人中医药健康管理率＝年内接受中医药健康管理服务的 65 岁及以上居民数/年内辖区内 65 岁及以上常住居民数×100%。

注：接受中医药健康管理指建立了健康档案、接受了中医体质辨识、中医药保健指导、服务记录表填写完整。

《健康中国行动中医药健康促进专项活动实施方案》明确，到 2025 年 65 岁及以上老年人中医药健康管理率达到 75%。

（六）管理服务规范表格及说明

老年人中医药健康管理服务记录表、体质判定标准表，见第十三章第一节。

二、0~36 个月儿童中医药健康管理服务规范

（一）服务对象

该服务的服务对象为辖区内常住的 0~36 个月常住儿童。

（二）服务内容

在儿童 6、12、18、24、30、36 月龄时，对儿童家长进行儿童中医药健康指导。具体内容包括：

1. 向家长提供儿童中医饮食调养、起居活动指导。

2. 在儿童 6、12 月龄给家长传授摩腹和捏脊方法；在 18、24 月龄传授按揉迎香穴、足三里穴的方法；在 30、36 月龄传授按揉四神聪穴的方法。

（三）服务流程

《国家基本公共卫生服务规范（第三版）》中的 0~36 个月儿童中医药健康管理服务的服务流程，见图 13-2。

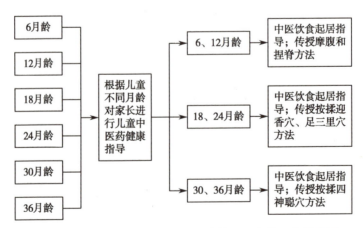

图 13-2 0~36 个月儿童中医药健康管理服务的服务流程图

（四）服务要求

1. 开展儿童中医药健康管理服务应当结合儿童健康体检和预防接种的时间。

2. 开展儿童中医药健康管理服务的乡（镇）卫生院、村卫生室和社区卫生服务中心（站）应当具备相应的设备和条件。

3. 开展儿童中医药健康管理服务的人员应当为中医类别执业（助理）医师，或接受过儿童中医药保健知识和技能培训能够提供上述服务的其他类别医师（含乡村医生）。

4. 服务机构要加强宣传，告知服务内容，提高服务质量，使更多的儿童家长愿意接受服务。

5. 每次服务后要及时记录相关信息，纳入儿童健康档案。

（五）工作指标

《健康儿童行动提升计划（2021—2025 年）》指出，到 2025 年，0~36 个月儿童中医药健康管理率达到 85%。0~36 个月儿童中医药健康管理服务率=年度辖区内按照月龄接受中医药健康管理服务的 0~36 个月儿童数/年度辖区内应管理的 0~36 个月儿童数×100%。

（六）管理服务规范表格及说明

1. 6~18 月龄儿童中医药健康管理服务记录表，见表 13-3。

表 13-3　6~18 月龄儿童中医药健康管理服务记录表

姓名：　　　　　　　　　　　　　　　　　　　　　　　　　　　　编号□□□-□□□□□

月龄	6 月龄	12 月龄	18 月龄
随访日期			
中医药健康管理服务	1. 中医饮食调养指导 2. 中医起居调摄指导 3. 传授摩腹、捏脊方法 4. 其他：	1. 中医饮食调养指导 2. 中医起居调摄指导 3. 传授摩腹、捏脊方法 4. 其他：	1. 中医饮食调养指导 2. 中医起居调摄指导 3. 传授按揉迎香穴、足三里穴方法 4. 其他：
下次随访日期			
随访医生签名			

注：本表引自《国家基本公共卫生服务规范（第三版）》。填表说明：

1. 印制新表格时可在 "0~6 岁儿童健康管理服务规范" 所列儿童健康检查记录表基础上，增加 "中医药健康管理服务" 内容。

2. 中医药健康管理服务，请在所提供服务对应的选项上画 "√"，可多选。其他服务请注明。

2. 24~36 月龄儿童中医药健康管理服务记录表，见表 13-4。

表 13-4　24~36 月龄儿童中医药健康管理服务记录表

姓名：　　　　　　　　　　　　　　　　　　　　　　　　　　　　编号□□□-□□□□□

月龄	24 月龄	30 月龄	36 月龄
随访日期			
中医药健康管理服务	1. 中医饮食调养指导 2. 中医起居调摄指导 3. 传授按揉迎香穴、足三里穴方法 4. 其他：	1. 中医饮食调养指导 2. 中医起居调摄指导 3. 传授按揉四神聪穴方法 4. 其他：	1. 中医饮食调养指导 2. 中医起居调摄指导 3. 传授按揉四神聪穴方法 4. 其他：
下次随访日期			
随访医生签名			

注：本表引自《国家基本公共卫生服务规范（第三版）》。

1. 印制新表格时可在 "0~6 岁儿童健康管理服务规范" 所列儿童健康检查记录表基础上，增加 "中医药健康管理服务" 内容。

2. 中医药健康管理服务，请在所提供服务对应的选项上画 "√"，可多选。其他服务请注明。

（胡仕坤）

1. 试论述如何开展社区老年人的中医药健康管理服务?
2. 简述 0~36 个月儿童中医药健康管理服务的服务内容。
3. 如何在社区发挥中医药健康管理服务的作用?

ER 13-3

练习题

第十四章 │ 地方病及职业病防治

教学课件

思维导图

学习目标

1. 掌握地方病的概念、职业病的概念及特点。
2. 熟悉碘缺乏病、地方性氟中毒的流行特征、临床表现及预防措施;职业性损害的种类、职业病的三级预防。
3. 了解职业人群健康监护的概念及种类。
4. 学会依据卫生法律法规开展地方病及职业病防治相关工作。
5. 具备职业安全意识,提升协助专业机构开展地方病、职业病监测的能力。

我国全面实施地方病防治攻坚行动,不断完善防控措施,各项工作取得了历史性突破。截至 2021 年底,全国 2 799 个碘缺乏病县、379 个大骨节病病区县、330 个克山病病区县、171 个燃煤污染型地方性氟中毒病区县、12 个燃煤污染型地方性砷中毒病区县、122 个饮水型地方性砷中毒病区县或高砷地区县均达到控制或消除标准。我国为巩固地方病防治成果,下一步将继续发挥地方主体作用,整合各种资源,落实综合干预措施,持续监测评估防控效果,切实做好地方病的"防""控""治"工作。

我国劳动人口众多,职业健康是健康中国建设的重要基础和组成部分,事关广大劳动者健康与社会经济发展。我国高度重视职业健康工作,政府监管不断强化,用人单位主体责任不断落实,职业病及危害因素监测范围逐步扩大,救治救助和工伤保险保障水平不断提高,职业病防治法律法规标准体系不断完善,劳动者的职业健康权益得到进一步保障。

在本章的学习中,学生应始终坚持人民至上、生命至上,把人民生命安全和身体健康放在突出位置;牢固树立法律、职业安全意识,坚持预防为主、防治结合的原则。

第一节 地方病防治

情境导入

燃煤污染型地方性氟中毒是由于居民燃用高氟煤污染食物和空气,导致人体通过消化道和呼吸道摄入过量氟而发生的慢性氟中毒。贵州省西北部地区某村属于燃煤污染型地方性氟中毒典型历史重病区村。该村地处山区,气候潮湿,居民家中多建有开放式炉灶,燃料为当地产的浅层煤块,居民一边取暖一边烘干食物。玉米、辣椒在烘干过程中吸氟性强,是主要的携氟介质。当地在推广改炉改灶之前,居民多有黄褐色或黑褐色牙齿斑块以及腰背、四肢大关节疼痛,甚至出现四肢、脊柱骨骼变形。近年来,国家投入大量专项资金,积极采取改良炉灶和健康教育等综合治理措施,在当地取得良好效果,疾病的危害基本得到控制。

1.你若作为该地社区卫生服务站的医生,请思考如何开展居民健康教育来巩固该病的防控成果。

2.请思考地方性氟中毒的发病特点。

一、地方病概述

地方病(endemic disease)指由于自然因素或社会因素的影响,在某一地区的人群中发生,不需自外地输入,并呈地方性流行特点的疾病,根据病因可以分为四类。

1.生物地球化学性疾病 指由于地壳化学结构、水文地质、火山爆发等原因使土壤地表或地下水中某些元素缺乏或过多引起的疾病,如碘缺乏病、地方性氟中毒等。

2.自然疫源性疾病 指某些地区的自然界存在某病病原体或病原体储存宿主,在自然条件下,该病在野生动物或禽畜间流行,人们因生产生活与患病动物或携带病原体的媒介昆虫等接触而感染发病,如血吸虫病、鼠疫、布鲁氏菌病等。但需要注意,自1998年,血吸虫病、鼠疫和布鲁氏菌病从重点地方病防治管理范围分别纳入到寄生虫和传染病防治管理范围。

3.与特定生产生活方式有关的地方病 如我国西南某些地区居民有在室内燃烧高氟煤的习惯。煤中的氟通过燃烧污染了室内空气,进而污染室内存放的粮食和蔬菜等。居民长期吸入含氟超标的空气和摄入污染了氟的食物而致病。

4.病因未明的地方病 主要包括克山病、大骨节病等。该类地方病,若一旦查清病因,应立即归入上述三类中。

被列为我国国家重点预防和控制的地方病有碘缺乏病、地方性氟中毒、地方性砷中毒、大骨节病、克山病等。

二、碘缺乏病

碘缺乏病是由于人类生存的自然环境碘缺乏,造成机体碘营养不良所表现的一组疾病的总称,包括地方性甲状腺肿、地方性克汀病等。

碘广泛分布于自然界,海水中碘含量较高。人体内的碘主要来源于食物,占总摄入量的80%~90%,其次是水源。进入人体内的碘主要被甲状腺摄取合成甲状腺素。碘主要通过肾脏排出。每人每天碘的生理需要量,成人约为150μg,儿童为50~120μg,孕妇、乳母为200μg。调查研究证明,当人体碘的摄入量长期低于40μg/d或水中含碘量低于10μg/L时,就可能发生地方性甲状腺肿的流行。

(一) 流行特征

碘缺乏病是世界上分布最广、威胁人口最多的一种地方病。我国碘缺乏病的流行特点:山区高于丘陵,丘陵高于平原,平原高于沿海。内陆多于沿海,内陆河的上游高于下游,农业地区高于牧区。就年龄而言,各年龄组均可发病,但以生长发育旺盛的青春期发病率最高。成年人的患病率,女性略高于男性,但在严重流行的地区,男女患病率差别不明显。

(二) 地方性甲状腺肿

地方性甲状腺肿(endemic goiter)是居住在特定地理环境下的居民,长期通过饮水、食物摄入低于生理需要量或过量的碘,引起的以甲状腺肿大为主要临床体征的生物地球化学性疾病。

1.病因

(1)缺碘:是引起地方性甲状腺肿的主要原因。国内流行病学调查显示,绝大多数地方性甲状腺肿流行区内的土壤、饮水或食物中都缺碘。给当地居民补碘后,甲状腺肿的流行即可得到控制。

（2）**致甲状腺肿物质**：食物如木薯、杏仁、黄豆、核桃仁、玉米、高粱、小米、花、豌豆等中的硫氰酸盐，可抑制甲状腺对碘的浓集能力，造成碘排出增多；蔬菜如甘蓝、卷心菜、芥菜、根芥菜等含硫葡萄糖苷的水解产物，可抑制碘的有机化过程。

（3）**其他原因**：碘的摄入量与甲状腺疾病呈 U 形关系，即碘摄入量过低或过高都会导致甲状腺疾病。

2. **发病机制** 碘是合成甲状腺激素的原料。机体碘摄入不足时，导致甲状腺激素合成与分泌不足，血浆中甲状腺素的水平降低；通过反馈机制，腺垂体促甲状腺激素的分泌增加，反射性刺激甲状腺滤泡使其增生，导致甲状腺代偿性增生、肿大。这些变化在早期是可逆的，补碘后可以恢复正常。但如果缺碘时间过长，甲状腺过度增生，甲状腺滤泡会刺激周围组织纤维化，形成结节，其病变不可逆。机体碘摄入过量时，甲状腺将过量碘转化为甲状腺胶质，储存于甲状腺滤泡内，造成甲状腺肿大。

3. **临床表现** 患者早期除颈部逐渐增粗外，多无明显的自觉症状；随着腺体的增大，中晚期可出现周围组织的压迫症状，如压迫气管可出现气短甚至呼吸困难、压迫食管可引起吞咽困难等。

（三）地方性克汀病

地方性克汀病（endemic cretinism）简称地克病，主要是由于胚胎期及出生早期严重缺碘，使甲状腺激素合成不足以致大脑或组织器官发育分化不良。临床表现有智力低下、体格矮小、听力障碍、神经运动障碍、甲状腺功能减退和甲状腺肿大，可概括为呆、小、聋、哑、瘫，故本病又称呆小病。

（四）预防措施

1. **碘盐** 是把微量碘化物（碘化钾或碘酸钾）与大量的食盐混匀后供食用的盐。碘盐补碘的人群干预效果已被国际社会所公认，应实施"因地制宜，分类指导，科学补碘"的碘缺乏病防治策略。WHO 推荐碘化物和食盐比例为 1：100 000，我国一般为 1：20 000~1：50 000。为防止碘化物损失，碘盐应存放在干燥、低温和暗处。

2. **碘油** 是植物油与碘结合而成的有机化合物，通常用于难以推广碘盐的边远地区，作为碘盐干预的辅助措施。

3. **其他** 供应含碘丰富的食物，如海带、海鱼等；饮用碘化水，食用碘化面包，口服碘化钾等。

三、地方性氟中毒

地方性氟中毒（endemic fluorosis）又称地方性氟病，是由于特定地区的地质环境中氟元素过多，导致当地居民经饮水、食物和空气等途径长期摄入过量氟所引起的以氟斑牙和氟骨症为主要特征的慢性全身疾病。

氟是人体必需微量元素。微量氟能促进骨骼和牙齿的钙化，对神经兴奋的传导、钙磷代谢、细胞酶活性、免疫反应及生长发育均有一定的作用。但长期摄入过量的氟可引起中毒。人体氟主要通过饮水及食物获得，进入体内的氟主要蓄积在骨骼和牙齿，主要通过肾脏排出。

（一）流行特征

全世界有 50 多个国家存在本病的流行，我国是其中之一。全国各地区有不同程度的流行，主要流行区有云南、贵州、四川、湖南、湖北、陕西、甘肃、辽宁、吉林、黑龙江、河北、山东等。氟斑牙主要发生在 12 岁以下的儿童。氟骨症发病主要在成人，并随年龄和病区居住年限增加而病情加重。一般认为地方性氟中毒发病与性别无关。

（二）病因分型

1. **饮水型氟中毒** 在三种地方性氟中毒中，该型病区分布最广、患病人数最多。我国该型病区主布在淮河—秦岭—昆仑山以北的广大地区。调查表明，在该型病区，居民的病情与水氟浓度成正相关。

2. 燃煤污染型地方性氟中毒 调查表明,在云南、贵州、四川、湖南、湖北、河南等地区,多数情况下该型为燃煤污染食物和居室空气所致,如煤火烘烤的玉米含氟量高达 84.2mg/kg,在这种情形下室内空气含氟量往往也很高。

3. 饮茶型地方性氟中毒 茶叶有很强的富集氟的能力,砖茶通常由老茶叶发酵压制而成,含氟量极高,浸泡时间愈长,析出的氟愈多。该型指长期饮用砖茶或砖茶泡成的奶茶或酥油茶,引起的慢性氟中毒,如我国部分少数民族地区存在大量饮高氟砖茶所致的氟中毒。

(三) 临床表现

1. 氟斑牙 是地方性氟中毒最早、最易识别的临床特征。过量氟对牙釉质、牙本质、牙骨质均可造成损害,以牙釉质为主。根据牙齿受损程度,氟斑牙临床上分为 3 型。①白垩型:釉质失去光泽,牙齿表面粗糙,出现粉笔样白色斑点。②着色型:釉质上出现明显的黄褐色或黑褐色斑点。③缺损型:牙齿釉质层出现浅窝状或花斑样缺损,凹凸不平,牙齿外形不完整。氟斑牙主要发生于正在生长发育中的恒牙,以门牙明显。幼儿乳齿很少发生氟斑牙。

2. 氟骨症 患者骨的基本改变为骨硬化、骨疏松、骨软化和骨旁软组织骨化。临床症状在早期表现为四肢脊柱、关节持续疼痛,无游走性,受天气变化的影响不明显,可与风湿、类风湿性关节炎相区别,进而肢体麻木、关节僵硬、关节活动障碍、上下肢弯曲、驼背,肌肉萎缩、僵直变形。严重的氟骨症可引起四肢及躯干关节固定,甚至截瘫。

(四) 预防措施

在高氟地区,减少氟的摄入量是预防地方性氟中毒的根本措施。

1. 饮水型地方性氟中毒 预防措施主要是改水降氟,引用江河、水库等低氟地面水,或者使用低氟深井水及收集天然降水作为水源;在无低氟水源的情况下,可采用理化方法进行饮水除氟,如电渗析、反渗透、活性氧化铝吸附、铝盐或磷酸盐混凝沉淀、骨炭吸附等除氟技术。

2. 燃煤污染型地方性氟中毒 预防措施以改良炉灶为主,炉灶应有良好的炉体结构并安装排烟设施,将含氟烟尘排出室外;同时配合其他预防措施,减少食物氟污染。如改变主要食物玉米和辣椒的干燥方式,采用自然晾晒或烤烟房烘干,避免烟气直接接触食物;更换燃料,不用或少用高氟劣质煤。

3. 饮茶型地方性氟中毒 建议制定砖茶氟含量标准;限制生产和销售高氟茶叶;改变生活习惯,提倡饮用低氟茶来代替砖茶。

四、其他常见地方病

(一) 地方性砷中毒

地方性砷中毒(endemic arsenicosis)是居住在特定地理条件下的居民长期从饮用水、室内煤烟、食物等环境介质中摄入过量的无机砷而引起的一种生物地球化学性疾病,临床上以末梢神经炎、皮肤色素代谢异常、掌趾部皮肤角化、肢端缺血坏疽、皮肤癌变为主要表现,是一种伴有多系统多脏器受损的慢性全身疾病。

许多国家有地方性砷中毒的流行。2022 年《中国卫生健康统计年鉴》数据显示我国 15 个省(自治区)有地方性砷中毒病区或高砷地区的存在。其中贵州和陕西为燃煤污染型地方性砷中毒病区,主要是由敞炉灶燃烧高砷煤引起的;其余为饮水型地方性砷中毒病区或高砷地区,呈条带状、块片状、灶状或点状分布,在一个病区,相邻两户井水砷含量亦可不一样。

任何年龄摄入过量的砷均可患病,无民族差异、无职业差异,有明显的家庭聚集性。该病病因明确可以采用一级预防措施加以控制,当饮用水中砷含量持续大于 0.05mg/L 即可确定为高砷地区,应考虑更换水源。如更换水源有困难,可以考虑采用除砷措施。如为燃煤污染型地方性砷中毒病区,应限制高砷煤炭的开采使用,从而减少砷化物向环境的排放,降低人群外暴露水平。

（二）大骨节病

大骨节病是一种地方性、多发性、变形性骨关节病。主要病变是发育期儿童的关节透明软骨变性、坏死及继发的骨关节炎。严重者可导致矮小畸形，终身残疾。本病病因尚不十分清楚。可能的病因集中在粮食真菌毒素中毒、饮水有机物中毒和地球化学三方面学说。本病曾一度严重影响我国病区居民健康水平和生活质量。经过多年的努力，近年监测结果显示，全国总体病情已基本达到控制水平，部分病区疾病已经消除，但还需监测和预防。目前本病的监测采用不定点监测方式。即每一次监测的监测点不固定，随机抽取一定比例各省重病村，形成集合，用以估计全国病情。监测内容主要包括：①该病患病率、临床分度患病率等；②儿童 X 线和临床病情动态，用以反映当前病情活跃程度。预防主要为退耕还林、还草还牧、换粮、补硒等综合防制措施。

（三）克山病

克山病又可称地方性心肌病，是一种病因未明的、以心肌变性坏死为主要病理改变的坏死性心肌病。本病于 1935 年首先在我国黑龙江克山县被报道，因地名而命名。

目前病因尚不清楚。一方面是地球化学学说，认为微量元素（主要是硒）、氨基酸、维生素缺乏或失衡等引起早期心肌损伤；另一方面是生物病因学说，包括自然疫源性虫媒、肠道病毒传染和真菌毒素中毒学说。病区多为大山脉两侧半山区或丘陵地带，地貌多为侵蚀区，地表水土流失严重，致使硒元素缺乏。育龄期妇女和断乳后学龄前儿童为高发人群。该病季节性发病，北方严寒地区急性克山病多发生在冬季，西南地区则在炎热的夏季多发。

预防措施：①硒预防。补硒方式可以是硒片、硒盐、硒粮、高硒食品。②膳食预防。平衡膳食，补充大豆及其制品。③综合性预防。保护水源，保证水质，不喝生水；改善居住条件，做到防寒、防烟、防潮、防暑；搞好室内外卫生；注意保管粮食，防止其发霉、污染；消除发病诱因、控制感染，防止过度疲劳等。

知识链接

《全国地方病防治巩固提升行动方案（2023—2025 年）》行动目标

该方案指出，在巩固前期地方病防治成果基础上，进一步实施新一轮巩固提升行动，持续推进消除地方病危害进程。到 2025 年底实现以下目标：①持续消除碘缺乏危害。全国所有县保持消除碘缺乏危害状态，人群碘营养总体保持适宜水平。②消除大骨节病和克山病危害。全国所有病区县由基本消除达到消除状态。③消除燃煤污染型地方性氟砷中毒危害。全国所有病区县由基本消除达到消除状态。④持续控制饮水型地方性氟中毒危害。全国 95% 以上的病区县达到控制水平。⑤基本消除饮水型地方性砷中毒危害。全国 95% 以上的病区县或高砷地区县达到消除水平。⑥有效控制饮茶型地方性氟中毒危害。在重点地区推广普及低氟砖茶，降低人群砖茶氟摄入水平。⑦有效控制水源性高碘危害。在水源性高碘地区落实改水措施，在未落实改水措施的水源性高碘地区居民户未加碘盐食用率达到 90% 以上。

第二节　职业病防治

一、职业性损害概述

劳动是人类生存和发展的必要手段，劳动与健康本质上是相辅相成、互相促进的。良好的劳动条件促进健康；反之，不良的劳动条件导致健康损害。在生产过程、劳动过程和生产环境中存在的可直接危害劳动者健康和劳动能力的因素称为职业性有害因素。职业性有害因素按其来源可以分为生产过程中产生的职业有害因素、劳动过程中产生的职业性有害因素以及生产环境中产生的职业性有害因素三类。职业性损害指由职业性有害因素引起的或与职业性有害因素有关的疾病及健康伤害，主要包括职业病、工作相关疾病、职业性外伤。

(一) 职业病

职业病（occupational disease）指职业性有害因素作用于人体的强度与时间超过一定限度，人体不能代偿其所造成的功能性或器质性病理改变，从而出现相应的临床征象，影响劳动能力。

根据《中华人民共和国职业病防治法》，职业病被定义为：企业、事业单位和个体经济组织等用人单位的劳动者在职业活动中，因接触粉尘、放射性物质和其他有毒、有害因素而引起的疾病。

2013年12月《职业病分类和目录》印发。我国法定职业病分为十类132种。其中，尘肺病13种，其他呼吸系统疾病6种，职业性放射性疾病11种，职业性化学中毒60种，物理因素所致职业病7种，职业性传染病5种，职业性皮肤病9种，职业性眼病3种，职业性耳鼻喉口腔疾病4种，职业性肿瘤11种，其他职业病3种。《职业病分类和目录》由国务院卫生健康行政部门会同国务院安全生产监督管理部门、劳动保障行政部门等制定调整并公布。

职业病的特点：①病因具有特异性，在控制接触后可以控制或消除发病。②病因大多可以检测，一般有接触水平（剂量-反应）关系。③不同接触人群的发病特征不同。④早期诊断、合理处理，预后较好。但仅治疗患者，无助于保护仍在接触职业有害因素人群的健康。⑤大多数职业病，目前尚缺乏特效治疗，应加强保护职业人群健康的预防措施。

职业病的诊断具有政策性和科学性，直接关系到职工的健康和国家劳动保护政策的贯彻执行。职业病的诊断应有充分的资料，包括职业史、现场职业卫生调查、相应的临床表现和必要的实验室检测，并排除非职业因素所致的类似疾病。只有综合分析，方能作出准确合理的诊断。

(二) 工作相关疾病

广义地说，职业病也属于工作相关疾病，但一般所称工作相关疾病与职业病有所区别。职业病指某一特异职业性有害因素所致的疾病，特指《职业病分类和目录》中明确的法定职业病。而工作相关疾病则指多因素相关的疾病，与工作有联系，但也见于非职业人群中，因而不是每一病种和每一个病例都必须具备该项职业史或接触史。当这一类疾病发生于劳动者时，由于职业性有害因素的接触，会使原有的疾病加剧、加速或复发，或者劳动能力明显减退。工作相关疾病的范围比职业病更为广泛，其导致的疾病经济负担更大。

国际劳工组织强调高度重视工作相关疾病，必须将该类疾病列为控制和防范的重要内容，以保护和促进工人健康，促进国民经济健康、可持续发展。常见的工作相关疾病包括与职业有关的身心疾病、慢性非特异性呼吸道疾患、心血管疾病、骨骼与软组织损伤等。

(三) 职业性外伤

职业性外伤又称工伤，属于工作中的意外事故引起的伤害，主要指在工作时间和工作场所内，因工作原因发生的意外事故，造成生产者的健康伤害。事故的发生常与安全意识、劳动组织、机器构造、防护措施、管理体制、个人心理状态、生活方式等因素有关，需重视安全风险评估，消除潜在危险因素，积极预防。

二、职业病的三级预防

《中华人民共和国职业病防治法》规定：职业病防治工作坚持预防为主、防治结合的方针，建立用人单位负责、行政机关监管、行业自律、职工参与和社会监督的机制，实行分类管理、综合治理。

在实际工作中，应按三级预防的原则依法建立各项措施，以保护和促进职业健康。

（一）一级预防

一级预防又称病因预防，是从根本上消除或控制职业性有害因素对人的作用和损害，即改革生产工艺和生产设备，合理利用防护设施及个人防护用品，以减少或消除工人接触的机会。主要预防措施：改革生产工艺和生产设备，使其符合我国工业企业设计卫生标准；职业卫生立法和有关标准、法规制定；个人防护用品的合理使用和职业禁忌证的筛检；控制已明确能增加发病危险的社会经济、行为和生活方式等个体危险因素，如通过提升职工的职业健康素养、合理营养、禁烟等均可预防多种职业病。

（二）二级预防

二级预防是早期检测和诊断人体受到职业性有害因素所致的健康损害。尽管一级预防措施是理想的方法，但所需费用较大，在现有的技术条件下，有时难以完全达到理想效果，仍然可能出现不同健康损害的人群，因此，二级预防是必要的。主要预防措施：定期进行职业性有害因素的监测和对接触者的定期体格检查，以早期发现和诊断健康损害，及时预防、处理。定期体格检查的间隔期可根据疾病的发病时间和严重程度、接触职业性有害因素的浓度或强度和时间、接触人群的易感性而定。

（三）三级预防

三级预防指对已确诊为职业病的患者，应予以积极的治疗和促进康复的措施。主要预防措施：对已有健康损害的接触者应调离原有工作岗位，并给予合理的临床治疗。促进患者康复，预防并发症的发生和发展。除少数职业中毒有特殊的解毒治疗外，大多数职业病主要依据受损的靶器官或系统，采用临床治疗原则，给予对症治疗。对接触粉尘所致的肺纤维化，目前尚无特效方法治疗。

三级预防体系相辅相成。一级预防针对全人群是最重要的，二级和三级是一级预防的延伸和补充。全面贯彻落实三级预防措施，做到源头预防、早期检测、早期处理、促进康复、预防并发症、提高生活质量，才能有效保护职业人群健康。

知识链接

《国家职业病防治规划（2021—2025年）》规划目标

到2025年，职业健康治理体系更加完善，职业病危害状况明显好转，工作场所劳动条件显著改善，劳动用工和劳动工时管理进一步规范，尘肺病等重点职业病得到有效控制，职业健康服务能力和保障水平不断提升，全社会职业健康意识显著增强，劳动者健康水平进一步提高。

1. 工伤保险参保人数稳步提升。
2. 工业企业职业病危害项目申报率≥90%。
3. 工作场所职业病危害因素监测合格率≥85%。
4. 非医疗放射工作人员个人剂量监测率≥90%。
5. 重点人群职业健康知识知晓率≥85%。
6. 尘肺病患者集中乡镇康复服务覆盖率≥90%。
7. 职业卫生违法案件查处率为100%。
8. 依托现有医疗资源，省级设立职业病防治院所，达到100%。
9. 省级至少确定一家机构承担粉尘、化学毒物、噪声、辐射等职业病危害工程防护技术指导工作，达到100%。
10. 设区的市至少确定1家公立医疗卫生机构承担职业病诊断工作，达到100%。
11. 县区至少确定1家公立医疗卫生机构承担职业健康检查工作，达到95%。

三、职业人群健康监护

职业人群健康监护指以预防为目的,对接触职业性有害因素人员的健康进行系统的检查、分析和评价,及时发现健康损害征象,并连续性监测职业性损害的分布和发展变化趋势,以便适时采取相应的预防措施,防止有害因素所致疾病的发生和发展。

(一)医学监护

医学监护指对职业人群进行医学检查和医学实验以确定其在所处的职业危害中是否出现了职业性疾病。职业健康检查包括就业前健康检查、定期健康检查、离岗或转岗时健康检查及应急健康检查。

(二)职业环境监测

职业环境监测指通过对作业环境中有害因素进行有计划、系统的检测,对有害因素进行定性、定量分析测定;评价作业环境的卫生质量,污染的原因、程度、动态变化,从业者接触有害因素的水平。

(三)职业健康监护信息管理

信息管理指为了有效地开发和利用信息资源,以现代信息技术为手段,对信息资源进行计划、组织、领导和控制的社会活动。职业健康监护信息管理通过对职业健康监护的环境监测资料和有关个人健康资料,建立健康监护档案,并及时整理、分析、评价和反馈,实现职业健康监护工作的信息化管理,以有利于职业病的防治。

(胡晓江)

思考题

1. 请同学们以自己省份存在的地方病为例,分析其发病原因以及具体预防措施。

2. 请结合某个具体职业,分析该职业可能出现的职业性损害。

练习题

［1］葛均波,王辰,王建安.内科学［M］.10版.北京:人民卫生出版社,2024.
［2］孔北华,马丁,段涛.妇产科学［M］.10版.北京:人民卫生出版社,2024.
［3］黄国英,孙锟,罗小平.儿科学［M］.10版.北京:人民卫生出版社,2024.
［4］中国营养学会.中国居民膳食指南(2022)［M］.北京:人民卫生出版社,2022.
［5］王永红,史卫红,静香芝.基本公共卫生服务实务［M］.北京:化学工业出版社,2021.
［6］杨柳清,代爱英,刘明清.基本公共卫生服务实务［M］.北京:北京大学医学出版社,2021.